NOUVEAUX CAHIERS DE L'INFIRMIÈRE

10

Gastro-entérologie

Soins infirmiers

NOUVEAUX CAHIERS DE L'INFIRMIÈRE

sous la direction de

L. PERLEMUTER
Professeur émérite

J. QUEVAUVILLIERS
Professeur émérite

G. PERLEMUTER
Professeur des universités
Praticien hospitalier

B. AMAR
Cadre infirmier-formateur

L. AUBERT
Directeur d'école paramédicale

L. PITARD
Infirmière diplômée d'État

10

avec à l'intérieur un « cahier d'entraînement »

Gastro-entérologie
Soins infirmiers

Rosine GUIMBAUD

Maître de conférence des Universités
Praticien hospitalier
Fédération transversale de cancérologie
(Institut C. Regaud et CHU Toulouse)

Gabriel PERLEMUTER

Professeur des universités
Praticien hospitalier
Hôpital Antoine-Béclère, Clamart
Université Paris-Sud 11

Avec la collaboration de :

– Équipe du service d'hépato-gastro-entérologie du professeur BUFFET, hôpital de Bicêtre, Kremlin-Bicêtre : S. DURY (secrétaire), P. LE BERTE (IDE), L. PELLETIER (IDE), B. PERNA (CSI), H. POTEL (IDE), G. TEMPLIER (CI), V. TREMBLET (IDE).

– Équipe infirmière du service d'hépato-gastro-entérologie du professeur COUTURIER, hôpital Cochin, Paris : Françoise DELLETTE (CI), Marie-France LAROCHE (CI).

– Béatrice AMAR (cadre infirmier formateur), Laurence PITARD (IDE).

4e édition

ELSEVIER
MASSON

Maquette intérieure : Christian Blangez

ISBN : 978-2-294-01957-9

ELSEVIER MASSON S.A.S. 62 rue Camille-Desmoulins, 92442 Issy-les-Moulineaux Cedex

Avant-propos de la collection

Le programme de formation en soins infirmiers articule les activités de soins avec la pathologie médicale et chirurgicale. L'ensemble de l'enseignement des Instituts de formation en soins infirmiers (IFSI) est donc harmonisé avec celui des autres pays de la Communauté européenne.

L'objectif de la collection des *Nouveaux Cahiers de l'Infirmière* est de répondre aux critères de formation et d'exercice de la profession d'infirmier. Nous avons donc respecté le découpage et le contenu des enseignements en modules, respectant ainsi la grande liberté pédagogique des IFSI.

Comment cette collection des Nouveaux Cahiers de l'Infirmière *a-t-elle été réalisée ?*

Elle a été confiée à des équipes d'enseignants, médecins, cadres infirmiers, connus pour leur compétence pédagogique et pour la qualité de leur travail en commun. Le but est de répondre aux besoins réels des IFSI. Les directeurs de cette collection se sont montrés particulièrement vigilants à cet égard.

Que contiennent ces Nouveaux Cahiers de l'Infirmière *?*

On trouvera dans chaque fascicule l'exposé concernant *les connaissances* — le savoir — mais aussi, dans les modules de soins, des fiches concernant le savoir-faire (*actions infirmières, protocoles infirmiers*) et le savoir être (*comportements infirmiers*). Les cas concrets permettent au lecteur de se situer par rapport à des situations réelles.

L'utilisation quotidienne des médicaments par les infirmières et leur responsabilité de plus en plus grande dans la surveillance des traitements nous ont incités à inclure, pour chaque pathologie, des rubriques de *pharmacologie pratique* où sont indiqués non seulement les noms commerciaux des médicaments mais aussi leurs principales propriétés, contre-indications, effets indésirables et la surveillance.

La démarche infirmière fait l'objet d'un développement entièrement nouveau au début des cahiers. Sont ainsi développés : l'accueil du patient, les soins infirmiers spécifiques, le plan de soins infirmiers, les diagnostics prévalents, les transmissions, la sécurité sanitaire, les modalités de sortie du patient. La démarche de soins est illustrée par des cas cliniques.

La forme des Nouveaux Cahiers de l'Infirmière *est entièrement nouvelle*

Nous avons voulu que la lecture en soit agréable, et surtout que la mémorisation soit largement facilitée. L'impression en couleurs et en deux colonnes, la clarté de la mise en page et la disposition des schémas et des illustrations ont fait l'objet de tous les efforts du comité de rédaction et des éditeurs.

Nous désirons que cette collection soit *votre* collection. Nous serons donc attentifs aux remarques et aux suggestions que vous voudrez bien nous faire. Auteurs, directeurs et éditeurs de la collection des *Nouveaux Cahiers de l'Infirmière* ont travaillé avec enthousiasme pour que les lecteurs et lectrices disposent d'ouvrages qui leur permettent de réussir dans les meilleures conditions leur Diplôme d'État. Il en vaut la peine !

Léon PERLEMUTER, Jacques QUEVAUVILLIERS, Gabriel PERLEMUTER,
Béatrice AMAR, Lucien AUBERT, Laurence PITARD

Mode d'emploi de la nomenclature anatomique

La nouvelle nomenclature anatomique française est de plus en plus utilisée dans les facultés. Il nous a donc semblé nécessaire de l'intégrer de manière progressive dans cet ouvrage.

- Chaque figure propose un double légendage : les légendes en ancienne nomenclature avec en-dessous de celles-ci, en italique et entre parenthèses, la nouvelle nomenclature, comme sur la figure ci-dessous.
- Au niveau du texte, nous avons décidé de laisser l'ancienne nomenclature, celle-ci étant jusqu'à maintenant la plus connue et de ne pas adopter le système de double nomenclature pour favoriser la lecture du texte.

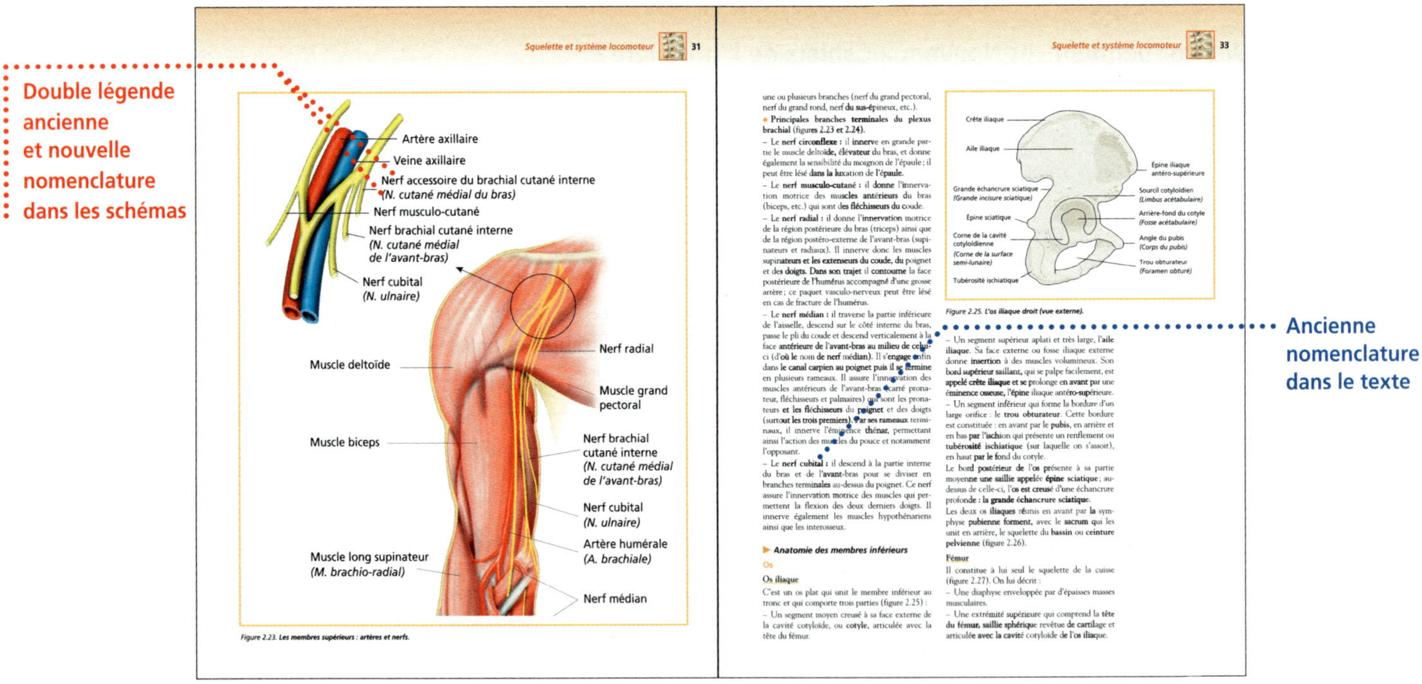

Table des matières

Sommaire des fiches

DÉMARCHE INFIRMIÈRE

PROTOCOLE DE SOINS

PROTOCOLE D'EXAMEN

PHARMACOLOGIE

Liste des abréviations

ACE	Antigène carcinoembryonnaire
AFP	Alpha-foeto protéine
AINS	Anti-inflammatoires non stéroïdiens
ALAT	Alanine aminotransférase
ASAT	Aspartate aminotransférase
ASP	Abdomen sans préparation
BK	Bacille de Koch
CCK	Cholécystokinine
5HIAA	Acide 5 hydroxy indol acétique
CIP	Chambre implantable pour perfusion
CPRE	Cholangio-pancrétographie rétrograde endoscopique
CRE	Cholangiographie rétrograde endoscopique
FOGD	Fibroscopie œsogastroduodénale
NFS	Numération formule sanguine
PEG	Polyéthylène glycol
PHB	Ponction biopsie hépatique
RCH	Rectocolite hémorragique
RGO	Reflux gastro-œsophagien
SIIPS	Soins infirmiers individualisés à la personne soignée
TOGD	Transit œso-gastro-duodénal
VADS	Voies aéro-digestives supérieures
VHA	Virus de l'hépatite A
VHB	Virus de l'hépatite B
VHC	Virus de l'hépatite C

Démarche infirmière face aux personnes atteintes d'affections digestives 1

Accueil et prise en charge du patient et de son entourage

Admission

Différentes circonstances conduisent le patient à être admis en service d'hépato-gastro-entérologie, il peut être : convoqué, admis en urgence, venir de son domicile, de la consultation, en transfert d'un autre hôpital, en passage interne provenant d'un autre service.

Suivant sa pathologie ou son traitement, le patient sera admis dans une unité d'hospitalisation adaptée (hôpital de semaine, hôpital de jour) où il pourra bénéficier d'une prestation spécifique pour :

- **des examens spécialisés :** fibroscopie, coloscopie, ponction-biopsie hépatique, etc. ;
- **le traitement d'une pathologie aiguë** (pancréatite) **ou chronique** (cirrhose).

Différents modes de prises en charge et règlements

Pour davantage de renseignements, vous pouvez consulter : *Soins infirmiers I. Concepts et théories, démarche de soins*, par B. AMAR, J.-P. GUEGUEN dans la collection *Nouveaux Cahiers de l'Infirmière*.

Prévoir le séjour du patient

Il s'agit de réaliser la préadmission et la programmation des rendez-vous, y compris de prévoir la sortie du patient (voir page 16).

Pour davantage de renseignements, vous pouvez également consulter les ouvrages :

Santé publique, par L. AUBERT, J.-L. SAN MARCO et *Législation, éthique et déontologie, Responsabilité, organisation du travail*, par L. AUBERT, M.-H. RENAULT, M. SAMSON, R. ECCLI, J. EGGERS, parus dans la collection *Nouveaux Cahiers de l'Infirmière*.

Accueil dans le service

Si le malade est déjà connu et qu'il est convoqué, le dossier sera recherché avant son admission.

À son arrivée, le patient est inscrit et le livret d'accueil lui est remis. Ce livret lui explique les modalités du séjour (ex. : dépôts, vestiaire, permission, etc.).

Il sera accompagné jusqu'à sa chambre.

Bien accueillir le patient, c'est dédramatiser l'épreuve qu'il subit : son hospitalisation. Il doit être attendu et accueilli avec calme, amabilité et discrétion.

La personne qui accueille doit se présenter et doit pouvoir répondre à toutes les interrogations du patient. Tout professionnel se doit d'appeler les malades par leur nom, et non par leur prénom, et de ne jamais les tutoyer.

L'accueil est le premier contact du patient avec le service, il doit en garder une image positive. Il permettra l'instauration d'une relation de confiance indispensable à des soins personnalisés, efficaces et efficients.

Soins infirmiers spécifiques

Soins techniques

En plus de la prise en charge infirmière, il existe des prises en charge spécifiques.

Pose de sondes

- **Sonde de gastrostomie.** Voir page 4.
- **Sonde nasogastrique.** Voir pages 4 et 33.

Aspiration digestive continue ou discontinue

Maintenance du matériel d'aspiration digestive

Ponction d'ascite. Outre le matériel et la technique de ponction, il faut veiller à la validité des prélèvements : deux tubes pour les examens bactériologiques, 1 tube pour examen anatomopathologique, 1 tube pour les examens biochimiques.
Consulter également page 48.

Respect de la restriction hydrique. Elle est établie sur prescription médicale et reste donc sous la responsabilité de l'IDE. Les informations sont données aux aides-soignantes, qui distribuent l'eau, et aux patients; l'IDE doit en assurer le contrôle.

Lavement évacuateur. Voir page 108.

Pose d'une sonde de Blackemoore. Pour davantage de renseignements, vous pouvez également consulter : *Soins infirmiers aux urgences et en réanimation, transfusion sanguine*, dans la collection *Nouveaux cahiers de l'infirmière*.

Administration et surveillance de chimiothérapies sur chambre implantable. Les patients atteints de cancer digestif, actuellement de plus en plus fréquents, nécessitent des traitements lourds tant sur le plan physique (effets secondaires nombreux) que sur le plan psychologique. Leur administration répond à des procédures techniques spécifiques, minutieuses et un accompagnement de qualité du patient est indispensable pour qu'il vive au mieux la maladie et la récurrence des hospitalisations.

Éducation des patients atteints d'hépatite C chronique. Les patients atteints d'une hépatite C chronique peuvent bénéficier d'un traitement antiviral par *Interféron pegylé* conditionné sous forme d'injection sous-cutanée administrée une fois par semaine sur une période longue de 6 mois minimum. Afin de l'autonomiser et de lui permettre de vivre avec la maladie plus simplement, il est nécessaire d'apprendre au patient à réaliser seul ses injections. L'éducation repose sur un enseignement simple, concernant la technique, avec des conseils rassurants pour qu'il acquiert une confiance optimale et aussi une certaine sérénité malgré la maladie.

Perfusion de *Modustatine* en cas d'hémorragie digestive

Préparation à certaines interventions. Ce sont des préparations spécifiques qui demandent une attention particulière pour la préparation des patients (psychologique, médicamenteuse) et un accompagnement étroit, en particulier dès lors qu'une anesthésie générale, même de courte durée, est nécessaire.

Examens complémentaires

- Fibroscopie œso-gastro-duodénale (FOGD).
- Écho-endoscopie par voie haute.
- Sclérose de varices œsophagiennes par voie endodigestive.
- Coloscopie en ambulatoire.
- Coloscopie sous neuroleptanalgésie.
- Transit du grêle.
- Rectoscopie.
- Ponction biopsie hépatique (PBH), transpariétale ou transveineuse.
- Cholangio-pancréatographie rétrograde endoscopique (CPRE).
- Cholangiographie.
- Test de Schilling. Voir page 101.
- Test au D-xylose. Voir page 101.
- Mesure de la stéatorrhée. Voir page 101.
- Examen parasitologique des selles.
- Réalisation d'une coproculture (avec notion d'urgence).
- Test au rouge carmin. Voir page 94.
- Scotch test (recherche d'oxyurose).

Soins relationnels

Prise en charge du patient alcoolique

Cette prise en charge concerne les patients alcooliques qui ont, ou non, décompensé une cirrhose.

L'aide psychologique est assurée par un(e) psychologue alcoologue. Ce psychologue organise des groupes de parole (un par semaine), en plus des entretiens individuels.

Actuellement, il existe des services d'alcoologie qui prennent en charge des patients hospitalisés de jour. Ces services sont composés d'équipes de médecins, d'IDE, de psychologues et d'associations d'anciens alcooliques.

Il existe aussi des infirmières alcoologues (diplôme universitaire d'alcoologie) qui réalisent des entretiens infirmiers individuels auprès des patients alcooliques pour les aider à cheminer également vers l'abstinence en identifiant les événements existentiels déclenchant la reprise chronique de l'alcool dans l'histoire de leur vie.

Prise en charge du patient atteint de cancer digestif

Il existe différentes atteintes néoplasiques digestives :

Les cancers des voies aéro-digestives supérieures (VADS) qui représentent 10 à 15 % de l'ensemble des cancers[1]. Ils affectent plus particulièrement les hommes et sont le plus souvent liés à l'association de la consommation d'alcool et de tabac. Ils peuvent également affecter la cavité buccale, l'oropharynx, le nasopharynx, le larynx.

Les cancers de l'œsophage représentent 5 % de l'ensemble des cancers et sont eux aussi liés à une consommation excessive d'alcool et de tabac.

Les cancers du côlon et du rectum représentent 50 % des cancers digestifs et affectent autant les hommes que les femmes.

Les cancers de l'estomac, du pancréas et du foie sont moins fréquents. Cependant, ils sont graves et le pronostic vital à court ou moyen terme est souvent mis en jeu.

Selon le siège et l'importance de l'atteinte cancéreuse, le patient aura à subir en premier lieu un bilan diagnostique, et dans l'affirmative d'une atteinte cancéreuse, un bilan d'extension (recherche de métastases).

Une fois le diagnostic posé, les médecins décideront des thérapeutiques les plus appropriées : elles associent fréquemment chirurgie d'exérèse, chimio- et radiothérapie. Elles nécessitent également des thérapeutiques dites adjuvantes, destinées à prévenir ou traiter les manifestations indésirables ou les effets secondaires des traitements.

Le suivi thérapeutique est éprouvant et long pour le patient. L'induction du traitement se déroule le plus souvent en unité d'hospitalisation traditionnelle (3 à 6 semaines d'hospitalisation en moyenne), le patient sera par la suite admis en hospitalisation de semaine ou de jour pour des séances de chimiothérapie et/ou de radiothérapie. Une étroite surveillance clinique, biologique ainsi que radiologique rendra compte de l'efficacité ou non des thérapeutiques entreprises et de l'état général du patient. Un patient atteint de cancer bénéficiera d'un suivi de plusieurs années (2 à 10 ans).

Les cancers des voies digestives n'ont pas tous le même degré de gravité, ni le même pronostic. Un suivi psychologique et antalgique est souvent nécessaire au long cours. Le patient atteint de cancer reste anxieux à l'idée d'une récidive.

En outre, sa vie familiale, sociale et professionnelle se trouve modifiée du fait de cette maladie. Un mi-temps thérapeutique peut être proposé si le patient se sent apte à reprendre son emploi.

L'infirmière tient un rôle important dans la prise en charge du patient atteint de cancer digestif : outre les soins techniques qu'elle réalise, elle doit également être à l'écoute, se montrer disponible et rassurante dans la mesure où les patients sont le plus souvent angoissés, avides d'informations, de questions…

L'instauration d'une relation de confiance entre le patient et le soignant est par conséquent primordiale, d'autant plus que les hospitalisations seront

---

1. Pour plus de précisions, vous pouvez également consulter : *Soins infirmiers aux personnes atteintes d'hémopathies et de cancers*, par B. Hoerni, A. Mortureux, G. Kantor. Masson, Paris, collection *Nouveaux Cahiers de l'Infirmière*.

régulièrement réitérées et ce, sur une longue durée (minimum 6 mois).

Soins éducatifs

Prise en charge du patient atteint de la maladie de Crohn

La maladie de Crohn est une affectation chronique du côlon ou du grêle. Elle évolue par poussées qui peuvent être plus ou moins graves et qui affectent l'intestin irréversiblement. Cette affection possède un caractère héréditaire, ce qui explique que de jeunes enfants peuvent en être atteints.

Les nutriments n'étant pas absorbés par l'intestin, il en résulte un retard de croissance de l'enfant, ce qui bien souvent amène les parents à consulter le pédiatre ou le médecin traitant. Chez l'enfant, les thérapeutiques les plus efficaces sont la chirurgie (rarement utilisée sauf gravité extrême), ainsi que l'alimentation entérale par pompe en continu 24 heures sur 24 (parfois en discontinu 12 heures sur 24, la nuit).

Des thérapeutiques anti-inflammatoires sont prescrites, dont le *Cortancyl* (corticoïde), ainsi que le *Pentasa* (oral ou lavement) pour traiter les poussées ou les prévenir au long cours.

Cette affection est invalidante, si les poussées sont agressives pour l'intestin.

Il s'agit par ailleurs d'une pathologie prise en charge à 100 %.

Il existe des associations de patients atteints de la maladie de Crohn et des centres de vacances pour les enfants qui en sont atteints. Les associations offrent un soutien important aux familles car elles assurent l'accompagnement psychologique des enfants, elles rassurent les parents et les conseillent efficacement.

L'IDE aura également un rôle d'accompagnement psychologique du fait des hospitalisations itératives. Elle conseillera le patient quant à son hygiène de vie et en matière diététique.

Prise en charge du patient porteur de colostomie/iléostomie

Par exemple : prise en charge/éducation d'un patient atteint d'une colostomie iliaque avec diagnostic infirmier de perturbation de l'image corporelle et de l'estime de soi.

Ce sujet est plus longuement développé dans le cas clinique n° 1 (voir pages 21 et 22 de cet ouvrage).

Prise en charge du patient porteur de sonde

Sonde de gastrostomie

– réaliser un lavage quotidien à l'eau et au savon de l'orifice stomial, le malade peut se doucher ;

– assurer des soins locaux à l'éosine en cas de rougeur ; si les lésions persistent, consulter un médecin ;

– ne pas arracher ou mobiliser la sonde ;

– le patient peut, s'il en est capable, assurer lui-même les soins de sonde (toute sonde de gastrostomie devra bénéficier d'un rinçage après alimentation entérale afin de préserver sa perméabilité au long cours).

Sonde nasogastrique

– avant toute administration de médicament ou d'aliment, vérifier le bon positionnement de la sonde à l'aide d'une seringue en y injectant 20 cc d'air tout en écoutant au stéthoscope, préalablement installé au niveau de l'estomac, la présence d'un bruit aérique qui le caractérise. Se référer également au repère initialement marqué sur la sonde, au niveau de la narine, lors de la pose ;

– s'il s'agit d'une sonde de nutrition entérale (type *dreep*), la réalisation d'une radiographie est systématique après la pose de celle-ci et avant son utilisation pour confirmer le bon positionnement. Le moindre doute concernant sa position nécessitera une nouvelle radio jusqu'à l'obtention d'une bonne localisation afin d'éviter tout risque d'inhalation ;

– bien la fixer en cravate, ne pas arracher ;

– éviter l'escarre de la narine en changeant les points d'appui ;

– mettre éventuellement un hydrocolloïde de type *Comfeel* ;

– prévenir en cas d'irritation nasale.

Conseils et soins hygiéno-diététiques

Ils sont surtout fondés sur les régimes alimentaires ; pour cela, une diététicienne pourra être

Tableau 1.1 Régime sans résidu.

<table>
<tr><th colspan="3">Aliments autorisés</th></tr>
<tr><td>Petit déjeuner :
– café, thé (léger ou au lait) ou chocolat;
– sucre à volonté;
– beurre;
– gelée de fruits ou miel;
– biscottes ou pain ou croissant ou pain au lait ou brioche.</td><td>Déjeuner et dîner :
– bouillon + vermicelles ou tapioca;
– viande grillée ou en sauce ou poisson ou œuf (coque, dur, brouillé, sur le plat);
– pâtes, riz, semoule ou pommes de terre (1 fois par jour maximum);
– fromages ou laitages sans fruit;
– gelée de fruits ou biscuits sans fruit, noisettes, etc.;
– biscottes ou pain;
– sucre;
– beurre.</td><td>À volonté :
– jus de citron, vinaigre, sel;
– thé ou café léger, tisanes;
– eaux minérales;
– bouillon de légumes (uniquement le jus de cuisson).</td></tr>
<tr><th colspan="3">Aliments interdits</th></tr>
<tr><td colspan="3">– Tous les légumes verts, crus ou cuits.
– Tous les fruits crus ou cuits.
– Légumes secs (lentilles, pois cassés, etc.).
– Les produits complets ou à base de son (pain complet, au son, etc.).</td></tr>
</table>

Tableau 1.2 Régime hypocalorique : aliments autorisés.

Hors d'œuvre	*Viandes Poissons Œufs*	*Légumes*	*Fromages*	*Desserts*
Tous les légumes crus ou cuits + vinaigrette, **sauf avocat** : – poisson vinaigrette; – maquereau au vin blanc; – saumon frais + vinaigrette ou nature + citron; – saumon fumé nature + citron; – œuf dur vinaigrette.	Tous, cuits sans matières grasses + jus dégraissé.	Tous les légumes « verts » cuits sans matières grasses.	Tous ceux de l'hôpital sont autorisés mais pas plus d'une portion par jour. Tous les laitages non sucrés (yaourts, fromage blanc et suisse nature).	Tous les fruits crus et fruits cuits sans sucre (compote sans sucre, fruits au naturel).

Tableau 1.3 Régime sans sel : aliments autorisés.

Hors d'œuvre	*Viandes Poissons Œufs*	*Légumes*	*Fromages*	*Desserts*
En général, les hors d'œuvres SANS SEL sont pastillés en rouge : – légumes crus; – légumes cuits; – féculents; – œufs durs; – pâté sans sel (existe à l'hôpital).	Tous sont permis sauf : – poissons panés; – lasagnes; – échine de porc; – jambon ordinaire; – paella; – quiches; – couscous merguez; – boudin, saucisses.	Tous sont permis sauf : – les légumes au gratin ou à la sauce Mornay; – la choucroute; – les pommes dauphine; – les pommes noisette.	Sont permis : – les fromages sans sel de l'hôpital;	Sont permis : – tous les fruits : • en compote; • en jus; • au sirop; – gâteaux secs suivants; menelicks, boudoirs. – yaourts nature, aux fruits, aromatisés; – petits suisses; – fromages blancs; – laits gélifiés (Dany, Yopi, etc.); – les Flamby; – riz au lait; – semoule au lait; – crème aux œufs; – café et chocolat liégeois; – crème Yabon; – mousse au chocolat.
Autres charcuteries interdites.	Il existe à l'hôpital : – quenelles sans sel; – raviolis sans sel; – jambon sans sel.			La pâtisserie est interdite : – éclairs; – pains au chocolat; – croissants (dans le milieu hospitalier, des croissants sans sel sont élaborés et servis aux patients qui le souhaitent au petit déjeuner); – tartes.

attachée au service. Elle suit quotidiennement les patients pour réajuster leur régime alimentaire. Elle prend en charge leur éducation ainsi que celle de leur famille (*cf.* quelques régimes donnés à la sortie du patient).

L'infirmière est chargée plus particulièrement :

– de la surveillance du poids;

– de la distribution des plateaux et de leur contrôle;

– de l'inscription éventuelle sur les plannings de rendez-vous des psychologues alcoologues;

– de la surveillance quotidienne des ingestats.

Exemples de conseils diététiques remis au patient

Voir tableaux 1.1, 1.2 et 1.3 (voir page 5 de cet ouvrage).

Prise en charge de la douleur

Définition

L'*International Association for Study of Pain* (IASP) propose de définir la douleur comme « une expérience sensorielle et émotionnelle désagréable associée à un dommage tissulaire présent ou potentiel, ou décrite en termes d'un tel dommage ».

Évaluation de la douleur

Il existe différents modes d'évaluation, ou échelles d'évaluation, de la douleur. Celle-ci peut-être aiguë ou chronique.

OBSERVATION

- masque de la douleur, respiration altérée;
- plaintes;
- repli sur soi;
- comportement révélateur (position antalgique);
- agressivité, comportement de diversion.

Actions

L'objectif est de diminuer la douleur en ne masquant pas les signes éventuels d'une urgence abdominale.

Pour diminuer la douleur :

- les analgésiques, tranquillisants (*cf.* prescription médicale);
- un entretien, un échange (appel téléphonique);
- l'application de froid ou de chaud sur le siège de la douleur;
- les massages, la relaxation musculaire.

Pour éduquer le patient :

- il doit signaler le début de sa douleur;
- il doit se servir de la réglette d'EVA (échelle visuelle analogique);
- lui apprendre à utiliser les ATOQ.

Effets secondaires des traitements morphiniques

Les effets digestifs sont fréquents, gênants et parfois sévères :

- sudation;
- constipation;
- nausées, vomissements;
- sécheresse buccale;
- prurit.

Causes de la douleur

LES DOULEURS DE DISTENSION D'ORGANES CREUX :

- vésiculaires;
- gastriques;
- intestinales;
- coliques.

LES DOULEURS D'INFLAMMATION :

- appendicite;
- iléite;
- sigmoïdite;
- hépatites.

LES DOULEURS DE PERFORATION :

- ulcères perforés;
- péritonite.

LES DOULEURS DE PANCRÉATITE

LES DOULEURS DE CANCER

Protocoles spécifiques en hépato-gastro-entérologie

- Protocole de préparation colique.
- Protocole de réalimentation standard en chirurgie digestive.

- Protocole de réalimentation après gastroplastie.
- Protocole de gastrostomie percutanée.
- Protocole en cas d'hyperthermie post-opératoire.
- Protocole (de prise en charge) d'urgence en cas d'hémorragie digestive haute.
- Protocole de surveillance d'une hémorragie digestive après arrêt de saignement.
- Protocole d'alimentation entérale par pompe.
- Protocole d'alimentation parentérale chez un patient en aspiration digestive prolongée.
- Protocole d'épuration digestive (lavage gastrique) en cas d'intoxications aiguës.
- Protocole de contention d'un patient agité.
- Protocole/conduite à tenir en cas de diarrhée aiguë chez l'adulte et l'enfant.
- Protocole antiémétique.
- Protocole/conduite à tenir en cas de brûlure caustique de l'œsophage.
- Protocole d'analgésie en chirurgie digestive.
- Protocole/conduite à tenir en cas d'hépatite B chronique.
- Protocole thérapeutique par interféron pour hépatite virale chronique.
- Protocole/conduite à tenir en cas de cholécystite aiguë lithiasique.
- Protocole/conduite à tenir en cas d'angiocholite aiguë.
- Protocole d'urgence en cas de hernie crurale étranglée.
- Protocole de prise en charge en cas de plaies et contusions de l'abdomen.
- Protocole de ponction-lavage du péritoine.
- Protocole d'urgence en cas d'éviscération post-opératoire.
- Protocole d'urgence en cas d'occlusion intestinale aiguë.
- Protocole de prise en charge pré et post-opératoire en cas d'intervention sur l'abdomen.
- Protocole/conduite à tenir en cas de suspicion de méléna.
- Protocole/conduite à tenir en cas de rectorragie.

Plan de soins infirmiers

Méthodologie de la démarche de soins

Définition

Il s'agit de la suite ordonnée des opérations. Elle vise à dispenser des soins individuels continus et adaptés aux besoins d'une personne soignée[1].

Elle comporte plusieurs étapes :

- recueil des données ;
- observation clinique ;
- projet de soins ;
- évaluation des actions et corrections éventuelles.

Projet de soins

Il est relatif à la prise en charge globale du patient. Il s'applique à toute personne prise en charge en milieu hospitalier ou extrahospitalier et comporte deux volets.

Les soins relatifs à l'application des prescriptions médicales. Ce sont à la fois les soins directs, c'est-à-dire les soins proprement dits, et les soins indirects (ex. : la prise de rendez-vous). Ils comprennent :

- l'application de la prescription médicale (ex. : prise de médicaments par la personne ou administration en IV ou IM par l'IDE) ;
- la surveillance de l'efficacité du traitement, en regard de la pathologie et de son évolution ;
- la surveillance des effets indésirables des thérapeutiques ou des soins prescrits (également nommés, sur les notices pharmaceutiques « effets non souhaités ou gênants »).

Les soins relevant du rôle propre infirmier. Ils sont regroupés sous le vocable « plan de soins infirmiers » et sont listés à partir des diagnostics infirmiers posés.

Le projet de soins sera complété et suivi à l'aide des transmissions, ciblées ou non.

1. *Dictionnaire des soins infirmiers*, R. Magnon, G. Déchanoz (dir.). AMIEC, Lyon, 2005, 400 pages.

Plan de soins infirmiers

Il comporte :

- le diagnostic infirmier : titre, étiologie, signes (ou facteurs de risque s'il s'agit d'un diagnostic infirmier de « risque de ») ;
- les objectifs de soins : formulés en termes positifs de capacités pour le patient, ils suggèrent les critères permettant l'évaluation des soins dispensés ;
- les interventions infirmières (anciennement appelées actions infirmières) ;
- le dispositif d'évaluation des soins prévus et/ou dispensés.

La planification permet à l'IDE d'organiser les soins au sein d'une équipe pluridisciplinaire. Elle résulte de la programmation des soins prévus, elle regroupe et compose, de façon chronologique en terme de priorité :

- les soins sur prescription médicale ;
- les soins relevant du rôle propre de l'infirmier(e) ;
- les soins relevant des autres intervenants de soins (aide-soignant, soins confiés en kinésithérapie, diététique, bloc, etc.).

La planification consiste à fixer des objectifs de soins et les délais pour les atteindre, à programmer les actes de soins infirmiers et à réorganiser leur mise en œuvre ainsi que leur évolution.

Voir cas clinique n° 2, pages 22 à 25 de cet ouvrage.

Diagnostics infirmiers prévalents

Définition du diagnostic infirmier

Un diagnostic infirmier est l'énoncé d'un jugement clinique sur les réactions aux problèmes de santé présents ou potentiels, ou aux processus de vie d'une personne, d'une famille ou d'une collectivité. Les diagnostics infirmiers seront la base pour choisir les interventions de soins dont l'infirmier est responsable.

Diagnostics prévalents en hépato-gastro-entérologie

Voir tableau 1.4, page 10 de cet ouvrage.

Diagnostics infirmiers

Le cas de M. P. est développé ci-dessous en exemple de diagnostic infirmier. Pour plus de détails sur la présentation de M. P. et l'histoire de sa maladie, voir page 17.

La présentation du type de patient susceptible de se voir appliquer ces diagnostics infirmiers est développée dans le tableau 1.4, page 10.

Fatigue

Elle est présente depuis 2 jours. Elle peut être liée à son hémorragie, à son encombrement bronchique, à ses douleurs aux genoux, etc.

Aujourd'hui, M. P. reste faible et ne peut assurer seul ses soins. Il demande à être recouché au bout d'une demi-heure après son installation au fauteuil. Il demande de l'aide pour ses déplacements.

Objectif

Il faut que le patient puisse accomplir les activités de la vie quotidienne (car il doit pouvoir être autonome lors de son retour au domicile).

Actions

La planification des soins veillera à organiser des périodes de repos et les activités seront plutôt concentrées après les prises d'antalgiques.

Évaluation

Il sera nécessaire d'apprécier le degré de dépendance du patient et d'évaluer chaque jour les efforts constatés (ex. : aide totale à la toilette hier, alors que tel jour, l'aide était partielle).

Stratégies d'adaptation individuelles inefficaces

Liées à la méconnaissance de la prise en charge de son forfait journalier (le patient n'a pas de mutuelle). Cela se manifeste par le fait que M. P. cherche à obtenir de l'aide.

OBJECTIF

Le patient entreprendra les demandes sociales pour sa prise en charge.

ACTIONS

- Indiquer au patient les horaires de présence de l'assistante sociale ; si besoin, prendre le rendez-vous ;
- faire en sorte que le séjour à l'hôpital soit le plus court possible.

Isolement social

Il se manifeste par la solitude du patient (il est veuf, sans enfant, n'a pas eu de visite depuis son hospitalisation), par l'absence de but significatif dans sa vie (il veut mourir), son repli sur lui-même, son ennui.

OBJECTIF. Le patient devra avoir une plus haute opinion de lui-même.

ACTIONS

- Rechercher les personnes susceptibles de lui procurer un soutien (ex. : le mettre en contact avec les visiteurs de malades) ;
- l'inciter à recevoir des visites (avec sa famille, ses amis, ses voisins), à avoir des contacts téléphoniques ;
- favoriser un environnement stimulant (ex. : lui installer la transveineuse, la radio, etc.).

ÉVALUATION

- Noter les visites qu'il recevra sur son dossier infirmier, ainsi que son ressenti après ces visites ;
- observer l'état psychique du patient : s'il est moins replié sur lui même, s'il s'ennuie moins, s'il a une meilleure estime de lui-même.

LE DEVENIR DU PATIENT

Il retournera dans sa résidence pour personnes âgées lorsque son état de santé et son état physique le lui permettront.

Voir cas clinique n° 1, pages 21 et 22 de cet ouvrage.

Autre exemple de diagnostic infirmier

Perturbation de l'image corporelle

– Liée à la présence d'ascite (augmentation du périmètre abdominal), un ictère, d'une stomie (gastrostomie percutanée endoscopique, colostomie, jéjunostomie), une alopécie (par chimiothérapie), la pose d'une chambre implantable (pour l'administration de chimiothérapie dans le cadre d'un cancer).

– Se manifeste par un repli sur soi, ou la verbalisation de la peur du rejet d'autrui, le refus de regarder, de toucher la partie du corps atteint.

OBJECTIFS

Le patient parviendra à s'accepter, s'adaptera à sa nouvelle image corporelle, diminuant ainsi son anxiété, intègrera le changement sans perdre l'estime de soi.

ACTIONS

Rechercher les facteurs favorisants en interrogeant le patient sur ses connaissances relatives à la maladie, en identifiant les comportements révélateurs de cette perturbation, en demandant au patient comment il croit être perçu par les autres.

- Déterminer ses capacités d'adaptation en notant l'évolution du patient face à la situation par rapport à son degré d'anxiété, de repli sur soi ou de déni.
- Aider le patient à s'accepter par l'écoute, la mise en confiance, la relation d'aide, en l'invitant aussi à identifier ses personnes ressources. Accepter néanmoins la dépendance, le chagrin et l'hostilité du patient.
- Informer le patient pour l'autonomiser en lui prodiguant un enseignement simple et optimisant son mieux-être.

Tableau 1.4 Diagnostics prévalents en hépato-gastro-entérologie.

Diagnostics infirmiers prévalents (Gordon). Perception et gestion de la santé.
Risque infectieux. *Risque de traumatisme.* *Risque d'accident hémorragique.*
Nutrition et métabolisme : – altération de la muqueuse buccale; – incapacité totale ou partielle d'avaler; – incapacité totale ou partielle de s'alimenter; – déficit nutritionnel; – déficit en volumes liquidiens ou excès; – risque d'atteinte à l'intégrité de la peau.
Élimination : – constipation/pseudo constipation; – diarrhée.
Activité et exercice : – altération de la mobilité physique; – risque de syndrome d'immobilité; – fatigue.
Cognition et perception : – douleur aiguë; – douleur chronique; – manque de connaissance; – négligence d'un hémicorps.
Perception et concept de soi : – anxiété; – désespoir; – perturbation de l'image corporelle; – perturbation de l'estime de soi.
Relation et rôle : – réaction de chagrin; – altération de la dynamique familiale; – perturbation des interactions sociales; – isolement social.
Sexualité et reproduction : – perturbation de la sexualité.
Adaptation et tolérance au stress : – réaction post-traumatique; – adaptation individuelle inefficace; – adaptation familiale inefficace; – incapacité de s'adapter au changement dans l'état de santé.
Valeurs et croyance : – détresse spirituelle.

Pathologies courantes en hépato-gastro-entérologie entraînant des diagnostics infirmiers prévalents.
Intervention chirurgicale.
Maladies empêchant l'alimentation : – stomatite; – œsophage; – gastrite; – ulcères de l'estomac;
Maladies provoquant une perte nutritionnelle par diminution d'absorption : – courts-circuits digestifs; – iléites, maladie de Crohn; – pancréatites.
Maladies provoquant une perte nutritionnelle par fuite : – colites chroniques; – espaces sigmoïdites.
Colique hépatique : – colite chronique, sigmoïdite; – douleur abdominale diffuse.
– cancer de l'estomac; – cancer du côlon; – poche de colostomie; – amputation du rectum.
Maladies hépatiques graves.
Alcoolisme chronique.
– Stomie; – plaie abdominale.

Cette liste de diagnostics n'est pas exhaustive.

Transmissions

Transmissions écrites ou orales

Définition

Compte rendu des actions réalisées auprès du patient. C'est également un compte rendu des observations, événements, incidents ou chutes, des imprévus ou changements survenus pendant la journée.

Consignes

– Respecter le patient.
– Écrire lisiblement.
– Être logique.
– Utiliser le vocabulaire précis et professionnel.
– Proscrire les abréviations.
– S'identifier, dater et signer.

But

– Assurer la continuité des soins.
– Décrire l'état physique et mental du patient.
– Évaluer la charge de travail.
– Conserver et mémoriser les soins réalisés = traçabilité.
– Responsabiliser le personnel.

Transmissions ciblées

Cas général

C'est un énoncé concis de ce qui arrive au patient, de ses réactions face à un problème de santé.

Elles sont ciblées pour attirer l'attention sur l'état du patient.

L'information est répartie sur trois colonnes, ce qui permet de focaliser l'attention de l'infirmier(e) et de faciliter le suivi du patient.

Transmissions « ciblées »

Elles sont libellées à l'aide des quatre items : la cible, les données, les actions, les résultats.

- **Cible :** c'est un point de convergence résultant d'une collecte systématique de données.

Elle peut présenter :

– une préoccupation de la personne soignée ;
– un changement de l'état de santé ou de comportement ;
– une réaction aux soins ;
– un diagnostic infirmier ;
– un événement au cours de l'épisode de soins ;
– l'intervention d'un autre service ou d'un professionnel de santé.

- **Données** : ce sont les observations, les examens physiques, les expressions du patient.
- **Actions** : ce sont les interventions de soins en vue de traiter un problème ou modifier une situation.
- **Résultats** : ce sont les effets observés des actions entreprises. Ils doivent être évalués et réajustés.

Elles ont pour but d'amener l'infirmier(e) à utiliser les diagnostics infirmiers. La « cible » attire l'attention sur l'état du patient.

C'est un énoncé concis de ce qui arrive au malade, de ses réactions au problème de santé (tableaux 1.5 et 1.6).

Tableau 1.5 Fiches de transmission ciblée.

Date, heure, IDE	*Cible*	*Données*	*Actions*	*Résultats*
17.03.05 15 heures A.P.	– Transit intestinal	– Ballonnement abdominal – Ventre douloureux au toucher – Absence de gaz – Absence de selles depuis le 14.03.05	– Médecin prévenu – Voir prescription médicale sur fiche de prescription (mettre un médicament type PEG) – ASP à faire cet après-midi à 16 heures – Prescription médicale donnée cet après-midi à 16 heures	– ASP fait à 15 heures et récupéré – Voir le médecin en contre-visite à 18 heures – Pas de selles cet après-midi – ASP normal, vu par le médecin à 18 h 30
18.03.05 8 h 30 V.T.				– La patiente est allée à la selle à 8 h 30 ce matin : selles très dures en faible quantité
11 heures		– Nouvelle prescription médicale de PEG (voir fiche de prescription)		
23 heures P.L.				– Selles en grande quantité – La patiente dit se sentir beaucoup mieux

Date, heure, IDE	*Cible*	*Données*	*Actions*	*Résultats*
23.04.05 14 heures A.M.	– Douleurs	– Plaintes du patient : ne se sent pas soulagé malgré le traitement pris depuis 2 jours – Prend une position antalgique (en chien de fusil)	– Évaluation échelle EVA à 7 – Médecin prévenu – Changement de prescription médicale (voir fiche prescription) – Mobilisé avec précautions cet après-midi	– 19 heures : se sent soulagé, EVA à 3

(EVA : Échelle visuelle analogique)

Tableau 1.6 Cibles les plus fréquentes en hépato-gastro-entérologie.

Alimentation	– Perte d'appétit – Intolérance alimentaire – Perte de poids – Intolérance digestive – Difficulté à l'alimentation – Déficit nutritionnel
Hydratation	– Déshydratation – Troubles du métabolisme
Élimination	– Constipation – Diarrhées – Vomissements, nausées
Repos	– Troubles du sommeil – Fatigue

Perception et estime de soi	– Douleur – Anxiété – Perturbation de l'image corporelle – Troubles du comportement – Perte d'espoir – État dépressif – Refus du traitement
Mécanisme de protection	– Atteinte de l'intégrité cutanée – Risque d'atteinte de l'intégrité cutanée – Altération de l'état général – Difficulté à perfuser – Hémorragie – Hyperthermie
Activités	– Mobilité altérée – Fatigue

Sécurité sanitaire

Cas général

LA MATÉRIOVIGILANCE, LA PHARMACOVIGILANCE, L'HÉMOVIGILANCE ET LA PRÉVENTION DES INFECTIONS NOSOSCOMIALES participent de la sécurité sanitaire de façon générale.

N'étant toutefois pas des problématiques spécifiques à la gastro-entérologie, elles ne seront pas développées ici. Certains aspects seront abordés au fil du texte (comme par exemple la désinfection d'un endoscope, ci-dessous).

Toutefois, pour davantage de renseignements, vous pouvez consulter les ouvrages suivants : *Hygiène* par M. LE HEURT, H. GOMILA, S. GIROT, M.-J. RAFAOUI, *Pharmacologie* par P. JOLLIET, M. FONTAINE, B. HERLIN ET E. CHAMBRAUD ou *Soins infirmiers aux urgences et en réanimation, transfusion sanguine* par J.-P. CARPENTIER, dans la collection des *Nouveaux Cahiers de l'Infirmière*.

Endoscopes

Procédure de lavage et de désinfection d'un endoscope passé en machine

1. Préalable avant la mise en machine : traitement manuel de l'endoscope. Selon la circulaire n° 138 du 14 mars 2001 :

– *Pré-traitement* : dès la fin de l'examen, essuyer l'endoscope souillé, réaliser l'aspiration et l'insufflation des canaux.

– *Réaliser le test d'étanchéité* : après avoir démonté les valves, pistons et autres éléments amovibles.

– *Premier nettoyage/pré-désinfection* : immerger totalement l'endoscope dans un bain contenant un détergent-désinfectant pendant 15 minutes, brosser les accessoires, les manettes et écouvillonner les canaux de l'endoscope, vider le bain puis rincer l'endoscope et irriguer les canaux à l'eau froide.

– *Deuxième nettoyage de pré-désinfection* : immerger de nouveau l'endoscope dans un nouveau bain de détergent-désinfectant pendant 5 minutes en irriguant tous les canaux, vider le bain puis rincer de nouveau à l'eau froide et purger l'eau des canaux à l'air.

L'endoscope peut alors passer en machine pour la désinfection.

2. Chaque jour, la machine aura un cycle d'auto-désinfection de 40 minutes.

3. Mise en place des appareils à nettoyer dans le lave-endoscope :

La durée du cycle est de 50 minutes, ses modalités sont prédéterminées et non-modifiables. Le test d'étanchéité est réalisé automatiquement par la machine. L'endoscope y est désinfecté, rincé et séché.

4. À la fin du cycle, l'endoscope est stocké, accroché dans une armoire.

5. Si le stockage est supérieur à 12 heures, il faut refaire une désinfection de l'endoscope en machine, même s'il n'a pas servi (selon la circulaire DGS/DH n° 236 du 2 avril 1996).

Traçabilité des endoscopes

La traçabilité consiste à savoir qu'un malade X. a eu une fibroscopie avec un fibroscope Y., qui avait été désinfecté par l'opératrice Z., dans la machine M., le jour J., dans les conditions C.

La machine à laver les endoscopes édite 2 étiquettes par endoscope. Sur ces étiquettes sont notés :

– la procédure complète suivie pour le lavage et la désinfection de l'endoscope ;

– le numéro de la machine ;

– le numéro de l'endoscope ;

– le numéro de l'opératrice.

Une étiquette est mise dans le registre de traçabilité de la machine, ce registre est gardé au niveau du service. Y sont également notés :

– l'examen réalisé ;

– l'identité du patient ;

– le numéro de l'endoscope utilisé.

La deuxième étiquette est mise sur le compte rendu de l'examen. Cet exemplaire est gardé au niveau du service.

Chambre implantable pour perfusion (CIP)

Utilisation

Il faut obtenir un reflux comme pour un autre cathéter (sauf pour une CIP intrapéritonéale, ou avec valve antireflux). Si besoin, une compresse stérile est placée entre l'aiguille et la peau, fixée avec un champ adhésif.

Après utilisation, rincer avec 5 mL d'héparine cathéter ou 1 mL d'héparine sodique + 9 mL de sérum physiologique.

La CIP peut être utilisée :

- pour les prélèvements sanguins, à condition de purger et hépariner après chaque prélèvement ;
- pour les transfusions, pour l'alimentation parentérale ;
- le jour de la pose, après vérification de la bonne position du dispositif grâce à une radio de contrôle.

Problèmes potentiels liés à une CIP

Absence de reflux

Il faut le signaler au médecin. L'absence de reflux avant l'utilisation de la CIP ne contre-indique par toujours l'utilisation de la CIP.

Lors de la première constatation d'une absence de reflux, un contrôle radiologique est nécessaire. Si ce contrôle radiologique est satisfaisant et que le débit de perfusion paraît satisfaisant, la CIP peut être utilisée.

En cas de doute, il est nécessaire de le signaler au médecin et, si nécessaire, il faut retirer la CIP.

Fièvre

- Signalement au médecin ;
- arrêt de la perfusion ;
- hémocultures en périphérie ;
- hémocultures sur CIP (ne pas purger auparavant).

Obstacle

Il est repéré le plus souvent à l'occasion d'un reflux sanguin au cours de l'utilisation de la CIP. Il faut prévenir le médecin et appliquer, sur prescription médicale, le protocole suivant.

EN CAS DE NON-FONCTIONNEMENT D'EMBLÉE : *a priori* l'aiguille n'est pas en place ; il faut repiquer.

EN CAS D'OBSTRUCTION EN COURS DE PERFUSION : elle peut être due à un reflux.

Il faut essayer d'aspirer le caillot avec une seringue de 10 à 20 mL. En cas d'échec, il faut désobstruer en injectant une ampoule de 5 mL d'héparine sodique *Dakota*.

Si c'est à nouveau un échec, il faut désobstruer à l'*Urokinase*, sur prescription médicale, selon la procédure suivante :

- reconstituer l'agent fibrinolytique *Urokinase* à 100 000 UI avec les 5 mL de solvant ; prélever 2,5 mL de la solution *Urokinase* et diluer dans 7,5 mL d'eau distillée ;
- utiliser une seringue de 20 mL : ne jamais utiliser de seringue de capacité inférieure à 10 mL, la pression pourrait provoquer une rupture du cathéter ;
- injecter 1 à 2 mL de la solution ;
- attendre 5 à 10 minutes et tenter d'aspirer le caillot.

Cette opération peut être répétée deux fois à intervalle de 10 à 15 minutes (ne jamais pousser).

En cas d'échec, contacter le chirurgien qui a posé la chambre[1].

Liste des maladies à déclaration obligatoire en hépato-gastro-entérologie

Les maladies à déclaration obligatoire (MDO) sont l'un des outils importants de la surveillance de la santé de la population en permettant :

– immédiatement la protection des personnes au contact et la limitation de l'épidémie ;

– secondairement la mise en œuvre de mesures préventives ;

– à terme, l'élaboration de programmes de lutte contre les épidémies.

En hépato-gastro-entérologie, il s'agit de la toxi-infection alimentaire collective, de la fièvre typhoïde ou paratyphoïde et de l'infection aiguë

1. Pour davantage de renseignements sur l'usage d'une CIP, vous pouvez également consulter : *Soins infirmiers aux personnes atteintes d'hémopathies et de cancers*, par B. HOERNI, A. MORTUREUX, G. KANTOR. Masson, Paris, collection *Nouveaux Cahiers de l'Infirmière*.

Questionnaire à retourner à la DDASS de

MALADIE À DÉCLARATION OBLIGATOIRE
(Décret du 10 juin 1986)

TOXI-INFECTIONS ALIMENTAIRES COLLECTIVES

Droit d'accès et de rectification par l'intermédiaire du médecin déclarant (loi du 6 janvier 1978)

Centralisation des informations au Réseau National de Santé Publique

Critères de déclaration :
Apparition d'au moins deux cas similaires d'une symptomatologie, en général gastro-intestinale, dont on peut rapporter la cause à une même origine alimentaire.

Important : Dans le cas d'un produit commercialisé ou d'un foyer survenu en restauration collective, la DDASS doit être alertée dans les plus brefs délais, afin de prendre les mesures nécessaires.

Caractéristiques du/des malades :

Initiales	Âge	Sexe	Code postal (domicile)	Date et heure du début des signes cliniques	Signes cliniques N : nausée V: vomissements D : diarrhée F : fièvre A : douleurs abdominales
(ex : G.L.	31	F	17000	10/06/86 à 12 h	V, D, F, A)

Complications (préciser) : ____________

Analyses microbiologiques :

Chez les malades : ____________

Dans les aliments : ____________

Origine de l'intoxication :

- Date et heure du repas : /____/____/____/ à ____ heures
- Lieu du repas
  - Repas familial ☐
  - Restaurant ☐
  - Collectivité ☐ → Scolaire ☐ ; Restaurant d'entreprise ☐ ; Autre (Préciser) : ____________
- Aliment(s) suspecté(s) : ____________
- Origine : ____________

Commentaires (circonstances ...) :

Médecin déclarant

Nom :

Adresse :

Téléphone :

Semaine de déclaration sur Minitel |____|____|
(partie à remplir par la DDASS) SS AA

Date de déclaration : /____/____/____/

Signature et tampon :

Fig. 1.1 Maladies à déclaration obligatoire : formulaire à remplir par le médecin.

par le virus de l'hépatite B selon le décret du 10 juin 1986, modifié le 6 mai 1999.
Ces maladies doivent être déclarées à la DDASS à l'aide d'un imprimé qui est propre à chaque maladie.
Ces imprimés sont remplis par le médecin responsable du patient : la déclaration est écrite sous pli confidentiel au Médecin Inspecteur de Santé Publique.

Sortie du patient

Cas concrets admissions/sorties

M. X. vient en hospitalisation de jour pour une ponction d'ascite

- Consultation du médecin du service;
- dossier administratif en hospitalisation de jour ouvert pour l'année;
- prise en charge à 100 %;
- prévoir l'hospitalisation;
- sortir le dossier du patient;
- accueil : inscrire l'hospitalisation de jour sur le système informatique de gestion des patients;
- sortie : prévoir prochaine séance de ponction ou prochaine consultation.
- si besoin, donner :

– ordonnance;
– remboursement de transport;
– rendez-vous pour examens et/ou consultation.

Le dossier administratif n'est pas clôturé, il est valable l'année civile. Le dossier médical est gardé dans le service et un dossier de soins *a minima* est prévu en cas de suivi ultérieur du patient.

M. Y. vient en hôpital de semaine pour une cholangio-pancréatographie rétrograde endoscopique (CPRE)

- Le malade est examiné en consultation, le médecin prescrit l'examen;
- le malade vient à l'accueil du service pour ses prises de rendez-vous;
- prise du rendez-vous pour la CPRE :

– rendez-vous pour la consultation d'anesthésie;
– puis rendez-vous pour l'hospitalisation;
– le patient repart avec ses rendez-vous et sa feuille de préadmission;

- le jour de son hospitalisation :

– il vient avec un document d'admission;
– le dossier médical a été préparé;
– si nécessaire, un dépôt de valeur et de bijoux est effectué au coffre de l'hôpital;
– le patient est installé dans sa chambre, l'infirmière est prévenue de son arrivée;

- la sortie :

– le patient sort avec l'ordonnance, les remboursements de transport, le prochain rendez-vous de consultation;
– la sortie est faite par l'intermédiaire du système informatique de l'hôpital.

Le dossier médical, ainsi que le dossier infirmier, sont archivés après y avoir porté les derniers comptes rendus.

M. Z. vient pour l'aggravation de sa maladie hépatique

Il sera hospitalisé en médecine spécialisée.

- Il vient en ambulance depuis son domicile;
- les ambulanciers vont procéder à son admission;
- le patient est installé dans sa chambre, l'infirmière est prévenue de son arrivée;
- le patient a une prise en charge à 100 %, il faut vérifier si la mutuelle prend en charge le forfait hospitalier;
- les ambulanciers repartent avec un bon de transport pour que leur prestation soit payée;
- le dossier médical est sorti; l'admission dans le logiciel de l'hôpital est faite;
- il doit subir différents examens qui seront réalisés dans l'établissement, le service de transport de malades est prévenu 24 heures à l'avance pour amener et ramener le malade (sauf en cas d'urgence);
- il doit également subir un examen fait dans un autre établissement :

– le service d'accueil prend le rendez-vous et commande l'ambulance;

– un dossier de prestations interhospitalières est fait, afin que l'hôpital qui effectue l'examen soit payé ;

- aggravation de l'état du malade : un avis d'aggravation est transmis à sa famille par téléphone et noté sur le dossier de soins ;
- décès du malade : un médecin constate le décès et remplit le certificat de décès ;
- le décès est noté sur le billet de salle et sur le dossier de soins : date et heure du décès et médecin ;
- la secrétaire hospitalière apporte le billet de salle aux admissions ;
- le certificat de décès sera porté aux admissions ;
- la toilette mortuaire est faite :

– au poignet de la personne décédée, un bracelet d'identification est posé, avec identité, service, jour et heure du décès ;

– sur le drap qui entoure le corps, un bulletin de corps avec les mêmes renseignements est agrafé ;

- le service de transport des malades est appelé pour emmener le corps à la morgue. Le corps doit rester 2 heures dans le service depuis l'heure du décès annoncé ;
- les affaires personnelles du patient sont rendues à la famille ; les valeurs déposées au coffre du Trésor public de l'hôpital seront rendues au vu des papiers de filiation ;
- le dossier administratif est clôturé avec la sortie par décès ;
- le dossier médical est archivé lorsque les derniers comptes rendus y sont joints ;
- des informations sont données à la famille concernant :

– la possibilité de voir le défunt dans le service, dans les 2 heures qui suivent le décès, puis ensuite à la morgue ;

– les formalités administratives à faire en mairie et aux pompes funèbres ;

– les formalités pour la sortie du corps vers son domicile en fonction de la notion de patient infecté ou non infecté ;

– pour le transport du corps en vue de l'enterrement dans le même département, hors département ou à l'étranger (transport par avion).

Exemple d'une démarche de soins

Présentation du patient

Il s'agit de M. P., âgé de 76 ans.

Il mesure 1,75 m et pèse 60 kg. Il est peu soigné, ses vêtements sont souillés, ses cheveux non peignés.

Il est veuf depuis un an, sans enfant, et vit dans une résidence pour personnes âgées dans le 13ᵉ arrondissement de Paris. Il occupe un studio au 3ᵉ étage avec ascenseur. C'est un ancien plombier retraité.

Il est pris en charge par la Sécurité sociale, mais n'adhère à aucune mutuelle.

Date d'entrée dans le service d'hépato-gastro-entérologie

Le 11 décembre 2004 en fin de matinée.

Motif de l'hospitalisation

Prise en charge de méléna, de douleurs épigastriques, d'asthénie et de dyspnée apparue deux jours auparavant.

Diagnostic médical

Ulcère du bulbe et duodénite.

Antécédents

Médicaux

Il souffre d'une arthrose invalidante des deux genoux, traitée par un anti-inflammatoire non stéroïdien AINS (*Apranax*).

Il est dépressif, mais refuse de prendre son traitement antidépresseur.

Chirurgicaux

Aucun.

Histoire de la maladie

Depuis le 8 décembre 2004, M. P. est fatigué et dyspnéique.

Le 11 décembre, M. P. se plaint de vives douleurs épigastriques, puis constate la présence de selles noires. Devant une aggravation rapide des signes, son médecin traitant appelle le SAMU.

Synthèse de l'hospitalisation

À l'arrivée dans le service

Il est installé en chambre seule et est porteur d'une voie d'abord périphérique pour perfusion de 2 L/24 heures G 5 % + 2 g/L NaCl + 1 g/L KCl.

Ses constantes sont : TA + 14/9, pouls 110/min, température 38,5 °C. Une sonde gastrique a été posée et des lavages gastriques réalisés, qui ramenaient un liquide marron foncé avec des caillots de sang.

La numération formule sanguine (NFS) montre une hémoglobine à 9 g/100 mL et la fibroscopie œso-gastro-duodénale met en évidence un ulcère du bulbe ainsi qu'une duodénite. Le traitement par AINS est arrêté.

À l'examen clinique

Dyspnée avec toux productive évoluant depuis 2 jours et foyer pulmonaire à l'auscultation : il est mis sous O_2 (3 L/min et reçoit un traitement mucolytique : 2 aérosols/24 h).

Douleur aux deux genoux, liée à l'arthrose. Le patient est pâle, il a quelques sueurs sur le visage.

Il est replié sur lui-même. Il répond difficilement aux questions et dit : « *je veux mourir, je ne veux pas qu'on me soigne. Ma vie est finie. Laissez-moi partir.* »

Problèmes prioritaires à ce jour (12 décembre)

Hémorragie

- Arrêt du méléna ;
- les lavages gastriques sont arrêtés mais la sonde gastrique est maintenue en aspiration douce. L'hémorragie est liée à la prise d'*Apranax* au long cours. Les principaux effets secondaires sont en effet l'atteinte gastrique par ulcère du bulbe, hémorragie digestive, perforations intestinales ;
- le patient reste à jeun, la perfusion est donc laissée en place : G 5 % 1 L/24 heures + 2 g NaCl/L + 1 g KCl/L ;
- les constantes hémodynamiques sont stables (contrôlées toutes les 2 heures) ; la NFS montre une hémoglobine stable.

M. P. aura une fibroscopie de contrôle dans l'après-midi et recevra un anti-ulcéreux en IV (*Mopral* 40 mg/j pendant 3 jours).

On note depuis ce matin une diminution de ses douleurs épigastriques.

Encombrement bronchique

Il est lié au foyer pulmonaire et s'accentue avec l'alitement.

Il se manifeste par une dyspnée d'effort, M. P. s'essouffle pour passer du lit au fauteuil et a une température à 38,5 °C.

M. P. est gêné par une toux persistante et des expectorations difficiles.

Objectifs, interventions

- Diminuer la dyspnée : poser l'oxygénothérapie (prescription d'O_2 : 3 L/min par sonde nasale) ;
- améliorer la ventilation en facilitant les expectorations par le traitement mucolytique (*Mucomyst* 2 aérosols/24 heures : l'aérosol est administré au moyen d'un masque pendant 20 minutes à chaque séance), ainsi que par la kinésithérapie.

Douleur. Elle est secondaire à l'arrêt des AINS (*Apranax*) qu'il prenait pour son arthrose.

Aujourd'hui, elle se manifeste par une gêne persistante (plaintes aux changements de position).

Objectif. Il est de diminuer la douleur aux genoux par l'administration d'antalgique en IV : *Perfalgan* 1 g × 3/j.

Évaluation de la douleur

- EVA : 8/10, avant le *Perfalgan* ;
- EVA : 3/10, 1 heure après le traitement.

Il est demandé à M. P. de s'installer dans une position qui lui est « antalgique ».

Lors des soins, des déplacements, M. P. est mobilisé avec précaution.

Hyperthermie

Température à 38,5 °C. La fièvre est liée à la présence d'un foyer pulmonaire. Objectif : normothermie par l'admission d'antipyrétiques (le *Perfalgan* a également une action antipyrétique).

Il est nécessaire de surveiller la température deux fois par équipe ; si la fièvre persiste (supérieure à 38,5 °C), il faut mettre en œuvre un protocole d'hémoculture.

Syndrome dépressif

Il se manifeste par un ralentissement psychomoteur, des pensées morbides : il a dit aujourd'hui qu'il ne rentrera pas chez lui, que son état ne s'améliorera jamais et qu'il préfère mourir.

Objectifs

- Que M. P. manifeste une meilleure estime de lui-même ;
- qu'il soit moins anxieux par rapport à ses problèmes de santé.

Actions

- Lui expliquer l'intérêt de la reprise de son traitement antidépresseur : *Déroxat* 1 cp/j ;
- voir avec lui s'il peut recevoir des visites, le questionner sur ses loisirs, ses occupations (regarde-t-il la télévision, etc.).

Évaluation

Noter ses différents comportements : voir s'il est triste, s'il améliore son apparence physique, s'il se déprécie. Noter les paroles qu'il prononce.

Soins infirmiers à la personne soignée (SIIPS)

Définition

Il s'agit de l'appréciation quantitative des soins infirmiers au cours du séjour d'un malade, donnant une information globale et synthétique.

Buts

- Connaître la structure et l'intensité des soins pour chaque séjour de chaque malade ;
- visualiser l'évolution de l'activité de soins ;
- faire un complément à la codification MSI (qui ne faisait pas apparaître l'activité infirmière).

Objectifs

- Reconnaître et valoriser les soins infirmiers ;
- créer des moyens de gestion pour le service infirmier ;
- créer une réflexion objective sur la quantité et la qualité des soins.

Méthode

Elle se base sur 3 grands principes :

- la démarche des soins ;
- le dossier de soins avec :
  - le diagramme de soins,
  - les transmissions ciblées,
  - le protocole de soins,
  - le plan de soins ;
- le résumé de soins infirmiers.

Procédure (ou diagramme d'activité)

Soins de base. Alimentation, locomotion, élimination, hygiène et confort.

Soins techniques. Prescription médicale, surveillance des traitements, applications thérapeutiques et aide avec actes diagnostiques.

À ces soins sont attribués 4 coefficients (ou cotations) :

- **coefficient 1 ou autonomie** ; prédominance de soins légers de durée inférieure à 10 minutes ;
- **coefficient 4 ou dépendance modérée ;** soins courts de 10 à 40 minutes ;
- **coefficient 10 ou dépendance majeure :** soins lourds de 1 à 2 heures ;
- **coefficient 20 ou dépendance totale** ; tous les soins donnés en réanimation pour un malade intubé-ventilé.

La cotation des soins s'effectue au moment de la transmission de chaque équipe.

Un relevé des cotations se fera une fois par semaine et à la sortie du patient, et il sera retranscrit sur des données informatiques.

Tableau 1.7 SIIPS : Tableau récapitulatif : diagramme d'activité.

Intensité *Structure*	*Coefficient 1*	*Coefficient 4*	*Coefficient 10*	*Coefficient 20*
Soins de base Alimentation Mobilisation Hygiène/confort Élimination	Autonomie.	Dépendance modérée.	Dépendance majeure.	Dépendance totale.
Soins techniques	Prédominance de soins légers. Ex. : Surveillance des constantes < 4/24 heures.	Prédominance de soins courts. Ex. : Prélèvements 4 à 6/24 heures ou perfusion.	Soins lourds ou courts répétés. Ex. : Pansement complexe ou surveillance des constantes > 8/24 heures.	Soins très lourds. Ex. : Assistance continue, perfusions lourdes.
Soins relationnels et éducatifs	Intervention ponctuelle. Ex. : Information sur un régime.	Intervention d'aide. Ex. : Reformulation et explication.	Intervention d'aide en situation difficile. Ex. : Aide lors d'une dépression.	Intervention d'aide en situation de crise. Ex. : Décès. Agitation extrême.

Cas clinique n° 1 – Occlusion intestinale

M. Z., 70 ans, marié, retraité de l'Éducation nationale, vivant avec sa femme, est hospitalisé pour occlusion intestinale fébrile ce jour.

À l'entrée, l'examen clinique et l'interrogatoire révèlent :

- des douleurs prédominant dans le flanc gauche ;
- des vomissements ;
- une asthénie ;
- une déshydratation ;
- un météorisme abdominal à la palpation.

Il existe un arrêt complet des matières et des gaz depuis 24 heures. Les constantes sont les suivantes : température 39 °C, pouls 100/min, TA 11/09 (ordinairement : 16/11).

Il est prescrit :

- radiographie de l'abdomen sans préparation (ASP) ;
- radiographie pulmonaire ;
- examens de laboratoire : groupe sanguin, facteur rhésus, numération formule sanguine avec hématocrite, glycémie, ionogramme sanguin, temps de saignement, temps de coagulation ;
- mise en place d'un cathéter veineux périphérique et de la prescription suivante :

– glucose isotonique 5 % 1 L/8 heures + 4 g NaCl/L (ampoule de 20 mL à 20 %) + 1,5 g KCl/L (ampoule de 10 mL à 10 %) ;

– *Ciflox* (ciprofloxacine, quinolone) 200 mg x 3/24 heures (flacon de 100 mL).

Il est posé une aspiration gastrique, une laparotomie exploratrice est prévue pour 11 heures.

La prémédication est fixée à 10 h 15.

Pendant la laparotomie, il est découvert une sigmoïdite diverticulaire abcédée qui est seulement drainée avec dérivation par colostomie sur le côlon transverse gauche.

La fermeture de la colostomie sera envisagée dans un deuxième temps.

Le patient revient de la salle d'opération à 13 h 30 avec :

- un anus sur baguette, ayant été partiellement ouvert ;
- un drainage par une large lame dans la fosse iliaque gauche ;
- une sonde urétrale ;
- une sonde gastrique en aspiration douce ;
- une antibiothérapie.

Le lendemain, M. Z. pose de nombreuses questions, il appréhende le prochain pansement, affirme « ne pas avoir dormi, ne pas savoir ce qu'il va devenir », sa voix est tremblotante. Il dit avoir ressenti des douleurs abdominales toute la nuit, ses yeux sont ternes, son air abattu et il présente un mauvais état bucco-dentaire.

Questions

Quels problèmes réels ou potentiels dégagez-vous pour M. Z. le lendemain de l'intervention ?

1. Chaque problème doit être argumenté, c'est-à-dire les signes, les causes et les conséquences éventuelles.

2. Formulez deux diagnostics infirmiers.

Corrigés

Les problèmes réels

Voir tableau suivant.

Problèmes réels	Signes	Causes	Conséquences
L'infection	– Fièvre à 39 °C. – Tachycardie. – Chute tensionnelle.	La sigmoïdite diverticulaire abcédée faisant suite à une occlusion.	La péritonite et, plus tard, la septicémie.
Les douleurs abdominales	Les plaintes du malade : « n'a pas dormi de la nuit. »	La laparotomie de la veille.	– La fatigue. – L'altération de l'état général.
L'anxiété	– Il pose de nombreuses questions. – Il appréhende son prochain pansement. – Il n'a pas dormi. – Sa voix tremble. – Il dit ne pas savoir ce qu'il va devenir.	– La soudaineté de l'intervention (urgence). – Les douleurs. – La crainte du devenir.	– La dépression. – L'anxiété. – La perte d'espoir.

LES PROBLÈMES POTENTIELS

• Le risque de « non-reprise » du transit intestinal :

– vérifier si on a une reprise du transit par la stomie ;

– signaler si des selles ont été évacuées par l'anus ;

• le risque de chute de la baguette de la stomie ; si la stomie se rétracte, il faut réopérer ;

• le risque de désinsertion totale ou partielle de la stomie ;

• le risque de nécrose de la stomie ;

• le risque de lâchage de suture de la laparotomie ;

• les risques de complications de décubitus, en raison du drainage, de la stomie, des perfusions, de la sonde gastrique, de la sonde urinaire, de la fatigue et des douleurs ;

• le risque d'hémorragie (en post-opératoire immédiat) ;

• le risque d'altération de la muqueuse buccale due à la sonde gastrique d'aspiration ;

• le risque de perturbation de l'image corporelle due à la stomie (par peur des mauvaises odeurs, de la vue de la stomie, dégoût, etc.).

EXEMPLES DE DIAGNOSTICS INFIRMIERS

• Une douleur aiguë (liée à la laparotomie de la veille) se manifestant par les plaintes du patient et l'insomnie ;

• un risque de perturbation de l'image corporelle liée à la stomie.

Cas clinique n° 2 – Éthylisme chronique

Le 20 juin 2004, M. X. est amené aux urgences d'un hôpital général par la police. Il est admis dans le cadre d'un éthylisme chronique, avec suspicion de *delirium tremens*.

M. X. est âgé de 49 ans, il est agent technique à EDF.

Il est marié et actuellement en instance de divorce.

Il a un fils de 28 ans d'un premier mariage et des jumeaux de 9 ans d'un second.

ANTÉCÉDENTS : histoire de la maladie

M. X. fume un paquet de cigarettes par jour depuis l'âge de 19 ans.

Depuis 1997, suite à des problèmes d'ordre professionnel, il présente une intoxication alcoolique souvent massive. L'insertion socioprofessionnelle et familiale de M. X. s'en trouve menacée. Son épouse demande le divorce et ils vivent séparés depuis 6 mois.

Jusqu'à cette période, M. X. a pu s'astreindre à un suivi ambulatoire et a subi un échec d'un séjour en postcure.

En 2002, le diagnostic de cirrhose est posé après une biopsie hépatique.

Le 20 juin 2004, il est trouvé allongé sur la voie publique par la police qui l'amène aux urgences.

HOSPITALISATION

À son arrivée, le patient présente des tremblements des extrémités, il dit n'avoir ni bu, ni mangé depuis plusieurs jours. Sa muqueuse buccale est sèche et sa langue est rôtie. Il est très asthénique et son état d'hygiène est précaire.

L'examen clinique révèle une hépatomégalie à la palpation.

Des examens sont réalisés :

- une échographie abdominale, qui montre une stéatose hépatique importante sans ascite ;
- un bilan biologique, dont les résultats sont les suivants :

– natrémie : 149 mmol/L ;
– protidémie : 70 g/L ;
– créatininémie : 180 µmol/L ;
– ASAT : 42 UI (norme : 5 à 30 UI) ;
– ALAT : 49 UI (norme : 5 à 19 UI) ;
– gamma-GT : 142 UI (norme : 4 à 25 UI) ;
– alcoolémie négative ;
– TP : 68 % ;
– hémoglobine : 11 g/dL ;
– plaquettes : 140 000/mm^3 ;
– VGM : 106 μ^3 ;
– deuxième détermination du groupe sanguin : B.

Devant l'aspect clinique et la biologie en faveur d'une hémoconcentration avec pré-delirium tremens, il est instauré une hyperhydratation avec vitaminothérapie. Pour diminuer les signes d'agitation, il est prescrit du *Tranxene* 20 mg IV toutes les 6 heures.

L'évolution est favorable en trois jours.

Le 24 juin, un bilan biologique de contrôle montre une hémoglobine à 8,2 g/dL et une hémostase inchangée. Une fibroscopie œso-gastro-duodénale est demandée sous anesthésie locale : elle diagnostique un ulcère du bulbe et l'apparition de varices œsophagiennes, grade I (des biopsies antrales sont effectuées). Durant le séjour, il n'a pas été constaté de saignement extériorisé. Une transfusion de 2 culots globulaires a permis de rétablir le taux d'hémoglobine à 11,3 g/dL, qui s'est stabilisé après 2 contrôles successifs.

On note la disparition de l'insuffisance rénale.

Le traitement prescrit pour 24 heures est :

- *Mopral* 20 mg (inhibiteur de la pompe à protons : 20 mg/j.) ;
- *Zeclar* (antibiotique : 500 mg × 2/j.) ;
- *Clamoxyl* (antibiotique : 1 g × 2/j.) ;
- *Imovane* : 1 cp le soir ;
- Vitamine B_1, B_6 : 2 cp × 3 (thiamine, pyridoxine) ;
- *Valium* 10 mg : 1 cp × 2.

Questions

1. Expliquez le mécanisme physiopathologique de l'apparition de varices œsophagiennes et citez la complication majeure.

2 . Indiquez et argumentez la préparation et la surveillance infirmière à réaliser après la fibroscopie œso-gastro-duodénale.

3. Relevez les signes cliniques évoquant une déshydratation dans la situation de M. X.

4. Précisez l'intérêt et la surveillance découlant de la mise en œuvre des prescriptions suivantes : *Zeclar*, *Clamoxyl*, *Mopral*, Vitamine B_1 et B_6.

5. M. X. a bénéficié d'une transfusion sanguine de deux culots isogroupes. Présentez sous forme de tableau légendé les résultats obtenus lors du contrôle ultime. Argumentez vos réponses.

Corrigés

1. Mécanisme physiopathologique de l'apparition de varices œsophagiennes.

- **Cause** : la cirrhose hépatique provoque une fibrose.
- **Conséquences** :

– résistance à la circulation sanguine d'où augmentation de pression dans la veine porte (hypertension portale) ;
– développement d'une circulation collatérale préexistante, mais peu fonctionnelle ;
– dérivation porto-cave introduisant, entre autres, l'apparition de varices œsophagiennes.

- **Complication majeure** : rupture de varices œsophagiennes qui provoquent une hémorragie digestive.

2. Préparation et surveillance après la fibroscopie oeso-gastro-duodénale.

- Préparation :

– expliquer au patient le but et le déroulement de l'examen pour faciliter sa coopération et diminuer son anxiété ;
– vérifier le dossier, et notamment la présence des résultats biologiques : hémostase et carte de groupe sanguin ;
– s'assurer que M. X est à jeun et n'a pas fumé depuis la veille au soir, pour éviter les nausées, vomissements et donc le risque d'inhalation, et pour limiter l'irritation des muqueuses et l'hypersécrétion gastrique ;

- Surveillance infirmière après l'examen :

– surveiller le pouls, la pression artérielle, l'état général et le faciès pour dépister toute complication : lipothymie, saignements (hématémèse-méléna), et évaluer la douleur du patient ;
– expliquer à M. X qu'il doit s'abstenir de boire et de manger jusqu'à récupération du réflexe de déglutition (au moins une heure) et s'assurer du respect de cette consigne ;
– reprise progressive de la boisson ;
– prévoir (ou réchauffer) un repas.

3. Signes cliniques évoquant une déshydratation.

– Persistance du pli cutané ;
– muqueuse buccale sèche ;
– langue rôtie ;
– asthénie.

4. Intérêt des prescriptions et surveillance.

Il faut s'assurer, lors de l'administration, de la prise correcte du traitement.

Prescription	Intérêt	Surveillance
Zeclar 500 mg × 2. En association avec *Clamoxyl* 1 g × 2.	Éradication d'*Helicobacter pylori*.	De l'efficacité *per os* : absence de nouvelles gastralgies ou d'hématémèse. Des effets secondaires : – allergie cutanée : rash, prurit; – troubles digestifs : nausées, vomissements, diarrhée; – candidose; – élévation des transaminases, à surveiller régulièrement; – troubles rénaux : du fait de l'insuffisance rénale récente de M. X., il conviendra de contrôler le bilan rénal, sur prescription médicale.
Mopral 20 mg.	Traiter l'ulcère gastrique favorisé par l'éthylisme. Prévenir l'apparition d'un nouvel ulcère.	De l'efficacité : absence de gastralgies ou de saignements digestifs (hématémèse, méléna). Des effets secondaires de type troubles neuropsychiques : – confusion mentale chez l'insuffisant hépatique; – hallucinations (attention au risque de confusion avec le syndrome de sevrage alcoolique).
Vitamine B_1 B_6.	Compenser l'avitaminose liée à la malnutrition et à l'éthylisme.	De l'efficacité. Des effets secondaires : – absence de troubles neurologiques de type syndrome cérébelleux; – absence de neuropathie périphérique.

5 . Transfusion isogroupe

Tableau du contrôle prétransfusionnel :

Sérum test	Sérum test anti-A Anticorps anti-A	Sérum test anti-B Anticorps anti-B
Sang de M. X.	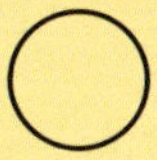	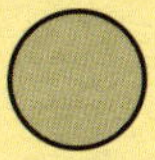
Sang du culot n° 1	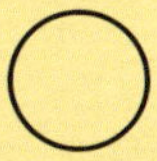	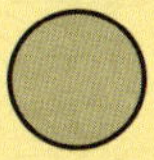
	Non-agglutination	Agglutination

Lors de la mise en présence des hématies du sang de M. X. avec le sérum anti-A contenant les anticorps anti-A, il n'y a pas d'agglutination. Cela prouve qu'il n'y a pas d'antigènes A à la surface des hématies de M. X.

Lors de la mise en présence des hématies du sang de M. X. avec le sérum test anti-B contenant des anticorps anti-B, il y a agglutination. Cela prouve la présence d'antigènes B à la surface des hématies de M. X.

De ces réactions, on déduit que les hématies de M. X. sont bien du groupe B.

Ensuite, lors de la mise en présence des hématies du culot globulaire avec le sérum test anti-A, contenant les anticorps anti-A, il n'y a pas d'agglutination.

Lors de la mise en présence des hématies du culot globulaire avec le sérum test anti-B, contenant des anticorps anti-B, il y a agglutination. Cela prouve la présence d'antigènes B à la surface des hématies du sang du culot globulaire. Ce culot est bien du groupe B.

Les résultats obtenus sont identiques pour le sang de M. X. et celui du premier culot. On peut transfuser.

La pratique est la même pour le deuxième culot.

Grands syndromes 2

Douleur abdominale

Généralités

LE DIAGNOSTIC d'une douleur abdominale est un des problèmes les plus fréquemment rencontrés en gastro-entérologie. À partir de l'examen clinique, il est possible de déterminer l'origine de la douleur et d'en suspecter la cause.

L'INTERROGATOIRE DU PATIENT doit être minutieux pour préciser les caractères sémiologiques d'une douleur abdominale. Une douleur est caractérisée par les éléments suivants :
- siège de la douleur;
- type de douleur;
- intensité;
- horaire, durée;
- facteurs déclenchants, facteurs calmants;
- irradiations;
- évolution, périodicité;
- signes accompagnateurs.

Anatomie

L'abdomen est divisé en 9 zones (figure 2.1). Cette schématisation artificielle permet de localiser facilement une douleur.

Il existe :
- 3 zones supérieures : hypocondre droit, épigastre, hypocondre gauche;
- 3 zones moyennes : flanc droit, région ombilicale, flanc gauche;
- 3 zones inférieures : fosse iliaque droite, hypogastre, fosse iliaque gauche.

Ces différentes zones correspondent grossièrement aux projections des viscères abdominaux. Les différentes projections sont détaillées dans le tableau 2.1.

Ces projections ne sont pas spécifiques. Des projections douloureuses atypiques et trompeuses sont fréquentes.

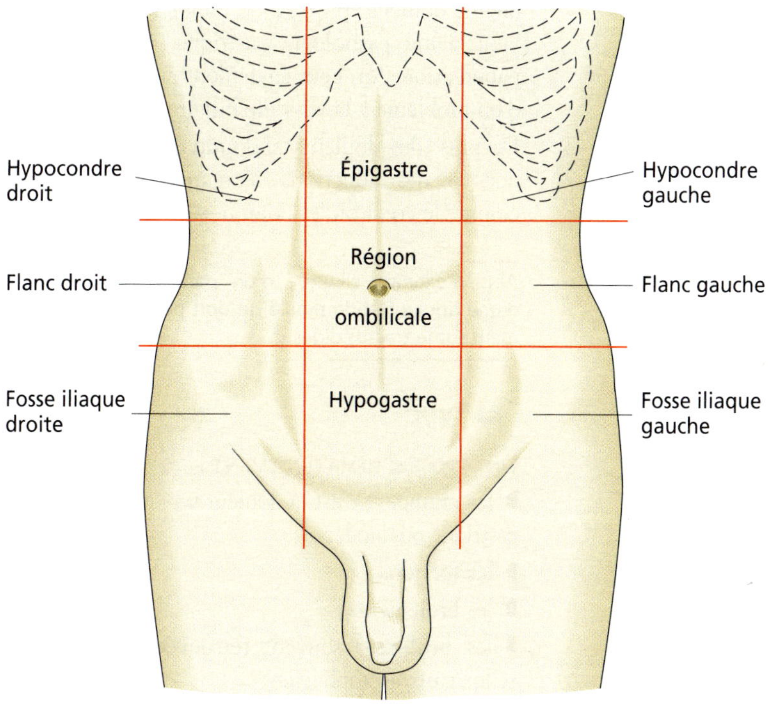

Fig. 2.1 Abdomen, topographie clinique.

Tableau 2.1 Projections pariétales des douleurs abdominales.

Région abdominale	*Organe correspondant*
Hypocondre droit	Vésicule biliaire; angle colique droit
Épigastre	Estomac; duodénum; pancréas
Hypocondre gauche	Angle colique gauche; pancréas; rate
Flanc droit	Côlon
Région ombilicale	Grêle; côlon
Flanc gauche	Côlon
Fosse iliaque droite	Cæcum; appendice
Hypogastre	Rectum; sigmoïde
Fosse iliaque gauche	Côlon gauche; sigmoïde

Description d'une douleur

Siège

Le siège d'une douleur oriente grossièrement vers un organe.

On utilise, pour décrire le siège d'une douleur, les 9 régions de l'abdomen. Des projections atypiques sont cependant fréquentes. Ainsi, s'il est vrai qu'une douleur épigastrique témoigne le plus souvent d'une pathologie gastrique, duodénale ou pancréatique, on peut également être en présence d'un problème à la vésicule biliaire ou au côlon.

De plus, des douleurs abdominales peuvent être dues à des affections d'organes non digestifs comme le cœur ou les poumons.

Ainsi, l'examen clinique d'un patient qui se plaint d'une douleur abdominale ne doit pas porter uniquement sur le tractus digestif.

Type

ON OPPOSE SCHÉMATIQUEMENT :

- **les crampes** : c'est la douleur typique d'un ulcère gastrique ou duodénal ;
- **les torsions ;**
- **les broiements ;**
- **les brûlures** : souvent retrouvées au cours du reflux gastro-œsophagien ;
- **les coliques paroxystiques** : souvent rencontrées au cours des colopathies fonctionnelles, il s'agit d'une douleur progressivement croissante jusqu'à un paroxysme puis décroissante, correspondant à un spasme ;
- **les simples pesanteurs.**

Cette liste n'est pas exhaustive et bien d'autres types de douleurs sont décrits.

Irradiation

Il s'agit des trajets décrits par les douleurs qui ne restent pas localisées à un endroit précis.

Ainsi, une douleur vésiculaire siège dans l'hypocondre droit et irradie vers la pointe de l'omoplate droite et l'épaule droite. De même, une douleur pancréatique siège dans la région épigastrique et irradie dans le dos dans la région costo-vertébrale.

Facteurs déclenchants – Facteurs calmants

Une douleur digestive est exceptionnellement permanente. Elle est le plus souvent intermittente, déclenchée ou calmée par l'alimentation. Ainsi, la douleur de l'ulcère disparaît lors des repas.

Certaines douleurs, comme celles engendrées par les cancers, ont néanmoins tendance à être permanentes et échappent à cette règle.

Intensité

L'INTENSITÉ D'UNE DOULEUR est très variable. Elle peut aller de la simple gêne à la douleur atroce. Il faut noter que :

- **une même affection peut être responsable de douleurs d'intensités différentes** : la douleur ulcéreuse peut être minime chez un malade donné (parfois le patient est asymptomatique) alors qu'un autre patient se plaindra de douleurs atroces ;
- **l'intensité d'une douleur n'est pas parallèle à la gravité de la maladie en cause** : un cancer peut n'être responsable que de douleurs sourdes, peu invalidantes, alors qu'une colique hépatique est souvent insupportable.

Horaire - Durée

TOUTES LES DOULEURS N'APPARAISSENT PAS AU MÊME MOMENT DE LA JOURNÉE. Certaines, comme celles liées à l'ulcère, peuvent apparaître à distance des repas alors que d'autres n'ont aucun horaire particulier.

DE MÊME, LA DURÉE DE LA DOULEUR DÉPEND DE LA PATHOLOGIE EN CAUSE. Certaines douleurs peuvent durer plusieurs heures (colique hépatique) alors que d'autres sont beaucoup plus brèves (reflux gastro-œsophagien).

Signes accompagnateurs

Ce sont les signes qui accompagnent la douleur sans être eux-mêmes douloureux. Ainsi, un reflux gastro-œsophagien peut s'accompagner d'éructations et de régurgitations acides ; de même, des nausées et des vomissements sont fréquents au cours d'une colique hépatique.

Évolution - Périodicité

Certaines douleurs ont une notion de périodicité. Ainsi, en l'absence de traitement, un ulcère gastrique ou duodénal va faire souffrir un patient tous les jours pendant plusieurs semaines. Par la suite, en l'absence de traitement, les douleurs disparaissent complètement alors que l'ulcère n'est pas guéri, pour réapparaître à nouveau plusieurs mois plus tard.

POINTS CLÉS

1. ▶ Devant une **douleur abdominale**, un interrogatoire précis permet le plus souvent d'orienter efficacement le diagnostic.

Différentes douleurs abdominales

Le tableau 2.2 résume les caractéristiques des différentes douleurs abdominales.

Tableau 2.2 Les différentes douleurs abdominales.

Pathologie	*Reflux gastro-œsophagien*	*Douleur gastrique ou duodénale*[a]	*Colique hépatique*	*Douleur pancréatique*	*Douleur colique*	*Douleur rénale*	*Douleur gynécologique*
Siège	Épigastrique	Épigastrique	Hypocondre droit	Épigastrique; hypocondre gauche	Les 2 fosses iliaques et l'hypogastre, en cadre, dessinant le côlon	Lombaire	Hypogastre
Type	Brûlure	Crampe; torsion	Torsion; crampe; broiement	Crampe	Colique	Striction	Variable : pesanteur, crampe, torsion, etc.
Intensité	Modérée	Faible à très intense	Intense, souvent insupportable	Très intense	Variable	Importante à atroce	Variable
Durée	Quelques secondes ou minutes	30 minutes à 2 heures	Plusieurs heures	Variable, souvent prolongée	Quelques minutes à quelques heures	Plusieurs heures	Variable
Irradiations	Rétrosternale, ascendante, jusqu'à la base du cou : pyrosis	Aucune	Épaule droite; omoplate droite; dos	Dorsale, transfixiante[b]	Descendant le long du cadre colique	Descendante vers les aines et les organes génitaux	Lombaire; rectale; membres inférieurs
Horaire	Souvent postprandial	1 à 4 heures après les repas	Aucun	Aucun	Variable; parfois post-prandial immédiat	Nocturne	Aucun
Facteurs déclenchants	Décubitus; antéflexion[c]	Aucun	Aucun	Alimentation; alcool	Multiples	Voyage, déshydratation	Rapports sexuels; stérilet; etc.
Facteurs calmants	Médicaments inhibant la sécrétion acide[d]	Aliments; médicaments antiacides	Aucun	Antéflexion[c]	Émission de gaz ou de selles	Aucun	Aucun
Signes accompagnateurs	Éructation, régurgitations acides	Aucun	Inhibition respiratoire[e]; vomissements	Diarrhée, amaigrissement	Ballonnement, diarrhée, constipation, gargouillis abdominaux	Dysurie; pollakiurie[f]; urines sanglantes; agitation[g]	Leucorrhées[h]; troubles menstruels; signes urinaires et/ou rectaux

a. La description ne préjuge pas de la cause de la douleur : un ulcère ou un cancer de l'estomac peuvent être responsables des mêmes symptômes.

b. Le patient a l'impression qu'un poignard le transperce.

c. L'antéflexion est la position penchée en avant.

d. Les médicaments les plus efficaces sont les inhibiteurs de la pompe à protons : oméprazole (*Mopral*), pantoprazole (*Inipomp*), rabéprazole (*Pariet*), lanzoprazole (*Lanzor*).

e. L'inspiration profonde augmente la douleur.

f. Dysurie : nécessité de pousser pour uriner; pollakiurie : mictions trop fréquentes et peu abondantes.

g. L'intensité de la douleur conduit le patient à rechercher une position antalgique qu'il ne peut trouver.

h. Leucorrhée : écoulement par la vulve de pertes blanchâtres ou jaunes verdâtres.

Hémorragie digestive haute

Clinique

Généralités

Une hémorragie digestive haute est un saignement qui provient du tractus digestif supérieur, c'est-à-dire de l'œsophage, de l'estomac ou du duodénum.
80 à 90 % des hémorragies digestives sont « hautes ». Il peut s'agir d'une hémorragie aiguë ou bien chronique. La gravité d'une hémorragie digestive tient à son abondance et au risque de récidive. Elle impose souvent l'hospitalisation du patient en unité de soins intensifs.

Symptômes

Une hémorragie digestive peut se révéler par une hémorragie aiguë ou chronique.

Hématémèse

C'est le rejet de sang dans un effort de vomissement. Le sang est de couleur rouge si l'hémorragie est récente ou en train de se produire. Il est noirâtre si le sang a séjourné un certain temps dans l'estomac.

L'HÉMATÉMÈSE doit être différenciée :

- **d'une hémoptysie** qui est un crachement de sang au cours d'une quinte de toux; le diagnostic peut être difficile, surtout si l'hémoptysie a été déglutie puis vomie dans un second temps;
- **d'une épistaxis déglutie** qui peut également passer pour une hématémèse si elle est rejetée secondairement dans un effort de vomissement.

Une hématémèse signe l'origine haute de l'hémorragie digestive. Elle est habituellement suivie d'un méléna.

Méléna

C'est l'émission par l'anus de sang digéré. Les selles sont noires, poisseuses, fétides et ressemblent à du goudron. Il peut suivre une hématémèse ou bien être le seul stigmate d'une hémorragie digestive haute. Comme l'hématémèse, il témoigne de l'origine haute de l'hémorragie digestive. Néanmoins, dans certains cas, un méléna peut se voir pour un saignement situé en aval du genu superius.

Un méléna témoigne le plus souvent d'une hémorragie digestive haute.

Un méléna doit être différencié de selles colorées en noir par certains aliments ou médicaments : boudin et fer surtout.

Rectorragies

Il s'agit de l'émission de sang rouge par l'anus. Le plus souvent, des rectorragies témoignent d'un saignement d'origine basse (en dessous du *genu superius*). Cependant, une hémorragie digestive haute abondante peut être responsable de rectorragies, car le sang, en quantité importante dans le tractus digestif, est rapidement évacué sans pouvoir être digéré.

État de choc

Un état de choc peut être révélateur d'une hémorragie digestive. On retrouve les symptômes habituels du choc : marbrures, pâleur, tachycardie, chute tensionnelle, soif, cyanose. Le toucher rectal, systématique, permet de rattacher le choc à l'hémorragie s'il ramène un méléna ou du sang rouge. La sonde gastrique permet de rechercher du sang dans l'estomac.

Au cours d'un état de choc, la pose d'une sonde gastrique et le toucher rectal sont des gestes simples et rapidement réalisables qui permettent le plus souvent de confirmer le diagnostic d'hémorragie digestive haute.

Anémie chronique

Il s'agit d'une anémie provoquée par une carence en fer. Celle-ci est due à une hémorragie distillante. Elle peut être responsable d'une asthénie, d'une dyspnée d'effort, de vertiges et de lipothymies.
L'anémie est microcytaire, hypochrome, arégénérative.

- **Une hémorragie digestive aiguë** peut se révéler par les signes suivants :
– hématémèse, méléna;

– rectorragies ;
– état de choc.

Une hémorragie digestive chronique peut se révéler par les signes suivants :
– méléna ;
– anémie.

Étiologies

Causes principales

LES TROIS CAUSES PRINCIPALES D'HÉMORRAGIE DIGESTIVE HAUTE sont :

- **les ulcères gastriques et duodénaux ;**
- **les ruptures de varices œsophagiennes et gastriques ;**
- **les lésions aiguës de la muqueuse gastro-duodénale.**

Ulcères gastro-duodénaux

Ils représentent la première cause d'hémorragie digestive. L'hémorragie peut compliquer un ulcère déjà connu ou bien être révélatrice de la maladie. Elle est favorisée par la prise de médicaments modifiant l'hémostase : antivitamines K, héparine, aspirine (qui a de plus une action ulcérogène).

Varices œsophagiennes et gastriques

Elles sont une complication de l'hypertension portale. La cause principale d'hypertension portale est la cirrhose : en France, il s'agit surtout de la cirrhose alcoolique.

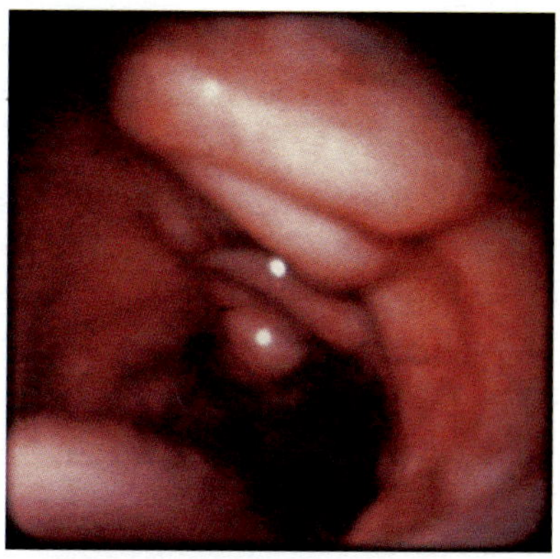

Photo 2.1 Varices œsophagiennes.

Tableau 2.3 Lésions responsables d'hémorragie digestive haute : fréquence du diagnostic endoscopique.

Nature des lésions	*Fréquence en %*
Varices œsophagiennes	24
Ulcères et ulcérations gastro-duodénales :	56
ulcérations aiguës des muqueuses gastro-duodénales	*17,5*
ulcère duodénal	*17*
ulcère gastrique	*14,5*
ulcérations sur hernie hiatale	*7*
Œsophagite	3
Syndrome de Mallory-Weiss	2,5
Gastrite hémorragique	2
Lésions sur sonde naso-gastrique	2
Cancer gastrique	1,5
Divers autres :	2,5
ulcères anastomotiques	*1*
angiome gastrique	*0,5*
maladie de Rendu-Osler	*0,5*
varice duodénale	*0,5*

Lésions aiguës de la muqueuse gastro-duodénale

Il s'agit principalement d'ulcérations aiguës, d'érosions ou d'un purpura de la muqueuse gastro-duodénale. Ces lésions peuvent être secondaires à :
– un stress (au sens médical du mot) : septicémie, période postopératoire, insuffisance rénale aiguë, etc. ;
– une agression médicamenteuse : aspirine, anti-inflammatoires non stéroïdiens (AINS).

Autres causes

Les autres causes d'hémorragie digestive haute sont très nombreuses mais moins fréquentes.
L'ensemble des causes est réuni dans le tableau 2.3.

Conduite à tenir

À domicile

La vie du sujet est en danger.

Le patient doit être mis en décubitus latéral, tête basse, pour éviter une régurgitation des vomissements.

Une voie veineuse périphérique de bon calibre doit être mise en place pour un remplissage volémique par un soluté macromoléculaire type *Plasmion*.
Un transfert en urgence par le SAMU en unité de soins intensifs est indiqué.

Dès l'arrivée du patient à l'hôpital

Prélèvements sanguins

LES EXAMENS SUIVANTS doivent être effectués et adressés en urgence au laboratoire :
– groupe sanguin avec Rhésus (deux déterminations) et recherche d'agglutinines irrégulières ;
– numération formule sanguine avec hémoglobine et hématocrite ;
– plaquettes ;
– hémostase : taux de prothrombine, taux de céphaline activée ;
– ionogramme sanguin ;
– urémie, créatininémie.

Premiers gestes

LES GESTES SUIVANTS DOIVENT ÊTRE PRATIQUÉS EN URGENCE, doivent être mis en place :
– une (ou deux) voie(s) veineuse(s) périphérique(s) de bon calibre ; s'il existe une chute tensionnelle : perfusion de solutés macromoléculaires en attendant des concentrés globulaires ;
– un dispositif de recueil des urines (*Pénilex*, sonde urinaire) ; surveiller et noter la diurèse ;
– une oxygénothérapie ; débit d'oxygène à régler selon la prescription médicale ;
– un scope cardiaque et un *dynamap* tensionnel.

LA POSE D'UNE SONDE GASTRIQUE peut permettre de pratiquer un lavage gastrique à l'eau glacée et faire diminuer l'hémorragie. Elle n'est pas mise en place systématiquement.

SI L'HÉMORRAGIE EST IMPORTANTE, le médecin doit mettre en place une voie veineuse centrale.

Mise en place d'une surveillance : appréciation de l'importance de l'hémorragie

LA QUANTITÉ DE SANG PERDU est difficile à quantifier par l'interrogatoire. Le patient lui-même ou sa famille a tendance à surévaluer l'importance du saignement. En revanche, il est plus facile d'apprécier le retentissement de l'hémorragie par la surveillance rapprochée de :

- **l'état clinique** (retentissement hémodynamique) : fréquence cardiaque, tension artérielle, diurèse ;
- **l'aspiration gastrique :** couleur du liquide gastrique ramené, nombre de lavages nécessaires pour que le liquide gastrique ramené devienne clair ;
- **la quantité de concentrés globulaires à transfuser ;**
- **la biologie :** NFS, hémoglobine, hématocrite.

Examen du patient

INTERROGATOIRE

Il est pratiqué simultanément à la mise en route du traitement. Si le patient n'est pas interrogeable, il faut questionner la famille ou toute autre personne susceptible d'apporter des renseignements pour faire le diagnostic étiologique de l'hémorragie. On s'intéresse :

- **aux antécédents :** ulcère, éthylisme, cirrhose, hémorragies digestives antérieures ;
- **aux circonstances actuelles :** prise de médicaments modifiant l'hémostase (antivitamines K, héparine) et/ou gastrotoxiques (AINS, aspirine).

EXAMEN PHYSIQUE

Il ne peut être pratiqué qu'après avoir stabilisé l'état hémodynamique du patient. On recherche principalement des signes évocateurs de cirrhose (voir chapitre 4, *Foie*, page 141) :

- **hépatomégalie dure à bord inférieur tranchant ;**
- **splénomégalie ;**
- **circulation veineuse collatérale,** etc.

Diagnostic étiologique : fibroscopie œso-gastro-duodénale

La fibroscopie œso-gastro-duodénale est **l'examen clé pour faire le diagnostic étiologique de l'hémorragie digestive.**
Elle doit être pratiquée chez un patient conscient, ayant un état hémodynamique stable ou bien chez un sujet intubé et ventilé.
Elle a un triple intérêt : diagnostique, pronostique et thérapeutique.
Voir Protocole d'examen : *fibroscopie œso-gastro-duodénale* (page 59).

PROTOCOLE DE SOINS

POSE D'UNE SONDE NASOGASTRIQUE

BUTS

Elle n'est pas mise de façon systématique.

La mise en place d'une sonde nasogastrique permet :
- de rechercher une hémorragie digestive ;
- de pratiquer un lavage gastrique ;
- d'aspirer l'air du tube digestif en cas d'occlusion ;
- de pratiquer une alimentation entérale en cas d'alimentation orale impossible ou insuffisante.

MATÉRIEL À PRÉVOIR

• ***La sonde***

Les types de sondes diffèrent en fonction du but recherché. Elles sont toutes radio-opaques et munies de repères :
- en cas d'occlusion ou d'hémorragie digestive : utiliser une sonde de Salem de bon calibre (n° 16 à 18 à double courant) ;
- en cas d'alimentation entérale : utiliser une sonde de Levin simple ou de préférence siliconée.

• ***Matériel de soin***

Dans tous les cas :
- protection ;
- gants non stériles ;
- compresses non stériles ;
- huile de vaseline ou huile siliconée ;
- sparadrap ou cordonnet ;
- stéthoscope ;
- seringue de 50 mL à gros embout.

En fonction du but recherché :
- *hémorragie digestive/évacuation gastrique :* poche de recueil vidangeable ou système d'aspiration avec régulateur de vide ;
- *alimentation entérale :* nutripompe ou tubulure adaptable au flacon diététique prescrit ;
- *examen bactériologique :* tube pour recherche de BK (bacille de la tuberculose).

Technique de soin

- Prévenir le patient du déroulement des soins (non douloureux).
- Installer le patient en position demi-assise, cou fléchi.
- Vaseliner ou siliconer la sonde.
- Introduire la sonde par une narine et la pousser doucement jusqu'à la glotte.
- Marquer un temps de pause pour permettre au patient de reprendre son souffle.
- Pousser de nouveau la sonde en demandant au patient de déglutir (on peut s'aider éventuellement d'une gorgée d'eau).
- Faire descendre la sonde jusqu'au troisième repère (environ 30 cm).
- Vérifier que la sonde est en place en injectant avec force 50 mL d'air : au stéthoscope (placé au niveau du creux épigastrique), on doit entendre un bruit aérique caractéristique ; en cas de doute, recommencer la manœuvre et/ou demander une radiographie de contrôle.
- Fixer la sonde avec du sparadrap ou du cordonnet.
- En fonction du but recherché, mettre en place le sac de recueil ou une aspiration douce (– 20 cm H_2O environ).
- Vérifier quotidiennement que la sonde ne s'est pas déplacée et changer régulièrement le système de fixation à la peau.

Intérêt diagnostique

La fibroscopie permet d'identifier et de localiser directement la lésion qui a saigné ou qui saigne (ulcère, varices, etc.).

Intérêt pronostique

Certaines données endoscopiques permettent de prévoir qu'une lésion qui a déjà saigné risque de saigner à nouveau. Par exemple, la visualisation d'une artère au fond d'un ulcère témoigne d'un risque de récidive hémorragique important.

Intérêt thérapeutique

En cas de rupture de varices œsophagiennes, une sclérose endoscopique ou une ligature élastique des varices permet de faire céder l'hémorragie.

En cas d'ulcère, une sclérose peut permettre d'arrêter le saignement.

En cas d'hémorragie cataclysmique empêchant toute exploration, une laparotomie exploratrice peut exceptionnellement être indiquée.

Traitement spécifique

Il est réalisé parallèlement au traitement de la déperdition sanguine et de ses conséquences.

Ulcère gastro-duodénal

En cas d'hémorragie active, on réalise une sclérose endoscopique de l'ulcère (injection de produits vasoconstricteurs dans l'ulcère).

Le traitement fait également appel aux inhibiteurs de la pompe à protons (ex. : *Mopral*) par voie parentérale intraveineuse puis rapidement relayée par voie orale.

La chirurgie n'est réservée qu'aux échecs du traitement médical mais ne doit pas être retardée en cas d'échec sur une hémorragie abondante et récidivante.

DEMARCHE INFIRMIÈRE

HÉMATÉMÈSE

M. H. est hospitalisé en urgence pour une hématémèse. Il s'agit d'un homme de 48 ans, cirrhotique alcoolique connu. Il est pâle et angoissé. La fréquence cardiaque est à 120/min et la tension artérielle à 95/60. Une fibroscopie avait été pratiquée il y a 6 mois et avait révélé des varices œsophagiennes.

Quelle est vraisemblablement la cause de l'hémorragie digestive ?

Quels gestes pratiquez-vous ?

Quels examens vont être pratiqués par le médecin ?

Cause de l'hémorragie digestive

Chez un patient cirrhotique, la première cause d'hématémèse à rechercher est la rupture de varices œsophagiennes et/ou gastriques.

Gestes à pratiquer

• Allonger le patient sur le côté en le rassurant.

• Faire le premier bilan et noter sur une feuille de surveillance (feuille de réanimation) horaire :
- fréquence cardiaque;
- tension artérielle;
- coloration de la peau et des muqueuses;
- température des extrémités;
- présence de sueurs;
- état de conscience.

• Mettre en place :
- deux voies veineuses périphériques de bon calibre (cathlon), à distance des plis de flexion, bien fixée pour permettre la mobilisation du malade : l'une permettra de transfuser des culots globulaires, l'autre servira à administrer les traitements médicamenteux d'urgence tels que somatostatine;
- perfuser (selon les prescriptions médicales) un soluté macromoléculaire (*Voluven*) en attendant les concentrés globulaires;
- une oxygénothérapie (1 à 2 L/min);
- un scope cardiaque et un dynamap;
- une sonde urinaire;
- une sonde gastrique; faire un lavage gastrique à l'eau glacée : injecter doucement le liquide par 30 cc et réaspirer doucement; cette manœuvre doit être répétée jusqu'à ce que le liquide revienne clair ou légèrement rosé.

• Prélever en urgence : groupage sanguin avec Rhésus (deux déterminations), + les sérologies prétransfusionnelles et recherche d'agglutinines irrégulières, NFS, plaquettes, ionogramme sanguin, urémie, créatininémie, hémostase (TP, TCA); faire un électrocardiogramme.

• Communiquer les résultats au médecin dès qu'ils sont connus et les noter sur la feuille de surveillance.

• Transfusion : vérifications indispensables :
- tests de compatibilité;
- transfusion elle-même : le volume et le débit doivent être suffisants pour maintenir une tension artérielle correcte; au besoin, on peut accélérer le débit en s'aidant d'un appareil de Jouvelet;
- noter sur la feuille de réanimation les numéros des concentrés globulaires transfusés;
- compléter clairement et minutieusement chaque bordereau transfusionnel de traçabilité (l'un reste dans le dossier transfusionnel du patient et l'autre est envoyé en retour au centre de transfusion sanguine qui a délivré les culots globulaires).

• Sur prescription médicale seulement : un lavement évacuateur avec 1,5 L d'eau tiède + contrôle de l'aspect.

• Surveiller attentivement toutes les demi-heures et noter sur la feuille de réanimation les mêmes éléments que lors du premier bilan avec en plus :
- courbe des urines;
- reprise du saignement en aspirant le contenu de l'estomac;
- apparition d'un méléna.

• Refaire le bilan biologique aux heures prescrites; communiquer et noter les résultats.

• Préparer le malade aux examens complémentaires réalisés par le médecin (voir *infra*).

Examens pratiqués par le médecin

• Le médecin va pratiquer en urgence une fibroscopie œso-gastro-duodénale à visée :
- diagnostique : pour rechercher la cause de l'hémorragie (rupture de varices, ulcère, etc.);
- pronostique : pour rechercher des signes qui témoigneraient d'un risque de reprise rapide de l'hémorragie;
- thérapeutique : pour traiter par voie endoscopique une rupture des varices ou un ulcère hémorragique (sclérose endoscopique).

• Il faut donc :
- expliquer au malade le but et le déroulement de l'examen;
- s'assurer que l'estomac est vide et qu'il n'y a plus d'hémorragie en cours; faire au besoin un lavage gastrique;
- faire pour l'endoscopie la prémédication prévue par l'opérateur.

Remarques

Ce comportement est décrit pour un patient accueilli dans un service d'urgence ou de soins intensifs. Toute hématémèse n'est pas aussi grave et ne nécessite pas forcément de sonde urinaire, de scope cardiaque, etc. Néanmoins, il faut retenir qu'une hématémèse est un symptôme grave qui peut à tout moment entraîner un risque vital. Si le patient est traité « en salle », la surveillance doit être très rapprochée pour pouvoir le transférer en urgence dans une structure plus adaptée.

Lésions aiguës de la muqueuse gastro-duodénale

Elles font souvent suite à une prise de médicaments gastrotoxiques (AINS) ou d'alcool; elle peut également apparaître en cas de stress, chez des patients en réanimation.

Le traitement spécifique associe une alcalinisation de l'estomac par les antisécrétoires et, évidemment, un arrêt de l'intoxication alcoolique ou de la prise du médicament gastrotoxique.

Rupture de varices œsophagiennes et/ou gastriques

LE TRAITEMENT EN PREMIÈRE INTENTION est la sclérose endoscopique ou la ligature élastique des varices qui saignent.

Ce traitement endoscopique est précédé d'un traitement intraveineux de somatostatine (ou de ses dérivés) ou de terlipressine (*Glypressine*). Ces produits permettent d'abaisser la pression portale.

CE N'EST QU'EN CAS D'ÉCHEC DES MÉTHODES PRÉCÉDENTES que sera pratiqué un tamponnement œsophagien et/ou gastrique à l'aide d'une sonde hémostatique : un ballonnet dégonflé est introduit dans l'œsophage et l'estomac; les ballonnets sont gonflés et compriment ainsi les varices.

Cependant, compte tenu de l'efficacité des traitements précédents, ces méthodes ne sont plus qu'exceptionnellement utilisées.

SECONDAIREMENT, À DISTANCE DE L'ÉPISODE HÉMORRAGIQUE, on associe un bêta-bloquant non cardiosélectif, propranolol (*Avlocardyl*) ou nadolol (*Corgard*), qui permet de faire diminuer la fréquence des récidives.

Ulcère œsophagien

Le traitement repose sur les inhibiteurs de la pompe à protons.

Hémorragie digestive basse

Définition

C'est l'émission de sang rouge par l'anus provenant d'un saignement ano-rectal ou colique.

Une hémorragie digestive haute très abondante peut aussi donner du sang rouge par l'anus, mais il existe alors des signes de choc et l'aspiration gastrique ramène du sang rouge.

On élimine facilement les colorations des selles par des aliments (betteraves, fruits rouges) ou par du carmin.

Causes

Hémorroïdes

C'est la cause la plus fréquente de rectorragies. Les hémorragies sont répétées, survenant après les selles. Il peut s'agir d'hémorroïdes internes ou externes.

La présence d'hémorroïdes ne doit pas faire s'arrêter l'enquête étiologique d'une rectorragie : une lésion sus-jacente doit toujours être éliminée par une coloscopie.

Tumeurs recto-coliques

Des rectorragies peuvent révéler un cancer de l'anus, du rectum ou du côlon. Le sang est souvent mêlé aux selles. Une tumeur villeuse ou un gros polype peuvent également être à l'origine de rectorragies.

Ulcération thermométrique

C'est en France une cause fréquente de rectorragies. L'hémorragie est brutale, indolore et survient en dehors de l'émission de selles. Elle fait suite à une prise rectale de la température. L'intensité de l'hémorragie peut être importante et conduire à une transfusion sanguine voire à un choc hypovolémique. L'anuscopie montre une ulcération linéaire verticale sur la face antérieure du rectum.

La prévention passe par la disparition de la prise de température par voie anale.

Fissure anale

Un syndrome fissuraire est retrouvé à l'interrogatoire.

Diverticulose colique

Les diverticules peuvent être responsables de rectorragies abondantes, en particulier chez le sujet âgé. Le diagnostic peut être difficile à affirmer.

Autres causes

RECTALES

- **Rectite.**
- **Corps étranger.**

COLIQUES. Il s'agit surtout des colites : recto-colite hémorragique, colite ischémique, colite radique, amibiase intestinale. Une endométriose colique peut également être en cause.

GRÊLIQUE. Il peut s'agir d'un diverticule de Meckel, d'angiomes ou de tumeurs.

Signes essentiels

Examen clinique

L'examen doit comporter un examen de la marge anale, un toucher rectal, un examen abdominal et un examen général (retentissement général des rectorragies).

Examens complémentaires

Il s'agit surtout de l'anuscopie et de la coloscopie totale qui est indispensable devant toute rectorragie, même si des hémorroïdes sont retrouvées.

Si ces deux examens sont négatifs, et en fonction du contexte, il faut rechercher une origine grêlique. Une fibroscopie haute voire une entéroscopie totale du grêle doivent être pratiquées. Le transit du grêle, souvent fait, apporte rarement la solution. La scintigraphie et/ou l'artériographie ne sont rentables qu'en période hémorragique : elles permettent de repérer la lésion qui saigne si l'hémorragie est assez importante.

Pronostic et traitement

Ils sont fonction de la cause.

POINTS CLÉS

1. ▶ La survenue d'une **hémorragie digestive** nécessite d'en apprécier rapidement la gravité sur des critères cliniques et biologiques simples, de façon à orienter la surveillance et les premières étapes du traitement.
2. ▶ **L'origine du saignement** peut être haute (en amont de l'angle de Treitz) ou basse (principalement recto-colique). Les deux principales causes d'hémorragie haute sont : l'ulcère gastro-duodénal et la rupture de varices œsophagiennes par hypertension portale.

Vomissements

Définition Physiopathologie

Définition

LE VOMISSEMENT est un rejet actif par la bouche de tout ou d'une partie du contenu gastrique.

LES NAUSÉES sont une envie de vomir qui précède souvent les vomissements. Elles ont donc la même valeur sémiologique que le vomissement lui-même. Elles sont souvent associées à une hypersalivation et à un antipéristaltisme duodénal.

IL FAUT DISTINGUER DES NAUSÉES ET DES VOMISSEMENTS :

- **les régurgitations :** retour des aliments de l'estomac ou de l'œsophage sans effort de vomissement ;
- **le mérycisme :** remontée volontaire d'aliments incomplètement digérés dans la bouche pour les mâcher avec un certain plaisir ; ce phénomène s'observe dans un contexte psychiatrique ;
- **les pituites :** rejet le matin d'un liquide filant, alcalin et aqueux constitué par un mélange de salive et de sécrétions gastriques ; elles s'observent surtout chez les alcooliques.

Physiopathologie

Le vomissement est un phénomène moteur, actif, complexe où se succèdent les phénomènes suivants :

– fermeture du pylore ;

– contraction de l'antre ;

– inspiration suivie d'une fermeture de la glotte ;

– contraction du diaphragme et de la musculature abdominale ;

– ouverture du cardia ;

– évacuation violente du contenu gastrique.

L'enchaînement de ces mouvements est coordonné par un centre réflexe bulbaire connecté aux centres respiratoires et salivaires.

Toute excitation du tube digestif depuis la base de la langue jusqu'à l'intestin peut déterminer le point de départ de ce réflexe. Le centre bulbaire du vomissement peut également être excité par des médicaments (chimiothérapie), des causes métaboliques (insuffisance rénale) et des causes hormonales (grossesse).

Les conséquences des vomissements sont une déperdition d'eau, d'électrolytes (sodium, potassium) et d'acide (acide chlorhydrique). Des vomissements répétés peuvent donc être à l'origine d'une déshydratation et d'une alcalose métabolique.

Clinique

Interrogatoire

Il permet de préciser les caractéristiques des vomissements :

– date du début des troubles, horaire, facilité et abondance des vomissements ;

– aspect des vomissements : alimentaires, bilieux, fécaloïdes, hémorragiques ;

– traitements essayés et efficacité.

Il faut également rechercher les signes accompagnateurs : amaigrissement, douleurs abdominales, troubles du transit, fièvre, vertiges.

La date des dernières règles doit être demandée chez une femme pour rechercher une éventuelle grossesse.

Enfin, il faut demander au patient les médicaments qu'il prend, certains pouvant être à l'origine de vomissements.

Examen physique

L'examen digestif permet de rechercher une défense, un météorisme et une contracture. On ne doit pas oublier la palpation des orifices herniaires et les touchers pelviens.

À l'examen neurologique, on recherche des signes de localisation ou une atteinte méningée.

Enfin, une déshydratation (induite par les vomissements) et ses conséquences (pli cutané, tachycardie) doivent être recherchées.

Examens complémentaires

Vomissements aigus

En première intention pour des vomissements aigus, on doit pratiquer les examens suivants :

- **examens biologiques :** NFS, plaquettes, ionogramme sanguin, urémie, créatininémie, glycémie, calcémie, bilan hépatique complet (ALAT, ASAT, Gamma-GT, phosphatases alcalines, bilirubine totale et conjuguée) ;
- **examens radiologiques :** radiographies d'abdomen sans préparation et thoracique ;
- **électrocardiogramme ;**
- **chez la femme jeune : test de grossesse** (β-HCG) ;
- **d'autres examens** peuvent être demandés en fonction de l'orientation diagnostique : fond d'œil, ponction lombaire, scanner.

Vomissements chroniques

Une origine digestive peut être recherchée par une fibroscopie œso-gastro-duodénale.

Étiologies

Les pathologies pouvant donner des vomissements sont très nombreuses. Elles sont réunies dans les tableaux suivants.

Vomissements récents aigus

Voir tableau 2.4.

Vomissements chroniques

Voir tableau 2.5.

Tableau 2.4 Vomissements récents aigus.

Pathologie	*Particularités sémiologiques*
Urgences chirurgicales	
Péritonite aiguë Occlusion intestinale aiguë Pancréatite aiguë Infarctus mésentérique	Contracture abdominale Météorisme abdominal, arrêt des matières et des gaz Hyperamylasémie Silence abdominal à l'auscultation
Urgences neurologiques	
Méningites Hémorragie méningée	Raideur méningée (ponction lombaire) Début très brutal (scanner cérébral)
Urgences gynécologiques	
Grossesse extra-utérine Salpingite aiguë Torsion d'un kyste de l'ovaire	β-HCG, touchers pelviens douloureux Infection génitale (Échographie)
Urgences métaboliques	
Insuffisance surrénale aiguë Acidocétose diabétique Hypercalcémie Infarctus mésentérique	Hyponatrémie, hyperkaliémie Hyperglycémie, glycosurie, cétonurie, acidose Silence abdominal à l'auscultation
Urgences cardiologiques	
Infarctus du myocarde	Douleur thoracique intense (électrocardiogramme)
Autres urgences	
Colique hépatique Colique néphrétique Rétention urinaire Glaucome aigu	Lithiase biliaire Lithiase urinaire Globe vésical Hypertension oculaire
Causes iatrogènes	
Intoxications volontaires Surdosages : – digitaliques – neuroleptiques – alcool, etc.	Tentative de suicide
Affections digestives	
Gastro-entérite infectieuse Hépatite virale aiguë	Diarrhée, intoxication alimentaire Syndrome grippal

Vomissements et grossesse

Au premier trimestre

Ils sont fréquents et le plus souvent sans gravité. En cas de douleurs associées, il faut éliminer une autre pathologie : grossesse extra-utérine, infection, môle hydatiforme.

Au troisième trimestre

Il faut rechercher une hypertension artérielle gravidique qui s'intégrerait dans le cadre d'une prééclampsie.

Complications

Les complications peuvent être locales et mécaniques ou bien générales et métaboliques.

Complications métaboliques

IL S'AGIT D'UNE DÉSHYDRATATION. La tension artérielle est basse alors que la fréquence cardiaque s'accélère. La langue est sèche et le patient a soif.

Les signes biologiques montrent une hémoconcentration (augmentation de la protidémie et de l'hématocrite), une insuffisance rénale fonctionnelle (augmentation de l'urémie et de la créatininémie) et une alcalose métabolique (par perte de l'acide chlorhydrique gastrique dans les vomissements).

Complications locales

Syndrome de Mallory-Weiss

Il s'agit d'une fissuration longitudinale de la muqueuse qui se situe à cheval sur la jonction œso-gastrique. Cette lésion est induite par les efforts de vomissements.

En plus des vomissements apparaît une hématémèse. Une fibroscopie doit être réalisée en urgence (comme pour toute hématémèse) pour affirmer le diagnostic.

Œsophagite

Elle est due à l'acidité du liquide gastrique rejeté au cours du vomissement.

Rupture spontanée de l'œsophage

Elle est très rare mais gravissime du fait du risque de médiastinite (infection par contiguïté dans le médiastin).

Tableau 2.5 Vomissements chroniques.

Pathologie	Particularités cliniques
Causes digestives	
Sténose du pylore	Ulcère, cancer
Séquelles de gastrectomie	(Voir chapitre 3, Estomac)
Sténose du grêle	Tumeur, maladie de Crohn
Causes neurologiques	
Migraine	Céphalées
Maladie de Ménière	Surdité, vertiges, bourdonnements d'oreille
Hypertension intracrânienne	Scanner cérébral, fond d'œil
Intoxication chronique au monoxyde de carbone (CO)	Intoxication collective, circonstances particulières
Causes psychiatriques	
Vomissements volontaires	

Le diagnostic est suspecté devant des douleurs thoraciques et confirmé par la radiographie thoracique qui montre de l'air dans le médiastin (pneumomédiastin).

Le traitement est chirurgical.

Complications broncho-pulmonaires

Il s'agit des fausses routes avec risque de pneumonie de déglutition.

Traitement

Traitement étiologique

Le traitement de la cause est dans tous les cas indispensable (s'il est possible).

Traitement symptomatique

Rééquilibration hydro-électrolytique

Elle peut être orale ou, lorsque les vomissements empêchent l'alimentation, parentérale en milieu hospitalier.

Les liquides utilisés sont des bouillons salés et des jus de fruits ; le *Coca-Cola*, grâce à ses apports sucrés, peut être prescrit.

ANTIÉMÉTIQUES ET STIMULANTS DE LA MOTRICITÉ ŒSO-GASTRO-DUODÉNALE

DOMPÉRIDONE *Motilium* *Péridys* comp. à 10 mg suspension buvable à 1 mg/mL	1 à 2 comp. (10 à 20 mg) 3 fois par jour à prendre 15 min avant les repas. La posologie peut être multipliée par 4 en cas de vomissements induits par la chimiothérapie.
MÉTOCLOPRAMIDE *Primpéran* comp. à 10 mg suppositoires à 10 et 20 mg suspension buvable à 1 mg/mL gouttes buvables à 0,1 mg/goutte ampoules injectables à 10 et à 100 mg	1/2 à 1 comp. (5 à 10 mg) 3 fois par jour à prendre 15 min avant les repas. La posologie peut être multipliée par 4 en cas de vomissements induits par la chimiothérapie. Voie IV ou IM : même posologie.
MÉTOPIMAZINE *Vogalène* comp. à 2,5 mg gél. à 15 mg suppositoires à 5 mg suspension buvable à 1 mg/mL gouttes buvables à 0,1 mg/goutte ampoules injectables à 10 mg	1 à 2 comp. (2,5 à 5 mg) 2 à 3 fois par jour. 1 gél. 1 à 2 fois par jour. La posologie peut être multipliée par 4 en cas de vomissements induits par la chimiothérapie. Voie IV ou IM : même posologie.
ALIZAPRIDE *Plitican* comp. à 50 mg gouttes à 0,5 mg/goutte ampoules injectables à 50 mg	RÉSERVÉ À LA CHIMIOTHÉRAPIE 1 comp. 2 à 4 fois par jour. 2 à 5 mg/kg/j. (jusqu'à 20 mg/kg/j.) en 2 à 3 injections.

ACTIONS

Ces médicaments stimulent la motricité œso-gastro-duodénale. Ils diminuent ainsi les nausées et les vomissements. Ils font partie de la famille des neuroleptiques. Comme ils ne passent que peu la barrière hémato-encéphalique, leurs effets secondaires sont limités.

INDICATIONS

♥♥♥ Nausées, vomissements.
♥♥ Reflux gastro-œsophagien, hoquets.
♥ Œsophagite.

CONTRE-INDICATIONS

♠♠♠ Ne pas utiliser si la stimulation de la motricité gastro-intestinale présente un danger : hémorragie gastro-intestinale, obstruction mécanique, perforation digestive.
♠♠♠ Dyskinésies tardives iatrogènes (neuroleptiques).
♠ Seulement pour le *Vogalène* : glaucome par fermeture de l'angle, obstacle urétro-prostatique.

PRÉCAUTIONS D'EMPLOI

– Épileptiques : risque d'augmentation de la fréquence et de la durée des crises.
– Insuffisance rénale : diminuer la posologie.
– Boissons alcoolisées : pas d'absorption simultanée.
– Phéochromocytome suspecté ou connu : risque d'accident hypertensif.

Grossesse : Aucune malformation rapportée malgré une utilisation courante.
Allaitement : Passage dans le lait.

EFFETS SECONDAIRES

Ils sont rares et dus au passage de la barrière hémato-encéphalique; ce sont les mêmes effets secondaires que ceux des neuroleptiques :
– Somnolence, lassitude, vertiges, tendance dépressive.
– Exceptionnellement : céphalées, insomnie, diarrhée, gaz intestinaux.
– Syndrome extrapyramidal, parfois après une seule prise, régressant à l'arrêt du traitement.
– Dyskinésies tardives en cas de traitement prolongé.
– Aménorrhée, galactorrhée, gynécomastie, hyperprolactinémie.
– Méthémoglobinémie chez le prématuré.

INTERACTIONS MÉDICAMENTEUSES

– Neuroleptiques : synergie d'effet central.
– Anticholinergiques : effets antagonistes sur la motricité digestive.

PHARMACOLOGIE

ANTIÉMÉTIQUES (ANTAGONISTES DES RÉCEPTEURS 5HT3)	
ONDANSÉTRON *Zophren* ampoules injectables à 4 et à 8 mg comp. à 4 et à 8 mg	8 mg (jusqu'à 32 mg) en perfusion de 15 min juste avant la chimiothérapie émétisante. Éventuelle poursuite du traitement par voie orale (8 mg 3 fois par jour).
GRANISÉTRON *Kytril* ampoules injectables à 3 mg	3 mg en perfusion de 5 min (jusqu'à 9 mg en 15 min) juste avant la chimiothérapie émétisante.

ACTIONS

Ce médicament est un antiémétique puissant qui agit sélectivement sur les centres cérébraux du vomissement (récepteurs 5HT3 de la sérotonine).

INDICATIONS

♥♥♥ Prévention des nausées et vomissements induits par la chimiothérapie anticancéreuse.

CONTRE-INDICATIONS

♠♠♠ Allergie au produit.

♠♠♠ Cette classe médicamenteuse n'est pas indiquée pour les autres types de nausées et de vomissements que ceux induits par une chimiothérapie anticancéreuse.

PRÉCAUTIONS D'EMPLOI

Aucune précaution particulière.

EFFETS SECONDAIRES

Ils sont rares. On peut observer des céphalées, des bouffées de chaleur et troubles digestifs (surtout à types de constipation).

INTERACTIONS MÉDICAMENTEUSES

Aucune particulière.

Médicaments antiémétiques

Antiémétiques généraux

Quelle que soit la cause du vomissement, les antiémétiques peuvent être utilisés. Les antiémétiques sont des médicaments qui s'apparentent aux neuroleptiques et qui peuvent donc entraîner quelques effets secondaires : somnolence, syndrome extrapyramidal, etc.

Les plus utilisés sont le métoclopramide ou *Primpéran* et le métopimazine ou *Vogalène*. On peut les prescrire par voie orale ou, quand l'alimentation est impossible, par voie parentérale (intraveineuse ou intramusculaire) ou encore suppositoires.

Le *Primpéran* et le *Motilium* sont utilisables chez une femme enceinte.

En cas d'occlusion intestinale, on préfère éviter les antiémétiques qui peuvent aggraver les douleurs en stimulant la motricité du tube digestif. On met alors en place une sonde gastrique pour assurer la vacuité de l'estomac.

Antiémétiques particuliers

- **Chimiothérapies.** Certaines chimiothérapies anticancéreuses sont très émétisantes. Une nouvelle classe médicamenteuse permet de faire considérablement diminuer voire de faire disparaître cet effet secondaire. Il s'agit des antagonistes des récepteurs 5HT3 qui vont empêcher la stimulation du centre cérébral du vomissement. Deux médicaments sont utilisés : l'ondansétron ou *Zophren* et le granisétron ou *Kytril*. Ces produits ne doivent pas être utilisés en dehors des chimiothérapies.
- **Causes labyrinthiques.** Au cours de la maladie de Ménière, on utilise des médicaments plus spécifiques tels que le *Serc* ou le *Tanganil*.

Pour le mal des transports, on peut proposer la scopolamine (*Scopoderm TTS*) par voie transcutanée.

POINTS CLÉS

1. ▶ Les **vomissements** ne sont pas toujours la traduction d'une pathologie digestive. Ils peuvent révéler des pathologies aussi diverses que des affections neurologiques, métaboliques, cardiologiques, etc.

Ictère

Définition

L'ictère est dû à une augmentation du taux de bilirubine dans le sang. Il se traduit sur le plan clinique par une coloration jaune de la peau et des muqucuses.

On distingue :

– les ictères à bilirubine libre (ou non conjuguée) ;

– les ictères à bilirubine conjuguée.

Les ictères mixtes sont à la fois à bilirubine libre et conjuguée.

Ictère à bilirubine libre

DEUX PRINCIPAUX MÉCANISMES existent :

- **une production excessive de bilirubine libre** par destruction excessive des globules rouges ou hémolyse (les globules rouges contiennent de l'hémoglobine qui est le précurseur de la bilirubine); la dégradation de l'hémoglobine ainsi libérée conduit à la formation de bilirubine ;
- **un défaut de conjugaison de la bilirubine** due à une anomalie enzymatique (voir chapitre 4, *Pathologie hépatique*, page 146).

CLINIQUEMENT, il existe :

- **une coloration jaune** des conjonctives et des téguments ;
- **des urines de couleur normale,** car la bilirubine libre n'est pas hydrosoluble contrairement à la bilirubine conjuguée et ne passe donc pas dans les urines.

BIOLOGIQUEMENT, il existe une hyperbilirubinémie aux dépens de la fraction libre.

Ictère par hémolyse

Étiologies

FRAGILITÉ DES GLOBULES ROUGES (OU HÉMOGLOBINOPATHIES). La structure de l'hémoglobine est anormale (maladies congénitales) et entraîne une destruction accrue des globules rouges :

– thalassémie ;

– drépanocytose ;

– autres anomalies du globule rouge.

DESTRUCTIONS DES GLOBULES ROUGES :

- **microbienne :** paludisme, perfringens ;
- **toxique :** certains médicaments entraînent une destruction érythrocytaire ;
- **immunologique :** destruction par des anticorps circulants (facteur Rhésus, erreur de groupe, maladies virales…) ;
- **mécanique :** valves cardiaques (les valves mécaniques dures peuvent « broyer » les globules rouges…).

Caractéristiques cliniques

Outre l'ictère, on retrouve des signes d'hémolyse (anémie, splénomégalie fréquente…).

CHEZ LE SUJET NORMAL

L'ictère est modéré car le foie compense en augmentant sa capacité de conjugaison de la bilirubine libre en excès. De la bilirubine conjuguée est ainsi formée. Par conséquent, l'ictère est souvent mixte.

CHEZ UN SUJET PORTEUR D'UNE HÉPATOPATHIE

Lorsque le foie est déjà pathologique (hépatite, cirrhose…), les capacités d'excrétion de la bilirubine conjuguée dans la bile sont altérées en premier puis les capacités de conjuguer la bilirubine libre s'altèrent secondairement. Ainsi, on peut voir un ictère à bilirubine conjuguée à la phase où le foie a sa fonction de conjugaison conservée mais celle d'excrétion altérée. L'ictère est souvent mixte.

Ictère par défaut enzymatique de conjugaison

Il s'agit d'un mécanisme beaucoup plus rare.

CHEZ LE NOUVEAU-NÉ : l'hépatocyte est encore immature et explique en partie l'ictère physiologique du nouveau-né. Il faut surveiller attentivement ce taux car la bilirubine libre non hydrosoluble mais liposoluble entre dans les cellules nerveuses centrales et entraîne des lésions cérébrales irréversibles au-delà d'un certain seuil.

CHEZ L'ADULTE :

- **La maladie de Gilbert** représente une affection fréquente (2 % de la population) et héréditaire due à un déficit partiel en enzyme de conjugaison (glucuronyle-transférase). Cette affection est sans danger et se caractérise par des poussées de subictère souvent déclenchées par le jeûne.

- **La maladie de Crigler-Najjar** est, en revanche, une maladie très rare due à un déficit profond mais non total en enzyme, marquée par un ictère plus intense.

Ictère à bilirubine conjuguée

Ce sont les ictères les plus fréquents.

En dehors des rares ictères constitutionnels, l'ictère à bilirubine conjuguée est dû à une **cholestase** c'est-à-dire à une diminution ou un arrêt de la sécrétion biliaire.

SELON LE MÉCANISME DE LA CHOLESTASE, on distingue :

- **les ictères par cholestase intrahépatique** dus soit à une altération des hépatocytes, soit à une obstruction des voies biliaires intrahépatiques;
- **les ictères par cholestase extrahépatique** dus à une obstruction de la voie biliaire principale.

Diagnostic positif

Examen clinique

Il retrouve :

- **une coloration jaune** des téguments et des conjonctives;
- **des urines foncées** (car la bilirubine conjuguée, présente en excès dans le sang et hydrosoluble, est filtrée par les reins et éliminée dans les urines);
- **des selles décolorées** lorsque la cholestase est complète car la bilirubine est totalement retenue et ne peut pas être excrétée dans la bile et donc dans le tube digestif (or c'est un dérivé de la bilirubine qui est responsable de la teinte des selles);
- **un prurit** dû à l'accumulation de sels biliaires sous la peau; il est inconstant mais peut être sévère, entraînant des lésions de grattage.

Biologie

IL EXISTE UNE CHOLESTASE BIOLOGIQUE avec :

- **hyperbilirubinémie** par augmentation de la bilirubine conjuguée; la bilirubine libre est aussi augmentée mais ne représente jamais plus de 20 % du total;
- **phosphatases alcalines et gamma GT augmentées**;
- **en cas d'obstruction complète,** le défaut de bile entraîne une malabsorption des graisses et notamment de la vitamine K liposoluble nécessaire à la fabrication des facteurs de coagulation, d'où une baisse du TP.

UNE CHOLESTASE ANICTÉRIQUE se définit par l'élévation des marqueurs biologiques de cholestase tels que les gamma GT et les phosphatases alcalines sans augmentation de la bilirubine plasmatique. Ces cholestases traduisent le reflux d'une petite quantité de bilirubine conjuguée qui est éliminée dans les urines.

Orientation diagnostique

Interrogatoire

ANTÉCÉDENTS :

On recherche :

- lithiase biliaire connue;
- chirurgie des voies biliaires;
- facteurs de risques aux virus de l'hépatite (transfusion, toxicomanie, acupuncture, contact avec un sujet ictérique…);
- alcoolisme;
- prises médicamenteuses.

SIGNES D'ACCOMPAGNEMENT :

- une altération de l'état général avec amaigrissement évoque une origine néoplasique (cancer pancréatique ou des voies biliaires);
- des douleurs de l'hypocondre droit et une fièvre récentes ayant précédé l'ictère sont très évocatrices d'une migration lithiasique dans les voies biliaires;
- un syndrome pseudo-grippal les jours précédents est évocateur d'une hépatite virale.

Examen clinique

Il recherchera :

- **les caractéristiques du foie :** bord inférieur dur et tranchant en faveur d'une cirrhose, surface nodulaire en faveur de métastases, ferme à bord mousse en cas de cholestase extra-hépatique;
- **une grosse vésicule :** signant un obstacle sur la voie biliaire en aval de l'abouchement du canal cystique (cancer du pancréas);
- **une douleur provoquée de l'hypocondre droit ou signe de Murphy :** évoquant une atteinte inflammatoire de la vésicule et/ou des voies biliaires en faveur d'une lithiase;
- **une masse abdominale**;

des signes d'hypertension portale et/ou d'insuffisance hépato-cellulaire : témoins d'une maladie chronique du foie (cirrhose).

Examens complémentaires

BIOLOGIE :

– transaminases (ASAT, ALAT) : elles peuvent être très augmentées dans les hépatites virales ou médicamenteuses, parfois au cours des obstacles lithiasiques ;

– hyperleucocytose à polynucléaires neutrophiles plus fréquente en cas de cholestase extra-hépatique ;

– TP abaissé en cas de cholestase extra-hépatique prolongée, corrigé par l'administration intraveineuse de vitamine K.

EXAMENS MORPHOLOGIQUES :

L'échographie abdominale est l'examen de première intention. Elle peut montrer :

– une dilatation des voies biliaires extra- et/ou intrahépatiques témoignant de la présence d'un obstacle : les voies biliaires se dilatent en amont de l'obstacle ; cependant la dilatation des voies biliaires peut manquer en début d'évolution dans la lithiase biliaire. La fiabilité de l'échographie dans la détection d'une dilatation des voies biliaires est de 90 % ;

– l'obstacle lui-même : tumeur, calcul (ne peut être vu que dans moins d'un tiers des cas).

La fiabilité est moins bonne pour la détection de ces signes, soit environ 60 %.

Une dilatation des voies biliaires à l'échographie abdominale permet d'affirmer l'origine extra-hépatique de la cholestase. En revanche, l'absence de dilatation des voies biliaires n'est pas toujours synonyme de cholestase intrahépatique.

L'ASP recherche une aérobilie (air dans les voies biliaires), une lithiase radio-opaque, des calcifications pancréatiques (pancréatite chronique).

Autres examens complémentaires

En cas d'ictère extrahépatique et en fonction du tableau clinique et du terrain clinique, on pourra proposer une CPRE (cholangio-pancréatographie rétrograde par voie endoscopique), voire une écho-endoscopie haute pour préciser et affirmer le diagnostic.

En cas d'ictère intrahépatique la recherche se poursuivra, en fonction du tableau clinique et du terrain, par un bilan viral et autres tests biologiques voire par une PBH (pontion-biopsie hépatique).

Étiologies

Citons d'emblée les exceptionnelles maladies enzymatiques génétiques sans gravité, dues à un trouble de l'excrétion biliaire de la bilirubine conjuguée (alors que l'excrétion des acides biliaires se fait normalement). Ce sont la « maladie » de Dubin-Johnson et la « maladie » de Rotor.

Cholestase extrahépatique

OBSTACLES TUMORAUX :

– cancer de la tête du pancréas +++ ;

– cancer des voies biliaires ou cholangio-carcinome ;

– tumeur de l'ampoule de Vater ou ampullome ;

– compression extrinsèque des voies biliaires par des tumeurs de voisinage (ganglions métastatiques du pédicule hépatique dans le cadre de tumeurs de l'estomac, du côlon, ou par lymphome, etc.).

OBSTACLES NON TUMORAUX :

– lithiase de la voie biliaire principale ++ ;

– sténose cicatricielle de la voie biliaire principale (postchirurgical par exemple) ;

– obstacles parasitaires : fragments de kyste hydatique, ascaris, douve dans les voies biliaires ;

– cholangite sclérosante ;

– compression extrinsèque par des ganglions non tumoraux (tuberculose, sarcoïdose), ou par une pancréatite chronique par exemple.

Cholestase intrahépatique

LÉSION DES HÉPATOCYTES :

– hépatite virale aiguë ;

– hépatite alcoolique aiguë ;

– hépatite médicamenteuse ;

– cirrhose : décompensation par infection, carcinome hépato-cellulaire ;

– syndrome infectieux bactérien sévère.

OBSTRUCTION DES VOIES BILIAIRES INTRAHÉPATIQUES :

– cancers hépatiques primaires ou secondaires ;

– cirrhose biliaire primitive ;
– granulomatoses hépatiques : amylose, cholestase gravidique.

Le traitement dépend bien entendu de la cause (voir chapitres 4 et 5, *Pathologie des voies biliaires et pathologie hépatique*).

POINTS CLÉS

1. ▶ **L'ictère** est la traduction clinique d'un excès de bilirubine dans le sang. Il peut être « à bilirubine non conjuguée » ou « à bilirubine conjuguée ».
2. ▶ **L'ictère à bilirubine non conjuguée** est principalement dû à une hémolyse ou à un déficit de conjugaison de la bilirubine par le foie (processus biochimique qui rend la bilirubine hydrosoluble et non plus liposoluble).
3. ▶ **L'ictère à bilirubine conjuguée** peut être d'origine hépatique ou biliaire (voies biliaires intra- ou extrahépatiques). Dans le cas d'une origine biliaire extrahépatique, le niveau de l'obstruction biliaire doit être précisé. La cause principale est la lithiase biliaire, mais un obstacle tumoral doit être éliminé. Dans le cas d'une origine hépatique, il correspond le plus souvent à une lyse des hépatocytes par atteinte virale ou toxique (infection, alcool, médicament).

Dysphagie

La dysphagie est un symptôme œsophagien qui doit toujours faire rechercher une maladie ou un dysfonctionnement œsophagien. Les causes sont potentiellement nombreuses mais la première préoccupation est d'éliminer une tumeur maligne de l'œsophage.

Définition

La dysphagie est une sensation non douloureuse de gêne à la déglutition. Cette sensation de gêne survient quelques secondes après la déglutition : la bouchée ou gorgée qui vient d'être avalée accroche voire se bloque dans l'œsophage.
Les diagnostics différentiels sont la sensation de « boule » dans la gorge (angoisse) et l'odynophagie qui est une douleur à la déglutition (comme au cours des angines).

Diagnostic positif et orientation étiologique

Interrogatoire

L'interrogatoire va déjà permettre une orientation diagnostique importante en précisant les antécédents du sujet, les caractères de la dysphagie et les signes d'accompagnement.

Antécédents

Il faut préciser les antécédents suivants :

– intoxication alcoolique et tabagique (le terrain alcoolo-tabagique est le terrain des cancers de l'œsophage) ;
– ingestion (accidentelle ou volontaire) de caustiques ;
– prise médicamenteuse (antibiotiques, potassium) ;
– irradiation thoracique.

Caractères de la dysphagie

DYSPHAGIE PROGRESSIVE : elle apparaît initialement pour de grosses bouchées de solides et s'aggrave ensuite régulièrement (pour des bouchées de moins en moins importantes) ne permettant plus à la fin que le passage des liquides. Elle évoque une sténose organique.

DYSPHAGIE CAPRICIEUSE : elle apparaît aussi bien pour les solides que pour les liquides, sans proportion avec la taille ou la consistance des aliments. Elle peut être intermittente, c'est-à-dire présente à un moment puis totalement absente à un autre moment. Elle évoque plutôt un trouble moteur œsophagien.

DYSPHAGIE HAUTE OU BASSE : en fait, le niveau où est ressenti l'obstacle ne correspond pas toujours au niveau de la lésion responsable de la sensation de blocage (il peut souvent être ressenti en amont).

Signes d'accompagnement

▶ **Un pyrosis et des régurgitations post-prandiales ou positionnelles** évoquent un reflux gastro-œsophagien (responsable d'œsophagite peptique).

- **Des douleurs :** soit des douleurs spastiques, quasi pseudo-angineuses mais en dehors de l'effort, évoquent des troubles moteurs. Soit des douleurs permanentes, médiastinales et postérieures évoquent un envahissement néoplasique.
- **Des signes respiratoires :** soit une toux nocturne et/ou positionnelle (au décubitus) qui évoque un reflux gastro-œsophagien ou éventuellement des régurgitations liées à la stase dans un mégaœsophage. Soit une toux à la déglutition, témoignant d'une fistule œso-trachéale redoutée au cours d'une lésion néoplasique ou évocateurs de fausses routes lors d'un dysfonctionnement du sphincter supérieur de l'œsophage. Dans tous les cas, des pneumopathies de déglutition sévères sont possibles.
- **Une dysphonie** avec voix bitonale évoquant une atteinte du nerf récurrent gauche dans le cadre d'un envahissement tumoral.
- **Un amaigrissement :** important, il doit faire redouter un cancer œsophagien.

Examen clinique

Il est souvent négatif mais recherchera notamment :
- des adénopathies cervicales satellites d'une tumeur ;
- une hépatomégalie dans le cadre d'une maladie alcoolique ou d'une dissémination tumorale ;
- des anomalies neurologiques ou musculaires dans le cadre d'une maladie générale.

Il doit apprécier l'état général et s'accompagner au mieux d'un examen ORL.

Examens complémentaires

Fibroscopie œso-gastro-duodénale

C'est l'examen de première intention ; indispensable, elle permet de :
- visualiser les lésions ;
- faire des biopsies.

La fibroscopie permet de porter le diagnostic précis de toutes les lésions organiques de l'œsophage et peut apporter des arguments en faveur de maladies motrices de l'œsophage, mais cet examen se révèle normal pour les autres causes de dysphagie purement fonctionnelles ou dans le cadre d'une maladie générale.

La fibroscopie digestive haute est l'examen à faire de première intention devant une dysphagie. Il permet d'affirmer ou d'éliminer l'existence d'une lésion organique de l'œsophage.

Les rares circonstances où la fibroscopie ne sera pas faite de première intention seront celles où existe une forte suspicion de fistule œso-trachéale.

Transit œso-gastro-duodénal (TOGD)

D'une sensibilité et d'une rentabilité diagnostique nettement inférieures à la fibroscopie, l'opacification œsophagienne ne conserve que des indications limitées en première intention :
- **Suspicion de fistule œso-trachéale** (contre-indication à la fibroscopie).
- **Sténose œsophagienne infranchissable à la fibroscopie.** Le TOGD permettra d'évaluer l'étendue de la sténose et son caractère centré et régulier (évoquant une sténose peptique) ou excentré et irrégulier (évoquant un cancer).
- **Troubles moteurs œsophagiens.** Le TOGD peut montrer des images caractéristiques (œsophage dilaté se terminant par un mince défilé en « queue de radis » au niveau du cardia).

Le TOGD se fait avec de la baryte épaisse qui est déglutie et dont on suit la progression en scopie. Des clichés sont pris au cours de l'examen. Cependant, en cas de suspicion de fistule, il ne faut pas employer de baryte mais un produit de contraste hydrosoluble, car les conséquences du passage de la baryte dans les voies pulmonaires peuvent être catastrophiques.

En cas de suspicion de fistule œso-trachéale, le TOGD doit impérativement se faire avec un produit de contraste aux hydrosolubles et non de la baryte.

Manométrie œsophagienne

Elle se fait si des troubles moteurs sont cliniquement suspectés, la fibroscopie étant normale ou évocatrice.

Une sonde est introduite par le nez et descendue dans l'œsophage au-delà du cardia. Cette sonde est munie de différents cathéters reliés à un enregistreur extérieur, ces cathéters vont permettre d'enregistrer l'activité motrice de l'œsophage (pressions) au repos et au cours de déglutitions. L'activité est enregistrée au niveau des sphincters inférieur et supérieur et au niveau du corps de l'œsophage.

Autres examens

Peuvent aussi être demandés :
- pH-métrie (recherche de reflux gastro-œsophagien) ;
- examen ORL ;
- radiographie pulmonaire.

Étiologies

Causes organiques

Pathologie tumorale

- cancer de l'œsophage +++ ;
- tumeur bénigne très rarement.

Œsophagites

- œsophagite ± sténose peptique ;
- œsophagite ± sténose caustique ;
- œsophagite infectieuse : mycotique (post-antibiotique), herpétique (chez le sujet immunodéprimé) ;
- œsophagite post-radique ;
- œsophagite médicamenteuse (*Vibramycine*, chlorure de potassium).

Autres causes

Compression extrinsèque :

- tumeur médiastinale (médiastinite carcinomateuse lors des cancers mammaires, bronchiques) ;
- goitre ;
- anévrysme aortique volumineux ;
- adénopathies de voisinage ;
- volumineuse hernie hiatale par roulement.

Corps étranger intra-œsophagien.

Anneau de Schatzki (équivalent d'œsophagite).

Causes fonctionnelles

Troubles moteurs primitifs de l'œsophage

- achalasie (ou cardiospasme ou mégaœsophage) ;
- maladie des spasmes diffus ;
- diverticule de Zenker (lésion organique secondaire à un trouble moteur).

Pathologies nerveuses et musculaires générales

La dysphagie est, dans ces cas, très rarement isolée voire révélatrice. Elle s'intègre le plus souvent dans une pathologie déjà connue et pose rarement un problème diagnostique.

ATTEINTES MUSCULAIRES PRIMITIVES :

- myasthénie ;
- myotonie dystrophique ;
- dermatomyosite et polymyosite ;
- amylose ;
- dysthyroïdie ;
- dystrophie musculaire oculo-pharyngée.

ATTEINTES NERVEUSES CENTRALES OU PÉRIPHÉRIQUES :

- poliomyélite ;
- lésions cérébrales (AVC, tumeurs) ;
- sclérose latérale amyotrophique ;
- chorée de Huntington ;
- neuropathie alcoolique et diabétique ;
- sclérose en plaque ;
- maladie de Parkinson ;
- tétanos.

Les causes les plus fréquentes de dysphagie sont les lésions organiques de l'œsophage au sein desquelles le cancer œsophagien doit être redouté et recherché.

La prise en charge et le traitement dépendent bien sûr de l'étiologie (voir chapitre 3, *Pathologie œsophagienne*, page 53).

POINTS CLÉS

1. ▶ Une **dysphagie** doit toujours faire rechercher un cancer œsophagien, même si d'autres étiologies, notamment bénignes, peuvent être en cause. L'exploration se fait par fibroscopie.

Ascite

Définition

L'ascite est un épanchement liquidien dans la cavité péritonéale.
Elle peut être la conséquence :
- d'une maladie du péritoine ;
- d'une rétention d'eau et de sel ;
- d'une fistule entre un conduit liquidien et la cavité péritonéale.

Le terme d'« ascite » n'est pas appliqué aux épanchements de sang pur (hémopéritoine) ni de pus (péritonite).

PROTOCOLE D'EXAMEN

PONCTION D'ASCITE

Définition

La ponction d'ascite est un acte médical. Elle consiste à introduire un trocart dans la cavité péritonéale pour y prélever l'épanchement liquidien issu d'un exsudat ou d'un transsudat dans un but diagnostique et/ou thérapeutique. L'asepsie doit être rigoureuse.

Indications

Les deux causes les plus fréquentes d'ascite sont :
- les cirrhoses ;
- les cancers d'origines digestive, ovarienne, mammaire avec atteintes métastatiques du péritoine.

Buts

Dans un but diagnostique : ponction exploratrice

• Affirmer le diagnostic et orienter l'étiologie de l'ascite via diverses analyses :
- en biochimie (taux de protides, éventuellement amylase) ;
- en cytologie (taux et types de cellules présentes : lymphocytes, polynucléaires) ;
- en anatomopathologie (recherche de cellules néoplasiques ou autres cellules anormales).

• Dépister une éventuelle infection : ascite mise en culture dans les flacons d'hémocultures à la recherche d'un germe (asciculture), analysée en bactériologie.

Dans un but thérapeutique : ponction évacuatrice

• Limiter le retentissement générer par le volume d'ascite sur l'appareil cardio-vasculaire et pulmonaire.

• Atténuer la distension exercée par l'épanchement sur la paroi abdominale.

Objectifs

• Assister le médecin à la réalisation de la ponction d'ascite en respectant une asepsie rigoureuse.

• Favoriser la coopération du patient pour le bon déroulement du soin.

• Assurer la surveillance clinique du patient au cours et à l'issue de la ponction.

• Assurer la surveillance clinique du patient au cours et à l'issue de l'évacuation d'ascite.

Préparation

• Matériel
- Un trocart stérile à usage unique (type cathéter vert).
- Compresses stériles.
- Antiseptique cutané iodé (type Bétadine dermique).
- Gants stériles.
- Un champ stérile.
- Une tubulure de raccord.
- Un robinet 3 voies.
- Bocaux de raccords sur aspiration (dans le cadre d'une ponction évacuatrice).
- Une seringue de 50 mL.
- Tubes et flacons de prélèvements (biochimie, cytologie, anatomopathologie, bactériologie) étiquetés au nom du patient.
- Sparadrap.
- Conteneur à aiguilles.
- Sacs d'élimination des déchets.
- Gants non stériles à usage unique pour la manipulation du système d'aspiration à l'issue d'une ponction évacuatrice.

• Préparation du patient
- Expliquer l'examen au patient, il n'a pas besoin d'être à jeun, il n'y a pas d'anesthésie.
- Conseiller au patient d'uriner avant la ponction.
- Peser le malade.
- Mesurer son périmètre abdominal.
- L'installer confortablement en décubitus dorsal, à plat.
- Le rassurer.

Exécution du soin

- La ponction d'ascite se réalise à gauche, à la jonction du 1/3 moyen et du 1/3 externe d'une ligne fictive reliant l'ombilic à la crête iliaque gauche, en pleine matité.
- Se laver les mains (lavage antiseptique pour le médecin qui portera les gants stériles, lavage simple pour l'infirmière qui l'assiste).
- Appliquer le champ stérile sur l'abdomen du patient à proximité du site de ponction.
- Après une large désinfection du point de ponction, le trocart est introduit perpendiculairement en évitant les veines superficielles.
- Le médecin retire le mandrin et adapte la seringue de 50 mL pour réaliser les divers prélèvements nécessaires aux analyses par une aspiration douce.
- Dans le cadre d'une seule exploration, le cathéter est extrait d'un coup sec.
- Désinfecter la peau du patient et appliquer un pansement sur le site ponctionné.
- Si la ponction est à but thérapeutique, le médecin adapte au cathéter solidement fixé à l'abdomen le robinet 3 voies relié à une tubulure qui se raccorde au système de bocaux en aspiration douce, ou simplement à un bocal en déclive.
- Se laver les mains, utiliser la paire de gants stériles à usage unique.
- À l'issue de la ponction évacuatrice, retirer le cathéter d'un coup sec.
- Appliquer un pansement occlusif et compressif au point de ponction pour éviter tout écoulement spontané d'ascite.
- Éliminer les objets piquants dans le conteneur à aiguille, et les autres déchets dans les sacs adaptés
- Se laver les mains.
- Noter le soin dans le dossier du patient

Surveillance

- Surveiller l'apparition de signes de malaise vagal lors de la ponction (exploratrice et/ou évacuatrice) : pâleur, sueurs, tachycardie, hypotension.
- Surveiller le rythme de l'évacuation (environ 2 à 3 litres d'ascite par heure) et le bon fonctionnement du système d'aspiration.
- Contrôler pouls et tension toutes les heures durant la ponction évacuatrice.
- Réaliser une évaluation régulière de la douleur.
- Noter la quantité d'ascite évacuée, et son aspect macroscopique (clair, trouble, hémorragique).
- Vérifier l'aspect du pansement.
- Peser le patient à l'issue de la ponction évacuatrice.
- Noter tous les paramètres évalués dans le dossier de soin.

En fonction du volume d'ascite évacué, il peut y avoir une déperdition des protides (à partir de 3 litres évacués en général), le médecin prescrira alors une compensation d'albumine à administrer par voie intraveineuse.

Diagnostic positif

Examen clinique

L'installation de l'ascite peut être progressive ou rapide, elle est alors souvent précédée de douleurs abdominales et de météorisme. Elle s'accompagne souvent d'une sensation de gêne et de pesanteur abdominale.

Les ascites de plus de 1 à 2 litres sont décelables cliniquement. Les signes sont :

– une prise de poids ;

– une distension abdominale, avec une matité déclive, un signe du glaçon.

- **La matité déclive** se définit par une matité à la percussion des parties déclives de l'abdomen (flancs en décubitus dorsal) contrastant avec le tympanisme des régions sus-jacentes (région ombilicale en décubitus dorsal). L'épanchement liquidien se localise logiquement dans les secteurs déclives et forme un niveau tout comme de l'eau dans une bouteille se trouve au fond et l'air au-dessus, séparés par un niveau ; l'eau est mate à la percussion et l'air tympanique, etc.
- **Le signe du glaçon :** en appuyant brusquement sur le foie qui flotte dans l'ascite et en laissant la main à plat, on sent le foie remonter et buter sur celle-ci. Le foie remonte lentement à la surface comme le glaçon dans un verre quand on l'a poussé au fond.

– Éventuellement une hernie ombilicale (l'ascite refoule l'ombilic vers l'extérieur). Des œdèmes des membres inférieurs sont souvent associés.

LES DIAGNOSTICS DIFFÉRENTIELS sont :

– un volumineux kyste de l'ovaire (pouvant contenir plusieurs litres) ;

– un globe vésical ;

– voire une obésité, une masse abdominale, une distension abdominale.

Examens complémentaires

L'ÉCHOGRAPHIE est un examen très sensible qui permet de détecter des épanchements de petite quantité (à partir de 100 à 300 mL). Elle peut aussi retrouver des signes en rapport avec la maladie causale.

LA PONCTION est l'examen indispensable. Elle se fait dans des conditions d'asepsie rigoureuse (par ponction en fosse iliaque gauche). Elle permet de récupérer du liquide d'ascite qui va être analysé en biochimie (taux de protides, éventuellement amylase), en bactériologie (mise en culture dans des flacons d'hémoculture pour recherche d'un germe : asciculture), en cytologie (taux et types des cellules présentes : lymphocytes, polynucléaires, etc.) et en anatomopathologie (recherche de cellules néoplasiques ou autres cellules anormales).

Toute ascite doit être ponctionnée. La ponction d'ascite permet d'affirmer le diagnostic et d'orienter l'étiologie (par analyse du liquide recueilli).

Orientation étiologique

Interrogatoire

Il recherche :

– mode et circonstances d'installation de l'ascite ;

– antécédents de maladie du foie, d'éthylisme chronique, d'insuffisance cardiaque droite, de tuberculose, d'exposition à l'amiante, de cancer digestif ou gynécologique, d'insuffisance rénale, etc.

Examen clinique

Il recherche :

- **des signes de maladie chronique du foie :** hépatomégalie, signes d'insuffisance hépato-cellulaire (ictère, angiomes stellaires, ongles blancs, érythrose palmaire) et signes d'hypertension portale (circulation veineuse collatérale porto-cave) ;
- **des signes d'insuffisance cardiaque droite :** turgescence des jugulaires, reflux hépato-jugulaire.
- **des signes en rapport avec une pathologie tumorale :** masse pelvienne, nodules péritonéaux à la palpation et aux touchers pelviens.

Examens complémentaires

Biologie

Des anomalies biologiques hépatiques orientent vers une étiologie hépatique. On s'aide aussi de la NFS, fonction rénale.

Caractères du liquide d'ascite

La richesse en protéines permet de distinguer les transsudats (< 30 g/L) et les exsudats (> 30 g/L). Cette donnée est très indicative **bien que non spécifique** :

- **les transsudats** caractérisent les épanchements de type mécanique : rétention hydrosodée principalement ;
- **les exsudats** caractérisent les épanchements de type inflammatoire : épanchements réactionnels à une pathologie du péritoine, cancer, infection.

Échographie abdominale

Elle visualise l'épanchement. Elle permet d'apprécier les caractères du foie ou de rechercher une tumeur abdomino-pelvienne.

Les autres examens seront demandés en fonction du contexte.

Étiologies

Sans maladie du péritoine

Hypertension portale

C'est une des principales causes d'ascite.

Théoriquement, une hypertension portale pure n'est que très rarement responsable d'une ascite, il faut la coexistence d'une insuffisance hépatocellulaire et donc d'une atteinte hépatique. Les étiologies sont :

CIRRHOSE

C'est la principale cause d'ascite. L'installation récente d'une ascite chez un cirrhotique doit toujours faire rechercher un facteur de décompensation tel qu'une hémorragie digestive, une hépatite alcoolique aiguë surajoutée, un hépatocarcinome, une infection bactérienne, une prise massive de sel.

La cirrhose est la cause la plus fréquente d'ascite. Un facteur déclenchant doit toujours être recherché lorsqu'apparaît une ascite chez un cirrhotique.

CONGESTION HÉPATIQUE :

– insuffisance cardiaque ;
– péricardite constrictive ;
– syndrome de Budd-Chiari (occlusion du système veineux sus-hépatique, impliquant un bloc sus-hépatique qui s'oppose au drainage du foie et entraîne donc une stase).

Hypo-albuminémie

Les hypo-albuminémies massives, quelles que soient leur origine, peuvent être responsables d'ascite. L'eau n'est plus retenue dans le compartiment vasculaire par l'albumine (effet osmotique), il y a donc une « extravasation » de l'eau vers les autres secteurs. Dans ce cas, l'ascite fait partie d'un tableau général d'œdèmes et d'épanchements.

LES CAUSES possibles d'hypo-albuminémie sont :

- **les pertes d'albumine par le rein** (syndrome néphrotique) ;
- **les pertes d'albumine par le tube digestif** (diarrhées exsudatives) ;
- **les apports protéiques insuffisants** (dénutrition protéique : kwashiorkor).

Fistule entre conduit liquidien et cavité péritonéale

ASCITE PANCRÉATIQUE. Elle est due à la rupture d'un faux kyste ou d'un canal pancréatique dans la cavité péritonéale. Ce phénomène survient le plus souvent au cours d'une pancréatite chronique (voir chapitre 6, *Pancréas*, page 181).

Le suc pancréatique inactivé se déverse par l'intermédiaire de cette fistule dans la cavité abdominale, le liquide d'ascite est très riche en amylase ou lipase.

ASCITE BILIEUSE. Elle est due à la rupture d'une voie biliaire après traumatisme du foie, chirurgie, ponction biopsie, etc. On l'appelle aussi cholépéritoine.

ASCITE CHYLEUSE. Elle se définit par une concentration de triglycérides supérieure à celle du plasma. Elle peut s'observer dans plusieurs situations : maladies gênant la circulation lymphatique (tuberculose, cancers, adénopathies), traumatismes ayant lésé les voies de drainage lymphatique, anomalie congénitale, cirrhose (rupture de lymphatiques intestinaux).

ASCITE URINEUSE. En dehors du nouveau-né, elle est presque toujours post-traumatique.

Autres

Enfin, beaucoup plus rarement, il existe des ascites d'origine :

- **ovarienne :** accompagnant des tumeurs bénignes ovariennes ou au cours de surstimulation ovarienne (parfois au cours de traitement par clomifène pour stérilité) ;
- **thyroïdienne :** au cours des hypothyroïdies profondes (myxœdème).

Avec maladie du péritoine

Cancers

Les tumeurs malignes sont les causes les plus fréquentes d'ascite après la cirrhose.

Le liquide est un exsudat, parfois hématique. Des cellules anormales de type néoplasique peuvent être retrouvées dans le liquide d'ascite, de même les marqueurs tumoraux (exemple : ACE) peuvent être augmentés.

Atteintes métastatiques du péritoine

Le plus souvent , les cancers primitifs à l'origine de cette atteinte métastatique sont :

- **digestifs :** carcinose péritonéale au cours des cancers recto-coliques, pancréatiques, gastriques;
- **ovariens ;**
- **mammaires ;**
- **rarement autres :** lymphomes, leucémies.

Cancers primitifs du péritoine

Il s'agit du mésothéliome.

Il est presque toujours associé à une exposition ancienne à la poussière d'amiante. Des signes pulmonaires peuvent alors être associés. Le liquide est riche en acide hyaluronique.

Infections

Tuberculose péritonéale

Il s'agit d'une présentation rare de la tuberculose. Le bacille de Koch (BK) est rarement découvert à l'examen direct, parfois à la culture. Le liquide est riche en lymphocytes. Les localisations extrapéritonéales doivent être recherchées mais sont souvent absentes ou anciennes. Le diagnostic repose sur la laparoscopie, qui retrouve des granulations péritonéales et hépatiques, avec biopsies.

Autres infections

- **fungique :** rare, chez l'immuno-déprimé;
- **granulomateuse - parasitaire ;**
- **bactérienne :** spontanée, très rare en l'absence de cirrhose;
- **l'infection bactérienne du liquide d'ascite** (péritonite spontanée) complique principalement les ascites liées à une cirrhose. Elle se définit par un taux de polynucléaires neutrophiles > 250/mm^3 dans le liquide d'ascite. Les germes rencontrés sont le plus souvent d'origine digestive. Son pronostic est sombre.

Divers

Elles sont exceptionnelles :

- **maladies systémiques :** sarcoïdose, lupus, vascularites allergiques;
- **endométriose péritonéale ;**
- **toxémie gravidique.**

Les deux causes les plus fréquentes d'ascite sont :
- la cirrhose;
- le cancer.

Principes du traitement

Le traitement est bien sûr étiologique mais aussi symptomatique.

Les ascites gênantes doivent être évacuées par ponctions évacuatrices. La soustraction doit être maximale (de grand volume si besoin, parfois jusqu'à 10 litres). Une compensation partielle des pertes doit être faite en cas de transsudat afin d'éviter les perturbations hydro-électrolytiques secondaires (exemple : perfusion de macromolécules ou albumine IV).

POINTS CLÉS

1. ▶ Les deux causes les plus fréquentes **d'ascite** sont la cirrhose et les cancers avec atteinte du péritoine. L'ascite traduit un état avancé de la pathologie et rend compte de sa gravité.

Tube digestif

3

Œsophage

Anatomie

Forme et dimensions

L'œsophage est un conduit musculo-membraneux qui fait suite au pharynx et se termine à l'estomac (voir figure 3.1). Il débute au niveau de la 6ᵉ vertèbre cervicale (région appelée bouche de Killian) et s'abouche au cardia au niveau de la 10ᵉ vertèbre dorsale. Il mesure environ 25 cm et traverse successivement :

- **la partie inférieure du cou :** œsophage cervical (5 cm);
- **le thorax et le diaphragme :** œsophage thoracique (17 cm);
- **la partie supérieure de l'abdomen :** œsophage abdominal (3 cm).

L'œsophage est aplati d'avant en arrière dans sa portion supérieure puis tend à devenir cylindrique avec un diamètre de 2 à 3 cm. À chacune de ses extrémités se situe un sphincter physiologique. L'œsophage sert à acheminer les aliments de la bouche (pharynx) à l'estomac.

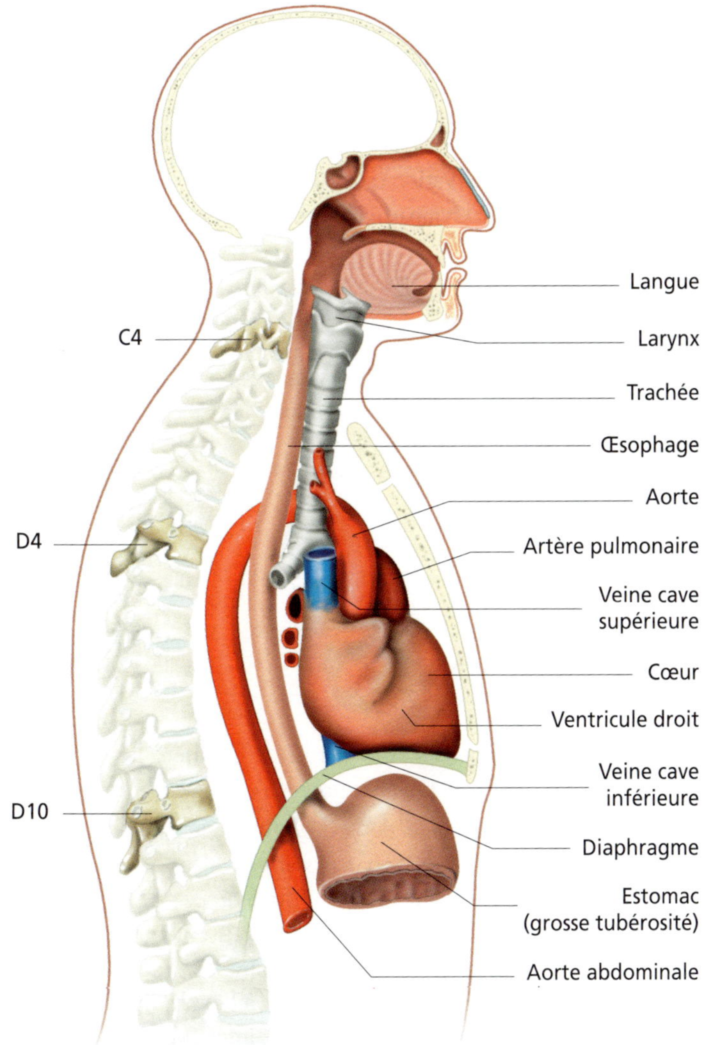

Fig. 3.1 L'œsophage.

Rapports

Les rapports de l'œsophage sont :

- **en avant :** en haut la trachée, puis successivement la bifurcation trachéale et le cœur;
- **en arrière :** le rachis;
- **à gauche :** l'aorte.

Latéralement, l'œsophage est encadré par les poumons et les plèvres.

L'œsophage traverse le diaphragme au niveau de la 10ᵉ vertèbre dorsale.

Vaisseaux et nerfs

Vaisseaux

LES ARTÈRES de l'œsophage proviennent dans sa région cervicale de ramifications des carotides et dans sa région thoracique de vaisseaux issus de l'aorte.

LES VEINES se jettent :

- **en haut**, dans la veine cave supérieure par l'intermédiaire de la veine azygos;
- **en bas**, dans la veine porte par l'intermédiaire de la veine coronaire stomachique.

LES LYMPHATIQUES se drainent :

- **en haut**, vers les ganglions sus-claviculaires;
- **en bas**, vers les ganglions des chaînes gastriques.

Nerfs

L'innervation est double :

- **parasympathique** par le nerf pneumogastrique ou vague;
- **sympathique** par les nerfs récurrents.

La fonction motrice est essentiellement le fait du pneumogastrique.

Anatomie microscopique

L'œsophage est composé de cinq couches tissulaires. De l'extérieur vers l'intérieur de la lumière on trouve :

- **l'adventice :** tissu conjonctif lâche très vascularisé;
- **la musculeuse** formée de deux couches musculaires;
- **la sous-muqueuse** qui participe à l'humidification de la surface interne de l'œsophage;
- **la musculaire muqueuse;**
- **la muqueuse** formée d'un épithélium malpighien (plusieurs couches de cellules) non kératinisé.

Il existe une frontière microscopique nette entre la muqueuse de l'œsophage (plusieurs couches cellulaires) et de l'estomac (une seule couche cellulaire).

POINTS CLÉS

1. ▶ La paroi **du tube digestif** est constituée de cinq couches; de l'intérieur vers l'extérieur, on distingue : la muqueuse (épithélium et chorion), la musculaire muqueuse, la sous-muqueuse, la musculeuse et la séreuse. On note quelques particularités : l'absence de séreuse au niveau de l'œsophage, la présence d'une musculeuse plus développée au niveau de l'estomac et une structure villositaire complexe de la muqueuse au niveau de l'intestin grêle (afin de permettre l'absorption des nutriments).

Physiologie

L'œsophage a pour rôle de conduire les aliments depuis le pharynx jusqu'à l'estomac.

Au moment de la déglutition, le sphincter supérieur s'ouvre pour laisser passer les aliments. Dès que les aliments ont franchi ce sphincter, des ondes de contraction apparaissent qui vont propulser la bouchée alimentaire jusqu'au cardia. Les aliments une fois parvenus à l'extrémité distale de l'œsophage, le sphincter inférieur s'ouvre pour leur permettre de passer dans l'estomac.

Le temps de passage des aliments dans l'œsophage est compris entre 5 à 9 secondes. Il ne peut pas se produire de nouvelle déglutition tant que le transit œsophagien n'est pas terminé.

Il faut noter que les liquides traversent l'œsophage par le seul fait de la pesanteur, sans créer de péristaltisme œsophagien; c'est pourquoi on peut déglutir plusieurs gorgées de liquide les unes après les autres.

Reflux gastro-œsophagien et œsophagite peptique

Définition

Le reflux gastro-œsophagien ou RGO est le passage involontaire sans effort de vomissement du contenu gastrique dans l'œsophage. Ce phénomène survient physiologiquement après les repas. Il devient pathologique lorsqu'il s'accompagne de symptômes et/ou de complications (œsophagite).

Physiopathologie

Plusieurs facteurs peuvent favoriser la survenue du RGO. Lorsque le RGO est fréquent et prolongé, il peut se compliquer d'une œsophagite qui, à son tour, peut entraîner d'autres complications en l'absence de traitement. Les facteurs favorisant le RGO sont :

- **la hernie hiatale** par glissement;
- **la diminution de la pression du sphincter inférieur de l'œsophage;**
- **l'augmentation de la pression abdominale.**

Hernie hiatale

La hernie hiatale est le passage d'une partie de l'estomac à travers l'orifice hiatal (orifice normalement traversé par l'œsophage) du diaphragme.

On distingue :

- **la hernie hiatale par glissement,** où le cardia traverse le diaphragme; cette forme peut se compliquer de RGO;
- **la hernie hiatale par roulement,** où la grosse tubérosité de l'estomac traverse le cardia; cette forme peut se compliquer d'étranglement mais pas de RGO (voir tableau 3.1).

La hernie hiatale est très fréquente : 10 % de la population et sa prévalence augmente avec l'âge. Elle peut rester longtemps (voire toute la vie) asymptomatique.

Diminution de la pression du sphincter inférieur de l'œsophage

Le sphincter inférieur de l'œsophage est un sphincter physiologique, c'est-à-dire une zone de

Tableau 3.1 Hernie hiatale.

Type de hernie hiatale	*Glissement*	*Roulement*
Schéma	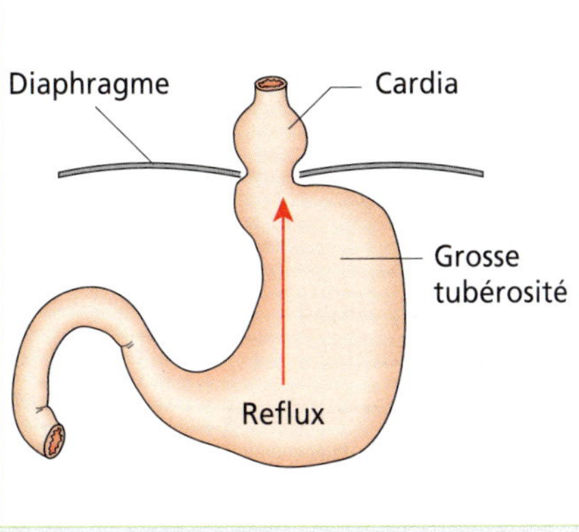	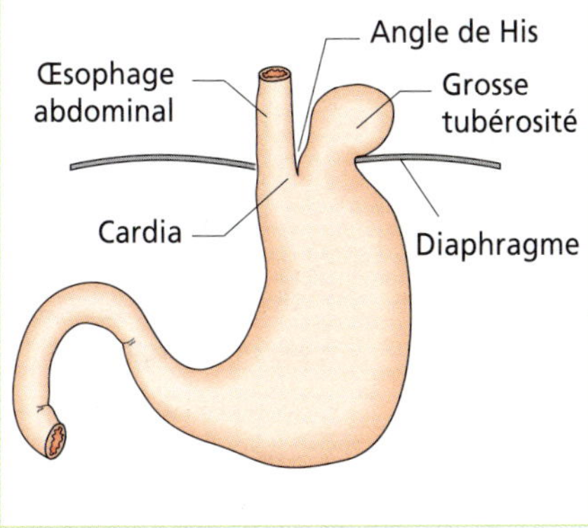
Fréquence	+++	+
Structure traversant le diaphragme	Cardia	Grosse tubérosité
Complication	Reflux gastro-œsophagien	Étranglement

haute pression sans structure anatomique individualisable qui se relâche à la déglutition et se ferme au repos.

C'est l'élément le plus important dans le mécanisme antireflux.

Une baisse du tonus, transitoire ou permanente, favorise le RGO. Le tonus de ce sphincter peut être modifié par des aliments, des médicaments et des hormones (voir tableau 3.2).

Augmentation de la pression abdominale

L'HYPERPRESSION ABDOMINALE favorise le RGO. Il peut s'agir :

- **d'une hyperpression active :** efforts de toux, de défécation et tout effort à glotte fermée ;
- **d'un hyperpression passive :** surcharge pondérale, ceintures, corsets, grossesse, etc.

LE RGO EST ÉGALEMENT FAVORISÉ PAR LE DÉCUBITUS DORSAL. Ceci explique la fréquence des manifestations nocturnes du RGO.

LORSQUE LE RGO EST FRÉQUENT ET PROLONGÉ, IL PEUT ENTRAÎNER UNE ŒSOPHAGITE : il s'agit d'une inflammation de la muqueuse de l'œsophage.

Tableau 3.2 Facteurs modifiant la pression du sphincter inférieur de l'œsophage.

Sphincter inférieur de l'œsophage	*Pression diminuée*	*Pression augmentée*
Aliments	chocolat graisses menthe caféine alcool	
Médicaments	théophylline bêta-mimétiques anticholinergiques inhibiteurs calciques dérivés nitrés	anticholinestérasique alpha-mimétiques *Motilium* (dompéridone) *Prépulsid* (cisapride) *Primpéran* (métoclopramide)
Hormones	glucagon progestérone etc.	adrénaline gastrine etc.

Signes cliniques

Le diagnostic de RGO est évoqué par la clinique qui est souvent caractéristique.

Pyrosis

Le pyrosis est la douleur caractéristique du RGO.

IL S'AGIT D'UNE DOULEUR :

- **à type de brûlure ;**
- **à point de départ épigastrique ;**
- **dont le trajet est rétrosternal ascendant ;**
- **survenant souvent à l'antéflexion du tronc** (signe du lacet) et au décubitus : c'est le syndrome postural qui est particulier au RGO ;
- **accompagnée parfois de la régurgitation de liquide acide et chaud dans la bouche** (c'est cette régurgitation qui définit *stricto sensu* le pyrosis).

Caractéristiques de la douleur du pyrosis :
- type : brûlure ;
- siège : épigastrique ;
- irradiation : rétrosternale ascendante ;
- déclenchée par : antéflexion ;
- signe accompagnateur : régurgitation de liquide acide et chaud dans la bouche.

Régurgitations

Il s'agit d'un rejet d'aliments immédiatement ou peu de temps après leur ingestion, alors qu'ils n'ont pas encore atteint l'estomac.

Il ne faut pas confondre le pyrosis et les régurgitations qui sont passifs avec les vomissements qui sont une expulsion active du contenu gastrique.

Symptômes atypiques digestifs

Ils peuvent être isolés ou associés au pyrosis.

On peut rencontrer des signes aspécifiques tels que hoquet, hypersalivation, éructations, odynophagie (douleur à la déglutition).

Une dysphagie et/ou une hémorragie digestive (hématémèse ou méléna) sont des signes rares, tardifs et d'alarme : ils doivent faire pratiquer rapidement une fibroscopie œsophagienne.

Enfin, il faut souligner qu'un reflux gastro-œsophagien peut être totalement asymptomatique.

Symptômes atypiques extradigestifs

Ils peuvent être pulmonaires, ORL ou cardiaques.

- **Les manifestations pulmonaires** peuvent être : un asthme, une toux spasmodique de décubitus, voire des infections pulmonaires à répétition.
- **Les manifestations ORL** peuvent être des paresthésies pharyngées ou une dysphonie.
- Enfin, il arrive que la douleur de RGO simule **une angine de poitrine.**

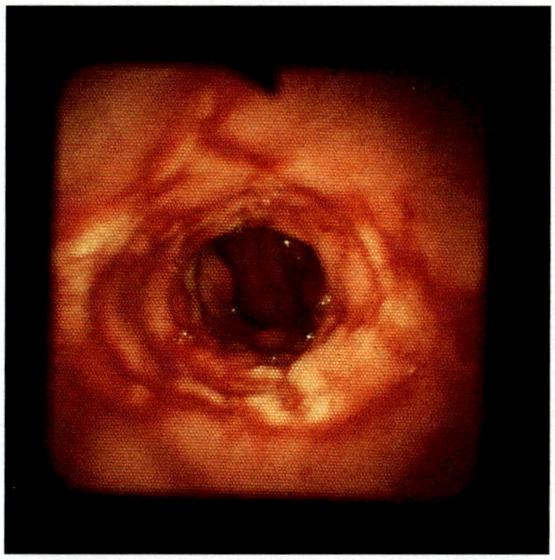

Photo 3.1 Œsophagite.

Examens complémentaires

Aucun examen complémentaire ne doit être pratiqué systématiquement. Leur indication dépend du tableau clinique.

Fibroscopie œsophagienne

Elle permet de voir la hernie hiatale avec une ascension intrathoracique de la muqueuse du cardia que l'on reconnaît à sa couleur rouge vif.

Elle permet également de rechercher une œsophagite qui compliquerait le RGO. Cette œsophagite prédomine près du cardia et les lésions se classent en 4 stades. Des biopsies peuvent être pratiquées en cas de doute sur une lésion cancéreuse.

Il arrive que la muqueuse du bas œsophage soit remplacée par de la muqueuse gastrique ou intestinale du fait d'une cicatrisation anormale de l'œsophagite : c'est une métaplasie appelée endobrachyœsophage.

Transit œso-gastro-duodénal

Il n'a d'intérêt qu'en cas de sténose œsophagienne.

pH-métrie

C'est l'examen qui permet d'affirmer la présence d'un RGO. Une sonde enregistrant le pH est introduite par voie nasale jusqu'à la partie inférieure de

Tableau 3.3 Indications des explorations du RGO de l'adulte.

Classification	*Description*	*Explorations*
Symptômes typiques	Pyrosis Régurgitations acides	Non indiquées
Symptômes typiques + symptômes d'alarme ou autres éléments décisionnels	Amaigrissement Dysphagie Hémorragie Anémie Age > 50 ans Résistance au traitement Récidive précoce à l'arrêt du traitement	Endoscopie œso-gastro-duodénale
Symptômes atypiques	Douleurs épigastriques Toux nocturne Asthme Douleurs pseudoangineuses Enrouement Brûlures pharyngées Otalgies	Endoscopie œso-gastro-duodénale PH-métrie oesophagienne si absence d'œsophagite

PROTOCOLE D'EXAMEN

TRANSIT ŒSO-GASTRO-DUODÉNAL

DÉFINITION

Examen morphologique radiologique de l'œsophage, de l'estomac et du duodénum.

INDICATIONS PRINCIPALES

Elles sont devenues rares depuis qu'on utilise la fibroscopie. Il s'agit d'un examen de seconde intention utilisé pour les pathologies suivantes :

- tumeurs du tractus digestif supérieur;
- sténoses et/ou impossibilité de passage du fibroscope;
- bilan préopératoire.

RÉALISATION DE L'EXAMEN

Prendre rendez-vous (service de radiologie).

Patient à jeun depuis la veille de l'examen.

Faire amener le patient en radiologie avec le dossier à la date et à l'heure prévue.

Faire ingérer au patient un produit de contraste. L'œsophage, l'estomac et le duodénum sont opacifiés. Étudier dans différentes positions du patient la morphologie du tractus digestif supérieur. La progression du produit de contraste est suivie en scopie (télévision) et des clichés radiographiques sont pratiqués à intervalles réguliers.

Rechercher principalement des rétrécissements, des dilatations, des anomalies du relief muqueux, etc. Noter également le temps de transit du produit de contraste.

Après l'examen :

- récupérer :
  - les clichés radiographiques,
  - le compte rendu du radiologue,
  - le dossier du patient;
- prévoir le retour du patient dans sa chambre;
- surveiller l'évacuation de la baryte.

l'œsophage pour enregistrer le pH pendant 3 heures ou 24 heures (selon la technique utilisée). Des scores sont calculés en fonction du temps de pH anormal (pH normal > 4) et des résultats anormaux signent le reflux.

Cet examen n'est pas nécessaire lorsqu'il existe une symptomatologie typique qui permet à elle seule de poser le diagnostic.

Autres examens

– La manométrie œsophagienne mesure la pression du sphincter inférieur de l'œsophage. Une pression trop basse favorise le reflux.

– Le test de Bernstein consiste à instiller de l'acide chlorhydrique dilué 10 fois dans l'œsophage. La reproduction d'une douleur de reflux est en faveur de la présence d'un RGO. Ce test est surtout utilisé lorsqu'on a un doute sur l'origine cardiaque ou œsophagienne des douleurs.

– Un électrocardiogramme permet de rechercher une pathologie cardiaque.

Évolution

Elle est difficilement prévisible. Une hernie hiatale peut rester longtemps (voire toujours) asymptomatique ou au contraire entraîner un RGO. L'œsophagite est plus une conséquence du RGO qu'une véritable complication. À son tour, celle-ci peut se compliquer d'autres pathologies.

Œsophagite érosive

L'œsophagite érosive est provoquée par la toxicité du reflux gastrique acide sur la muqueuse œsophagienne.

Au cours du temps, la cicatrisation œsophagienne peut s'altérer, la muqueuse œsophagienne étant remplacée par de la muqueuse gastrique ou intestinale : c'est l'endobrachyœsophage.

Endobrachyœsophage

Définition

L'endobrachyœsophage est une métaplasie intestinale, c'est-à-dire que la muqueuse œsophagienne normale de l'œsophage est remplacée par de la muqueuse gastrique ou intestinale.

Cette métaplasie peut se compliquer de dysplasie (transformation précancéreuse des cellules) sur une métaplasie intestinale puis d'un cancer.

Causes et mécanismes

L'endobrachyœsophage survient chez certains patients qui ont un reflux gastro-œsophagien au long cours. Schématiquement, l'irritation chronique de la muqueuse œsophagienne par l'acidité gastrique entraîne la formation de l'endobrachyœsophage.

Signes cliniques

Il n'y a pas de signe clinique particulier. Les symptômes sont ceux du reflux-gastro-œsophagien.

Examens complémentaires

La fibroscopie avec des biopsies multiples permet de porter le diagnostic. Des colorations peuvent être utilisées pour repérer les lésions (lugol).

PROTOCOLE D'EXAMEN

FIBROSCOPIE ŒSO-GASTRO-DUODÉNALE

Buts

Exploration visuelle du tube digestif supérieur de l'œsophage jusqu'au deuxième, voire au troisième duodénum.

Principes

La fibroscopie œso-gastro-duodénale consiste en l'introduction d'un appareil optique souple de 1,20 m de long et 14 mm de diamètre dans le tube digestif par la bouche : le fibroscope. Schématiquement, il comporte à son extrémité introduite dans le tube digestif une lumière froide et à l'autre extrémité un oculaire. Ces deux éléments sont reliés par une fibre optique. L'ensemble est souple et l'extrémité lumineuse est articulée par deux molettes situées au niveau de l'oculaire. L'ensemble se comporte un peu comme une « caméra téléguidée » (voir photographie).

De plus, le fibroscope comprend un canal opérateur qui permet la réalisation de gestes diagnostiques et thérapeutiques (biopsies, cytologie, hémostase, etc.). Enfin, il existe un canal qui permet d'insuffler de l'air ou d'aspirer des liquides pour faciliter l'examen.

Il existe également des vidéo-endoscopes qui permettent de visualiser directement (et d'enregistrer sur magnétoscope) les images sur une télévision au lieu de les regarder dans un oculaire.

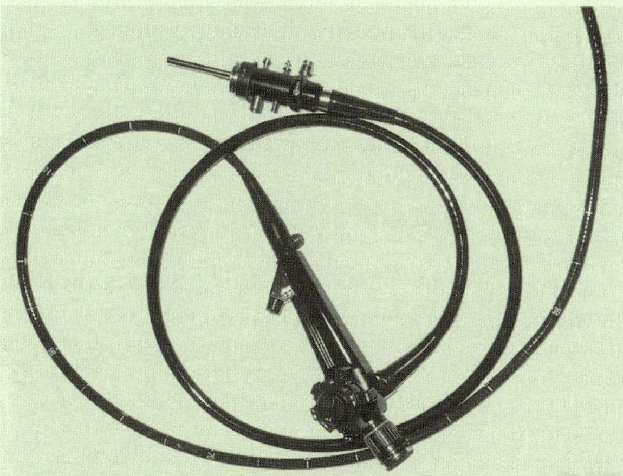

Fibroscope type.

Examen

• ***Préparation du malade***

Prendre rendez-vous à l'unité d'endoscopie.

L'examen peut se réaliser :

- en ambulatoire;
- en urgence (hémorragie digestive);
- sous anesthésie générale.

Le malade doit être à jeun depuis 12 heures et ne pas avoir fumé.

Il faut vérifier l'absence de prise d'aspirine, d'anti-inflammatoire, d'anticoagulant et de clopidogrel (*Plavix*).

Un bilan d'hémostase est nécessaire (TP, TCA) afin que d'éventuelles biopsies puissent être pratiquées.

Expliquer les principes de l'examen et rassurer le patient permet souvent d'éviter une anesthésie générale.

La *prémédication* comprend une anesthésie locale pharyngo-laryngée avec un spray de *Xylocaïne*. Si le patient est anxieux, on peut lui administrer un calmant injectable type diazépam (*Valium*) : 5 mg en IV 30 min avant l'examen.

Si l'examen a lieu en urgence (hémorragie digestive par exemple), une évacuation du contenu gastrique et un lavage par sonde peuvent se révéler nécessaires.

• ***Déroulement de l'examen***

L'examen se déroule dans une salle d'endoscopie correctement équipée. Le patient est couché en décubitus latéral gauche. Un cale-dents est mis en place.

Le fibroscope est introduit doucement en demandant au patient de déglutir et de fléchir le cou pour faciliter le passage de la bouche œsophagienne.

Au cours de l'examen, la salive ne doit pas être avalée mais doit couler dans un haricot en dehors de la bouche.

Puis l'appareil est poussé sous contrôle de la vue jusqu'au deuxième duodénum, l'inspection des organes se faisant surtout au retrait de l'appareil. Sont successivement explorés : le duodénum, l'estomac (petite courbure, antre, pylore, grosse tubérosité) et l'œsophage.

Des colorants vitaux peuvent être utilisés pour préciser certaines lésions.

Au total, l'examen dure 10 à 20 min selon la réalisation d'actes complémentaires (biopsies par exemple) ou non; il est le plus souvent bien supporté et est facilement renouvelable.

Après l'examen, le patient doit attendre environ 30 min avant de pouvoir manger du fait de l'anesthésie locale.

En cas d'anesthésie générale, le patient ne doit pas conduire ni rester seul jusqu'au lendemain; il doit boire et manger légèrement le soir de l'examen.

Après l'examen, l'appareil doit être stérilisé (voir Protocole d'examen, Stérilisation des endoscopes).

Indications

• ***Diagnostiques***

Elles sont très larges étant donné la bénignité de l'examen, sa durée brève et les renseignements rapportés. Tout malade présentant une symptomatologie digestive haute doit bénéficier d'une fibroscopie en première intention : les examens radiologiques usuels ne gardent plus que de rares indications. Épigastralgies, dysphagie, pyrosis, hématémèse, méléna et altération de l'état général sont les indications principales de la fibroscopie.

• ***Thérapeutiques***

Elles sont de plus en plus nombreuses : dilatation de sténoses œsophagiennes, mise en place de prothèses œsophagiennes, sclérose de varices œsophagiennes, électrocoagulation et photocoagulation de lésions hémorragiques, etc.

Contre-indications

Aucune.

Incidents et accidents

Ils sont rares : on note environ 0,033 % de décès et 0,05 % d'accidents, le plus fréquent étant la perforation de l'œsophage cervical. Ces complications ne devraient plus se voir avec la meilleure formation des endoscopistes.

Évolution

Le risque est la survenue du cancer de l'œsophage. Lorsqu'un endobrachyœsophage est diagnostiqué, une surveillance endoscopique régulière doit être pratiquée pour dépister la survenue d'un cancer.

Traitement

Un traitement antisécrétoire par inhibiteur de la pompe à protons est habituellement prescrit mais il ne permet pas de faire régresser les lésions. Lorsqu'une dysplasie de haut grade ou un cancer apparaît, il faut détruire l'endobrachyœsophage. En fonction de l'atteinte, on peut proposer un traitement endoscopique, un traitement chirurgical (œsophagectomie) ou bien une radio-chimiothérapie.

Ulcères et sténoses de l'œsophage

Les ulcères et les sténoses de l'œsophage sont des complications tardives de l'œsophagite.

L'ULCÈRE est une perte de substance au niveau de la paroi de l'œsophage. Il peut se compliquer de sténose (sténose peptique) ou d'hémorragie.

LA STÉNOSE est un rétrécissement du calibre de l'œsophage. Elle se traduit cliniquement par l'apparition d'une dysphagie et d'un amaigrissement du fait d'une diminution des apports alimentaires. La fibroscopie et/ou le transit œsophagien permettent de poser le diagnostic.

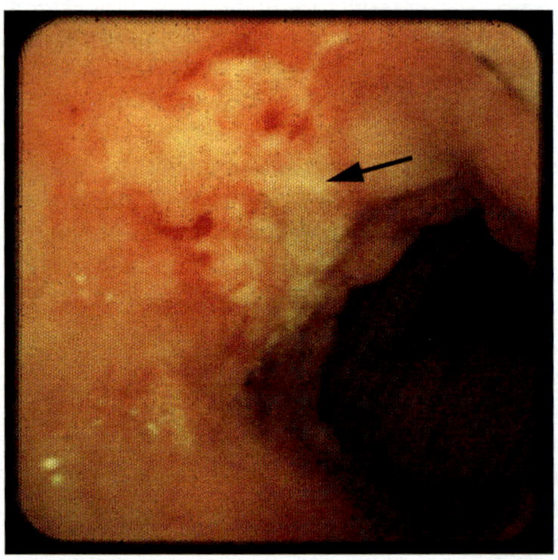

Photo 3.2 Ulcère de l'œsophage.

Hémorragie digestive

Il s'agit d'une complication rare.

Elle est révélée par une anémie par carence en fer. Plus rarement, elle est révélée par une hématémèse ou un méléna. Cette hémorragie reste d'intensité modérée sans mettre en jeu le pronostic vital.

Cancer de l'œsophage sur endobrachyœsophage

L'endobrachyœsophage (mais pas l'œsophagite elle-même) peut se compliquer d'un cancer dont l'histologie est particulière : ils s'agit d'un adénocarcinome alors que typiquement le cancer de l'œsophage est un carcinome épidermoïde.

Formes cliniques

Chez le nourrisson

Chez le nourrisson, la hernie hiatale est très fréquente. Elle peut entraîner une œsophagite et par suite une carence en fer. La pH-métrie est l'examen à réaliser en première intention à cet âge.

Manifestations atypiques

Des manifestations extradigestives du RGO sont possibles :

– manifestations respiratoires : toux nocturne et/ou asthme ;

– manifestations ORL : pharyngites et laryngites chroniques.

Diagnostic différentiel

Les formes extradigestives peuvent faire discuter une pathologie ORL ou pulmonaire.

Il est parfois difficile de faire la différence entre une véritable douleur cardiaque angineuse et un pyrosis.

Enfin, une dysphagie doit faire pratiquer une fibroscopie à la recherche d'un cancer de l'œsophage. De même, lorsqu'une sténose œsophagienne est repérée au cours d'une endoscopie, des biopsies doivent être pratiquées à la recherche d'une néoplasie.

Traitement

Hernie hiatale

Lorsqu'elle est asymptomatique, la hernie hiatale ne nécessite aucun traitement.

Si elle devient gênante, on utilise le même traitement que pour le RGO (voir *infra*).

Reflux gastro-œsophagien

On utilise des règles hygiéno-diététiques, souvent associées à un traitement médical.

Règles hygiéno-diététiques

Elles sont astreignantes mais utiles. Les mesures à conseiller sont les suivantes :

MESURES POSTURALES :

- surélévation de la tête du lit d'environ 30° ;
- éviter l'antéflexion du tronc : plier les genoux (nouage des lacets) ;
- éviter le décubitus post-prandial ;
- diminuer la pression abdominale : éviter ceintures, vêtements trop serrés, corsets.

MESURES DIÉTÉTIQUES

Éviter les repas gras, le café, l'alcool, le tabac, les boissons gazeuses ; réduire une surcharge pondérale.

Éviter si possible, après avis médical, les médicaments qui diminuent la pression du sphincter inférieur de l'œsophage (théophylline, inhibiteurs calciques, dérivés nitrés) (voir tableau 3.2, page 56).

Ces mesures lourdes ne peuvent toutes être imposées au patient ; il faut surtout s'efforcer de repérer et corriger ses erreurs.

Traitement médical

ANTIACIDES

Bien que souvent utilisés en automédication, les antiacides n'ont pas une efficacité supérieure à celle du placebo.

GELS ANTIREFLUX

On les utilise en première intention du fait de leur efficacité et de leur innocuité. Ils agissent en formant un gel surnageant le contenu gastrique : en cas de RGO, le gel remonte et vient protéger la muqueuse œsophagienne qui ne se retrouve plus en contact avec le liquide acide gastrique. Le gel le plus fréquemment prescrit est l'acide alginique ou *Gaviscon* qu'il faut prendre 1 h après chaque repas.

MÉDICAMENTS RENFORÇANT LE TONUS DU SPHINCTER INFÉRIEUR DE L'ŒSOPHAGE. Ils permettent de limiter le reflux en renforçant le tonus du sphincter inférieur de l'œsophage. Il s'agit principalement du dompéridone (*Motilium*) et du métoclopramide (*Primpéran*). Le cisapride (*Prépulsid*) ne doit plus être prescrit, du fait des troubles du rythme cardiaque, potentiellement mortels, qu'il peut entraîner. Ces médicaments sont à prendre avant les repas.

MÉDICAMENTS ANTISÉCRÉTOIRES. Ce sont les médicaments les plus efficaces. On utilise les inhibiteurs de la pompe à protons de type oméprazole. En pratique, on les prescrit à demi-dose pour le reflux et à pleine dose pour une œsophagite (voir page 77).

Œsophagite

Les règles hygiéno-diététiques, les gels antireflux et les médicaments renforçant le tonus du sphincter inférieur de l'œsophage peuvent être poursuivis mais ils ne suffisent pas pour guérir l'œsophagite : il y a indication à un traitement antisécrétoire. Ce traitement permet de diminuer l'acidité du liquide gastrique. Ainsi, en remontant dans l'œsophage, ce liquide n'est plus toxique ni douloureux.

La durée du traitement d'un RGO et/ou d'une œsophagite est de 8 semaines. En cas de persistance des symptômes, il faut pratiquer à nouveau une fibroscopie pour voir si les lésions persistent puis discuter un traitement d'entretien.

En cas de sténose peptique, on peut pratiquer des dilatations endoscopiques de l'œsophage associées à un traitement médical.

Traitement chirurgical

Il ne se justifie qu'en cas d'échec du traitement médical bien conduit sur un RGO invalidant ou en cas de complications graves. Il consiste à réaliser un mécanisme antireflux en modifiant l'anatomie de la jonction œso-gastrique.

DÉMARCHE INFIRMIÈRE

REFLUX GASTRO-ŒSOPHAGIEN ET ŒSOPHAGITE

M. Z., 30 ans, consulte pour des douleurs digestives rétrosternales à type de brûlures. Ces douleurs surviennent après le repas, souvent au moment où M. Z. se couche pour sa sieste. Elles sont associées à une régurgitation de liquide acide et chaud dans la bouche. M. Z. pèse 85 kg pour 1,68 m et fume deux paquets de cigarettes par jour. Une fibroscopie a révélé une œsophagite de stade II et une hernie hiatale. M. Z. vous demande si sa maladie est grave et s'il pourra guérir grâce au traitement.

EXPLICATION DE LA MALADIE AU PATIENT

– Expliquer ce qu'est une hernie hiatale au patient (par exemple : c'est une partie de l'estomac qui remonte dans le thorax et qui favorise la remontée de liquide gastrique dans l'œsophage).
– Rassurer le patient en expliquant que la hernie hiatale est une particularité anatomique très fréquente.
– Expliquer ce qu'est une œsophagite au patient (par exemple : c'est une inflammation de l'œsophage qui est agressé par l'acidité du liquide gastrique qui remonte).

RECHERCHER DES FACTEURS FAVORISANT LA MALADIE

– Rechercher les facteurs hygiéno-diététiques (tabac, surcharge pondérale, ceintures trop serrées, décubitus post-prandial, etc.) qui favorisent le reflux et l'œsophagite.

EXPLIQUER LE TRAITEMENT

• ***Traitement hygiéno-diététique*** en insistant sur l'intérêt des mesures posturales et visant à diminuer la pression abdominale. Intérêt d'un régime hypocalorique.
• ***Traitement médicamenteux***
– Action protectrice des gels antireflux.
– Action des médicaments antisécrétoires qui suppriment la toxicité œsophagienne du liquide gastrique.
• ***Parfois, un traitement d'entretien*** est indiqué pour éviter les récidives.

PHARMACOLOGIE

GEL ANTIREFLUX

ACIDE ALGINIQUE *Gaviscon – Topaal* suspension buvable, comprimés, sachets.	1 à 2 cuil. à soupe ou sachets (ou 2 à 4 comp.) 90 à 120 min après les repas et éventuellement au coucher.

ACTIONS

L'acide alginique forme un gel qui flotte au-dessus du contenu gastrique au niveau de la jonction gastro-œsophagienne. En cas de reflux, le gel remonte avant le contenu gastrique et forme une barrière physique qui permet d'éviter le contact entre la muqueuse œsophagienne et le liquide gastrique acide.

INDICATIONS

❤❤ Reflux gastro-œsophagien.
❤ Œsophagite par reflux.

CONTRE-INDICATIONS

Aucune.

PRÉCAUTIONS D'EMPLOI

Ces produits sont riches en sel ; il faut en tenir compte en cas de régime désodé.
En cas d'insuffisance rénale chronique, il faut éviter une administration prolongée du fait du risque de surcharge en aluminium.

EFFETS SECONDAIRES

On peut exceptionnellement observer une constipation du fait de la présence d'aluminium.

INTERACTIONS MÉDICAMENTEUSES

En cas de prise concomitante d'acide alginique et d'un autre médicament, l'acide alginique doit être absorbé en dernier.

Cancer de l'œsophage

Épidémiologie

Le cancer de l'œsophage représente 15 % des cancers digestifs. Il est 15 fois plus fréquent chez l'homme que chez la femme et son incidence augmente avec l'âge jusqu'à 75 ans.

Il existe des variations géographiques : le cancer de l'œsophage prédomine en milieu rural et dans certaines régions (France, Afrique du Sud, Moyen-Orient, Asie du Sud-Est). Un cancer des voies aéro-digestives supérieures (ORL) lui est souvent associé.

Étiologie

Facteurs favorisants

En France, 90 % des cancers de l'œsophage sont imputables à l'alcoolo-tabagisme.

Les autres facteurs incriminés sont moins importants : carences nutritionnelles (vitamines A et C), irritation thermique répétée par boissons chaudes (thé), radiations ionisantes.

Maladies prédisposantes

Les lésions œsophagiennes qui peuvent favoriser le développement d'un cancer de l'œsophage sont : les brûlures caustiques de l'œsophage, les œsophages radiques, l'endobrachyœsophage (voir *supra*), l'achalasie ou méga-œsophage et la dysphagie induite par une carence en fer (syndrome de Plummer-Vinson).

Clinique

Circonstances de découverte

Dysphagie

C'est le maître symptôme du cancer de l'œsophage (voir page 45).

Il s'agit d'une sensation de gêne à la déglutition qui doit faire penser au diagnostic surtout si :

– elle est d'apparition récente ;

– elle est progressive : elle touche d'abord les solides puis, plus tardivement, les liquides ;

– elle entraîne rapidement une altération de l'état général.

Mais ces caractéristiques sont aspécifiques et toute dysphagie doit faire rechercher un cancer de l'œsophage.

Elle peut être associée à des éructations, des régurgitations et une hypersialorrhée.

Bien que la dysphagie soit le symptôme révélateur d'un cancer de l'œsophage, elle témoigne d'une maladie déjà évoluée car restée longtemps asymptomatique.

Toute dysphagie doit faire rechercher un cancer de l'œsophage.

Autres symptômes

Les autres symptômes pouvant être rencontrés au cours d'un cancer de l'œsophage sont :

- **une dysphonie** par paralysie de la corde vocale gauche par envahissement du nerf récurrent gauche ;
- **une toux à la déglutition** qui est toujours de mauvais pronostic car pouvant témoigner soit d'une fistule œso-trachéale ou bronchique, soit d'une fausse route par paralysie récurrentielle ;
- **une douleur épigastrique ou interscapulaire** par envahissement loco-régional ;
- **une hémorragie digestive** pouvant être responsable d'une anémie ferriprive ou d'une hématémèse massive par fistule œso-aortique.

Altération de l'état général

Elle est tardive et souvent provoquée par la dysphagie qui entraîne des difficultés alimentaires.

Découverte systématique

Un cancer de l'œsophage peut être asymptomatique. On peut donc le retrouver lors d'une fibroscopie réalisée dans le bilan d'extension d'un cancer ORL.

Examen clinique

Il est le plus souvent normal et a surtout pour but de préciser l'extension du cancer. On recherche des métastases hépatiques (palpation du foie), péritonéales (toucher rectal et palpation abdominale) et ganglionnaires (ganglion de Troisier : palpation des creux sus-claviculaires). L'examen de la cavité buccale recherche un cancer ORL qui peut être associé (compte tenu du même terrain favorisant : alcool et tabac).

Examens complémentaires

Fibroscopie œsophagienne

C'est l'examen essentiel pour faire le diagnostic de cancer de l'estomac. La fibroscopie permet de visualiser directement la lésion, de préciser son aspect macroscopique (tumeur ulcérée, végétante, ulcéro-végétante, infiltrant), son siège, son extension en surface, le diamètre de la lumière œsophagienne et surtout de réaliser des biopsies. Celles-ci doivent être nombreuses (au moins 10) sur la tumeur et en périphérie afin d'apporter la certitude diagnostique par l'examen anatomopathologique des biopsies. Soulignons que des biopsies négatives n'éliminent pas le diagnostic.

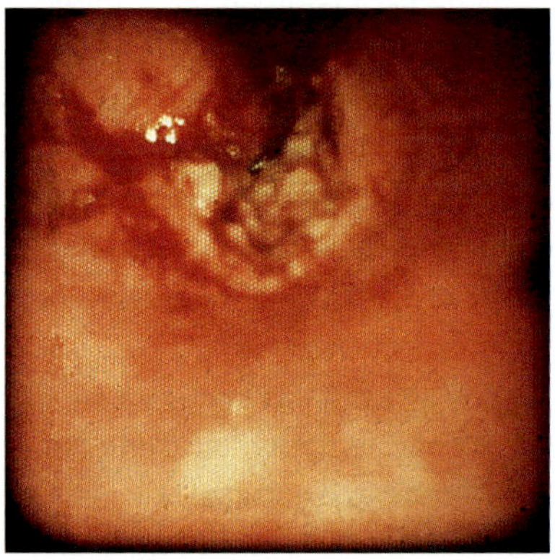

Photo 3.3 Cancer de l'œsophage sténosant.

Transit œsophagien

Il n'a actuellement plus d'indication pour poser le diagnostic de cancer de l'œsophage. Il peut avoir un intérêt préthérapeutique en précisant le siège et l'étendue en hauteur de la sténose.

Examens biologiques

Aucun n'est utile pour faire le diagnostic de cancer de l'œsophage. On peut observer de façon inconstante une anémie et/ou un syndrome inflammatoire.

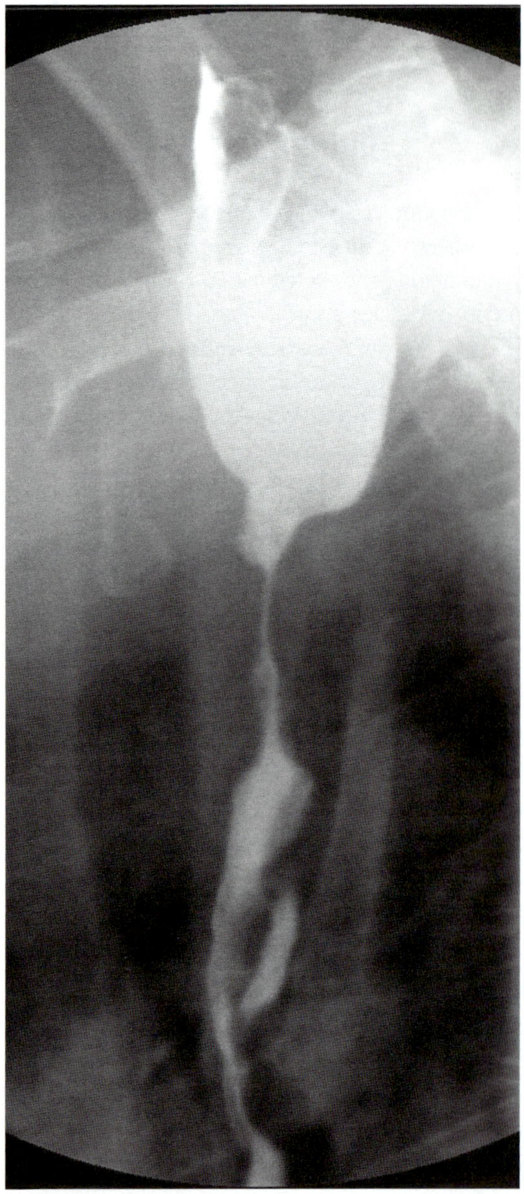

Fig. 3.2 Transit œsophagien : cancer de l'œsophage. Sténose serrée, irrégulière, excentrée, avec dilatation œsophagienne en amont.

Formes cliniques

Forme typique : le carcinome épidermoïde

La forme histologique la plus fréquente du cancer de l'œsophage est le carcinome épidermoïde (80 % des cas).

Adénocarcinome

Il est plus rare mais son incidence augmente régulièrement. Il provient de la dégénérescence d'un endobrachyœsophage, complication tardive d'une œsophagite. Il siège donc presque exclusivement sur le tiers inférieur de l'œsophage.

Autres cancers œsophagiens

Il sont exceptionnels; on peut rencontrer un sarcome, un lymphome, voire des métastases d'autres cancers.

Bilan du cancer

Bilan d'extension

Il a pour but de rechercher des métastases ganglionnaires et viscérales. On réalise :

- **un examen clinique complet** avec notamment la recherche d'un ganglion de Troisier;
- **une radiographie thoracique ;**
- **une échographie hépatique ;**
- **un scanner thoraco-abdominal** permet de rechercher une extension aux organes de voisinage (aorte, trachée, bronches), une atteinte ganglionnaire et une atteinte métastatique à distance;
- **de plus une écho-endoscopie** peut être indiquée pour évaluer précisément l'envahissement de la paroi œsophagienne en profondeur et dans les ganglions alentour;
- **enfin, un examen ORL et pulmonaire avec fibroscopie tachéo-bronchique** doivent systématiquement être pratiqués à la recherche d'un second cancer (patients alcoolo-tabagiques).

Bilan d'opérabilité

Il s'intéresse à l'âge physiologique pour évaluer la capacité physique du malade à supporter une intervention chirurgicale lourde. Il évalue surtout les fonctions respiratoire et hépatique, du fait du terrain (tabac, alcool). Des épreuves fonctionnelles respiratoires permettent d'évaluer la capacité du malade de supporter l'intervention.

Traitement

Traitement chirurgical

La chirurgie doit être discutée de principe car c'est l'une des seules chances de guérison du patient. Elle ne s'adresse qu'aux malades sans métastase ni extension locorégionale.

On réalise une œsophagectomie subtotale, c'est-à-dire une ablation presque totale de l'œsophage en passant au minimum 5 cm au-dessus du cancer. On remonte l'estomac à la place de l'œsophage. L'estomac est alors allongé et tubulisé ou, plus rarement, on utilise un segment de côlon. On pratique simultanément un curage lymphatique péritumoral.

En cas de tumeur inextirpable, on évite les interventions chirurgicales palliatives du fait de leur morbidité et des progrès des moyens palliatifs médicaux et endoscopiques (voir *infra*).

Chimio et radiothérapie

Radiochimiothérapie concomitante

– La chimiothérapie et la radiothérapie peuvent être utilisées en association de façon concomitante à visée curative à la place de la chirurgie dans certains cas. Cette association permet une destruction tumorale complète dans environ un tiers des cas ; elle permet de conserver l'œsophage.

– L'intérêt d'une association radio-chimiothérapie concomitante en plus de la chirurgie (en préopératoire) n'est pas démontré par rapport à la chirurgie seule ou à la radiochimiothérapie seule.

Radiothérapie et chimiothérapie à visée palliative

– La chimiothérapie ou la radiothérapie utilisées seules (sans association) n'ont qu'un effet palliatif modéré.

– Les médicaments anticancéreux utilisés dans la chimiothérapie du cancer de l'œsophage sont le plus souvent le 5 FU et le cisplatine.

Traitements palliatifs endoscopiques

Ils ont pour but de restaurer ou de maintenir une perméabilité œsophagienne pour permettre au patient de s'alimenter par la bouche.

LES DIFFÉRENTES TECHNIQUES sont :

- **les dilatations endoscopiques ;** leur efficacité est de courte durée et nécessite de répéter les séances;
- **les endoprothèses œsophagiennes** qui permettent de rétablir une lumière œsophagienne compatible avec une alimentation orale alors que l'œsophage était obstrué par la tumeur;

- **la photocoagulation au laser et l'électrocoagulation** des tumeurs végétantes.

La gastrostomie endoscopique percutanée est la mise en place au cours d'une endoscopie d'une sonde d'alimentation dans l'estomac qui ressort par la paroi abdominale ; elle permet de maintenir une alimentation entérale alors que l'alimentation orale est devenue impossible (sténose serrée de l'œsophage).

Traitements palliatifs chirurgicaux

On utilise des gastro- ou des jéjunostomies d'alimentation chirurgicale lorsque la gastrotomie endoscopique est impossible (sténose œsophagienne ne permettant pas le passage de l'endoscope).

Surveillance

Après traitement à visée curative, une surveillance est classiquement réalisée afin de détecter une récidive, pour laquelle, cependant, les possibilités thérapeutiques sont souvent nulles. L'intérêt d'une telle surveillance est donc très discutable.

En revanche, il est utile de dépister un cancer lié au même terrain à risque (cancer ORL).

Pronostic

Évolution naturelle

– En l'absence de traitement curatif, l'état général du malade va progressivement se dégrader pour aboutir à une cachexie. Des complications locales peuvent survenir : sténoses, envahissement des organes de voisinage.

L'extension du cancer se fait également par voie lymphatique et sanguine (ganglions, foie, péritoine, ovaires, poumons).

– Même en cas de traitement curatif, le risque de récidive est important.

Pronostic

Le pronostic est sombre. La survie globale à 5 ans est de 5 %. Le traitement curatif reste décevant puisqu'il n'est possible que dans 20 % des cas avec une survie de seulement 20 % à 5 ans.

Œsophagites non peptiques

Œsophagite caustique

Définition - Diagnostic

L'œsophagite caustique est une brûlure de l'œsophage secondaire à l'ingestion volontaire ou accidentelle de produits caustiques.

Le diagnostic est évident devant le contexte : douleurs œsophagiennes violentes, dysphagie voire état de choc. Le pronostic vital peut parfois être menacé par une perforation œsophagienne ou une destruction du carrefour laryngé.

Les lésions sont plus graves lors des tentatives de suicide où le produit est avalé en quantité importante qu'au cours des intoxications involontaires où le caustique est immédiatement recraché.

Chez l'enfant, le diagnostic peut être plus difficile : il faut y penser devant des douleurs et des pleurs de survenue brutale alors que l'enfant manipulait des produits dangereux. Dans ce cas, la quantité ingérée est minime et le risque toxique est nul : la gravité est due à la possibilité d'une sténose cicatricielle ultérieure.

Produits en cause

La gravité des lésions dépend du produit ingéré :

- **les acides** lèsent surtout l'estomac (lésions étendues en surface mais peu profondes) : acide chlorhydrique, rubigine, *Harpic* ;
- **les bases** lèsent principalement l'œsophage (lésions profondes mais localisées en surface) : soude, ammoniac, *Destop* ;
- **les oxydants** dont seule la forme concentrée est toxique : eau de Javel.

Bilan d'entrée

Il permet de déterminer la nature, la quantité et l'heure d'ingestion du toxique. Il faut interroger l'entourage sur les manœuvres réalisées (vomissements provoqués, absorption d'« antidotes »).

L'examen doit apprécier le degré d'urgence en recherchant un collapsus, des troubles de conscience et des signes de perforation gastrique (défense ou contracture abdominale).

Un bilan préopératoire doit être pratiqué avec une radiographie du thorax et de l'abdomen. Enfin, si un pneumopéritoine ou un pneumomédiastin a été éliminé, une fibroscopie en urgence permet d'évaluer l'étendue en surface et en profondeur des lésions.

Certains gestes doivent absolument être proscrits.
Il ne faut pas :
- faire boire ;
- faire vomir ;
- faire absorber un antidote ;
- tenter de neutraliser un acide par une base ou inversement une base par un acide ;
- mettre en place une sonde naso-gastrique.

En revanche, il faut :
- mettre en place une voie veineuse périphérique ;
- prélever un bilan préopératoire ;
- faire des soins buccaux avec des compresses sèches.

Traitement

LES FORMES BÉNIGNES bénéficient d'une surveillance en milieu hospitalier de quelques jours et de contrôles endoscopiques réguliers (risque de sténose secondaire après quelques semaines d'évolution).

LES FORMES GRAVES doivent être opérées en urgence (on réalise souvent une ablation de l'œsophage et de l'estomac) puis traitées en unité de soins intensifs.

LES FORMES INTERMÉDIAIRES doivent être surveillées en milieu spécialisé avec une surveillance par fibroscopie régulière du fait du risque de sténose secondaire. Le mode d'alimentation (entérale par sonde ou parentérale) doit être discuté au cas par cas.

Surveillance

Une surveillance par fibroscopie est indispensable en raison du risque de cancérisation à long terme.

Si une sténose œsophagienne suspendue apparaît, il faudra discuter une dilatation endoscopique de l'œsophage. En revanche, en cas de sténose plus étendue, une chirurgie peut être nécessaire.

DÉMARCHE INFIRMIÈRE

BRÛLURE CAUSTIQUE DE L'ŒSOPHAGE

M. L. consulte en urgence car il vient d'absorber accidentellement de l'acide chlorhydrique qu'il avait mis dans une bouteille d'eau. La quantité absorbée semble peu importante car M. L. a recraché presque tout le produit. Quels sont les actes à éviter et à pratiquer ?

ACTES À PRATIQUER
- laisser à jeun ;
- prévenir le médecin et un gastro-entérologue ;
- prélever un bilan préopératoire : groupage sanguin (2 déterminations) avec Rhésus et recherche d'agglutinines irrégulières, NFS, plaquettes, ionogramme sanguin, urémie et créatininémie* ;
- mettre en place une voie veineuse périphérique avec un garde-veine (glucosé à 5 %)* ;
- faire pratiquer un électrocardiogramme, une radiographie du thorax et de l'abdomen sans préparation* ;
- rassurer le patient.

ACTES CONTRE-INDIQUÉS
- faire vomir ;
- faire boire ;
- donner un antidote ;
- mettre en place une sonde gastrique ;
- tenter de neutraliser le pH du produit ingéré.

* Sur prescription médicale.

Œsophagite mycosique

Il s'agit d'un infection de l'œsophage due le plus souvent à *Candida albicans*. Elle peut faire suite à une mycose buccale. On observe cliniquement une dysphagie et des brûlures.

Elle se rencontre au cours des immunodépressions (SIDA surtout mais aussi cancers, alcoolisme, diabète, traitement immunosuppresseurs) et une sérologie VIH doit être systématiquement contrôlée devant une candidose œsophagienne.

Le traitement repose sur les antifungiques actifs sur le *Candida albicans* (*Triflucan* surtout).

POINTS CLÉS

1. ▶ Le **reflux gastro-œsophagien** est une pathologie courante et bénigne, favorisée par l'existence d'une **hernie hiatale** qui compromet l'efficacité de la continence du cardia. Le traitement médical est efficace ; il repose sur les antisécrétoires (utilisés aussi dans le traitement de l'ulcère gastro-duodénal) et les règles hygiéno-diététiques. Le recours à la chirurgie se discute en cas de complications et d'échec au traitement médical.

2. ▶ Une **sténose œsophagienne** peut être tumorale ou septique, parfois caustique ou, plus rarement, cicatricielle (post-radique, anastomose chirurgicale).

3. ▶ Le **carcinome épidermoïde** de l'œsophage se développe le plus souvent chez des sujets alcoolo-tabagiques. L'**adénocarcinome** de l'œsophage est une forme de cancer œsophagien moins fréquente, mais dont l'incidence est en augmentation ; il est secondaire à un l'**endobrachyœsophage**.

Autres pathologies œsophagiennes

Mégaœsophage ou achalasie

Définition

Le mégaœsophage appelé également achalasie du sphincter inférieur de l'œsophage est une maladie provoquée par :

- **une absence de relaxation du sphincter inférieur de l'œsophage ;**
- **l'absence des contractions péristaltiques de l'œsophage** qui sont remplacées par des contractions désorganisées non propulsives.

Ces perturbations entraînent une stase alimentaire dans l'œsophage qui va progressivement se dilater, d'où le terme mégaœsophage (gros œsophage).

Cette maladie touche environ 1 personne pour 100 000, le plus souvent entre 30 et 40 ans.

Clinique

Le signe essentiel est la dysphagie qui est particulière car paradoxale (elle prédomine sur les liquides, et non sur les solides comme pour le cancer de l'œsophage), intermittente, capricieuse, non douloureuse et fréquemment aggravée par les émotions.

On rencontre parfois des douleurs rétro-sternales et des régurgitations alimentaires abondantes non acides.

Examens complémentaires

Transit baryté de l'œsophage

Il permet de retrouver une dilatation de l'œsophage et plus tardivement une augmentation de sa longueur, l'œsophage semblant reposer sur le diaphragme. Le transit peut être normal dans les formes débutantes.

Fibroscopie œsophagienne

Elle s'impose dans le bilan de la dysphagie. Elle permet avant tout d'éliminer une autre cause de dysphagie, mais visualise peu de signes spécifiques en rapport avec le mégaœsophage : stase alimentaire, cardia resserré (mais sans obstacle visible).

Elle permet de rechercher une œsophagite de stase provoquée par le défaut de vidange de l'œsophage. Il faut également rechercher un cancer de l'œsophage qui est favorisé par le mégaœsophage.

Manométrie de l'œsophage

Elle permet d'affirmer le diagnostic en enregistrant les pressions au niveau du sphincter inférieur de l'œsophage et les ondes péristaltiques.

Traitement

TRAITEMENT MÉDICAL : inhibiteur calcique (nifédipine ou *Adalate*) qui diminue la pression du sphincter inférieur de l'œsophage. Cependant, les symptômes récidivent dès l'arrêt du traitement.

TRAITEMENT ENDOSCOPIQUE

Les dilatations pneumatiques de l'œsophage avec un ballonnet apportent de bons résultats dans 80 % des cas. L'efficacité d'injections de toxine botulique au niveau du sphincter inférieur de l'œsophage est en cours d'évaluation.

TRAITEMENT CHIRURGICAL

En cas d'échec des dilatations, on peut proposer un traitement chirurgical. Celui-ci consiste à couper longitudinalement sur quelques centimètres une partie de la musculature de l'œsophage. Cette intervention donne 80 % de bons résultats.

Diverticules de l'œsophage

Un diverticule est une poche développée aux dépens de la paroi de l'œsophage limitant une cavité qui communique avec la lumière.

ON DISTINGUE LES DIVERTICULES :

- **par pulsions** secondaires à une hyperpression à l'intérieur de l'œsophage ;

- **par traction** dus à une attraction de l'œsophage lors des mouvements péristaltiques par un élément fixe extraœsophagien.

Diverticule de Zenker

C'est le diverticule le plus fréquent. Il s'agit d'un diverticule par pulsion qui siège à la jonction pharyngo-œsophagienne. Il touche surtout l'homme après 60 ans et est responsable d'une dysphagie et de régurgitations alimentaires.

Le diagnostic est fait par le transit œsophagien et le traitement est chirurgical : on pratique une diverticulectomie.

Maladies rares de l'œsophage

Anneau de Schatzki

Il s'agit d'un diaphragme muqueux constitué par une fine membrane qui s'insère perpendiculairement à la circonférence de l'œsophage. Il peut entraîner une dysphagie intermittente. Le traitement consiste à rompre l'anneau au cours d'une fibroscopie ou à l'enlever par chirurgie.

L'anneau de Schatzki est un équivalent d'œsophagite (forme rare de cicatrisation).

Syndrome de Mallory-Weiss

Il s'agit d'une déchirure longitudinale de la muqueuse de la jonction œso-gastrique. Elle est secondaire à une hyperpression abdominale souvent provoquée par des vomissements.

Elle peut être responsable d'une hémorragie digestive. Le diagnostic se fait au cours d'une endoscopie. La cicatrisation se fait spontanément et une intervention chirurgicale n'est nécessaire qu'en cas d'hémorragie digestive abondante.

Estomac - Duodénum

Anatomie

Estomac

Forme et dimensions

L'estomac est localisé dans la partie haute de l'abdomen, à gauche entre la 11e vertèbre dorsale et la 2e lombaire. C'est un segment dilaté du tube digestif situé entre l'œsophage et le duodénum. Sa forme rappelle celle d'un « J » mais est variable selon son état de réplétion (figures 3.3 et 3.4).

IL COMPREND :
- une partie supérieure verticale : la **grosse tubérosité** ;
- une partie inférieure horizontale : l'**antre** ;
- ces deux parties sont séparées par le **corps de l'estomac** ;

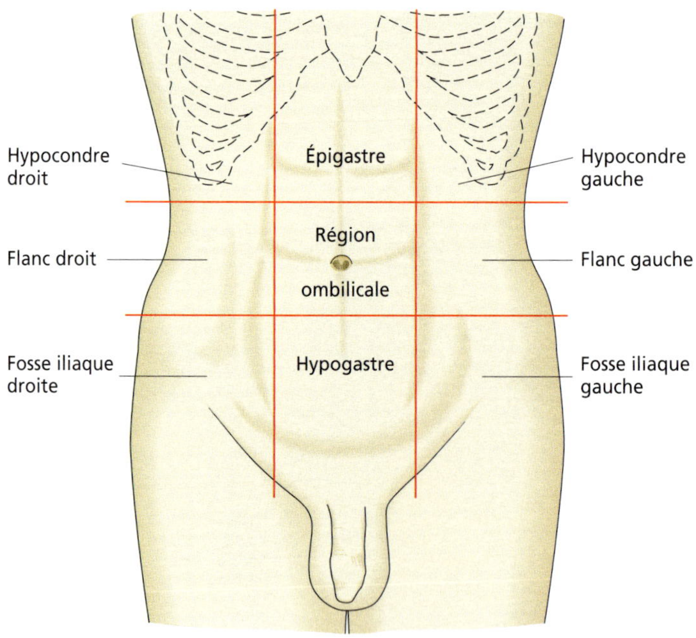

Fig. 3.3 Estomac. Situation générale.

- l'orifice œsophagien de l'estomac s'appelle **cardia** et l'orifice duodénal **pylore** ;
- la courbure externe est appelée **grande courbure** et la courbure interne **petite courbure**.

Ses dimensions moyennes sont 25 cm de long, 12 cm de large, 8 cm d'épaisseur et son volume de 1 à 1,5 L.

Rapports

LES RAPPORTS de l'estomac sont :

- **en haut :** le *diaphragme* qui sépare l'abdomen du thorax ;
- **en bas :** le *côlon transverse* et les anses de l'*intestin grêle* ;
- **en avant :** en haut le *grill costal* (grosse tubérosité) et en bas la *paroi abdominale* (corps et antre) ;
- **en arrière :** le *pancréas* et le *duodénum* (3e et 4e partie) ;
- **en dedans :** le *péritoine* (petit épiploon) qui relie la petite courbure à la face inférieure du foie ;
- **en dehors :** la *rate* et le *péritoine* (grand épiploon) qui relie la grande courbure à la rate.

Vaisseaux et nerfs

Vaisseaux

LES ARTÈRES GASTRIQUES constituent 3 systèmes qui ont tous pour origine le tronc cœliaque (voir figure 3.5, aorte abdominale) : il s'agit du cercle artériel de la petite courbure, du cercle artériel de la grande courbure et des vaisseaux courts de l'estomac.

LES VEINES se jettent dans le tronc porte.

LES LYMPHATIQUES se drainent dans 2 pédicules : vers le hile du foie et vers les ganglions cœliaques.

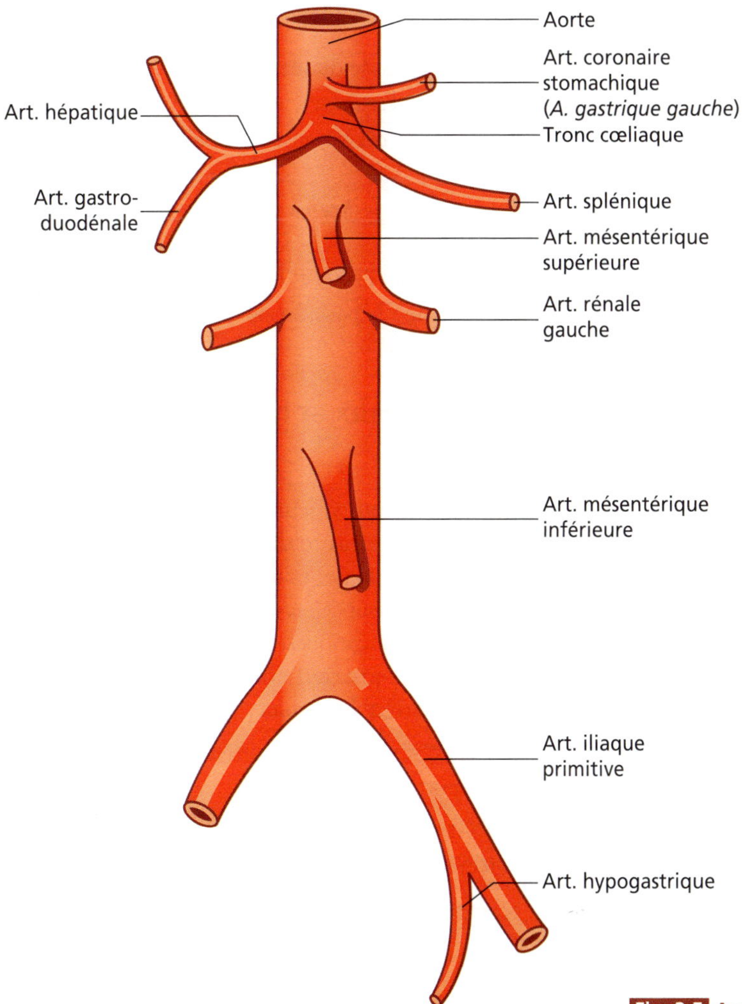

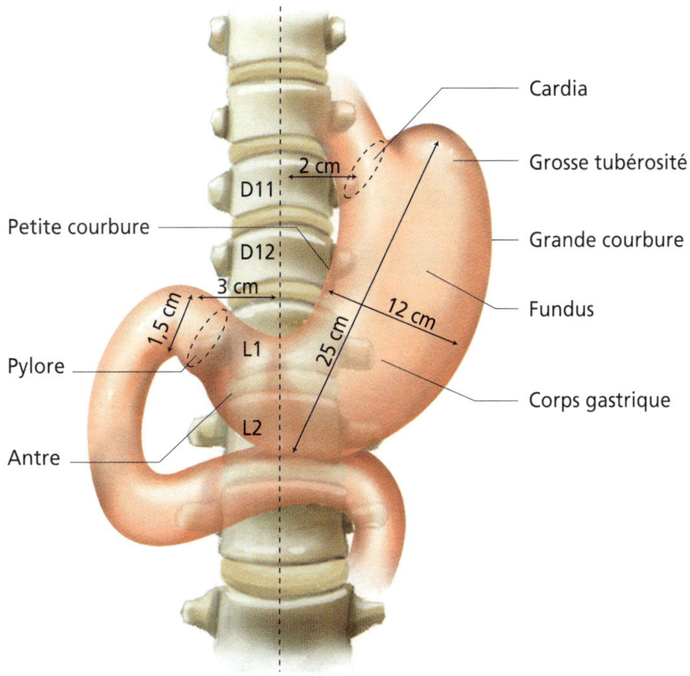

Fig. 3.4 Estomac. Formes, dimensions.

Fig. 3.5 Aorte abdominale et ses principales branches artérielles à destination digestive.

Nerfs

L'INNERVATION est double :

- **parasympathique** par le nerf pneumogastrique ou vague ;
- **sympathique** par les plexus splanchniques.

Anatomie microscopique

Comme l'œsophage, l'estomac comprend CINQ COUCHES TISSULAIRES :

- **la séreuse** qui correspond au péritoine ;
- **la musculeuse** (3 couches musculaires), puissante, pour permettre le brassage des aliments ;
- **la sous-muqueuse,** richement vascularisée ;
- **la musculaire muqueuse ;**
- **la muqueuse :** l'épithélium de surface est composé d'une seule couche de cellules, riches en mucus, pour être protégées de l'acidité gastrique. L'épithélium s'invagine pour former des cryptes au fond desquelles se trouvent des glandes : l'acide chlorhydrique et le facteur intrinsèque (voir Maladie de Biermer) sont sécrétés dans le fundus et la gastrine (hormone stimulant la synthèse d'acide chlorhydrique) dans l'antre (figure 3.7, voir plus loin).

Duodénum

Forme et dimensions

Le duodénum est la portion initiale de l'intestin grêle et est composé de 4 portions. C'est un organe profond situé en avant du rachis entre les vertèbres L1 à L4. Il fait suite à l'estomac à partir du pylore et se termine au niveau du jéjunum. Il mesure 20 à 30 cm de long et 3 cm de diamètre (figure 3.6).

Le 1er duodénum fait suite au pylore ; il est composé du bulbe de forme triangulaire et suivi par la région postbulbaire jusqu'au genu superius. À ce niveau commence le 2e duodénum, vertical, dans lequel s'abouchent au niveau de la papille le canal cholédoque et le canal de Wirsung. Le 3e duodénum passe horizontalement devant L3 et le 4e remonte en haut à gauche derrière l'estomac pour se terminer à l'angle duodéno-jéjunal, également appelé angle de Treitz.

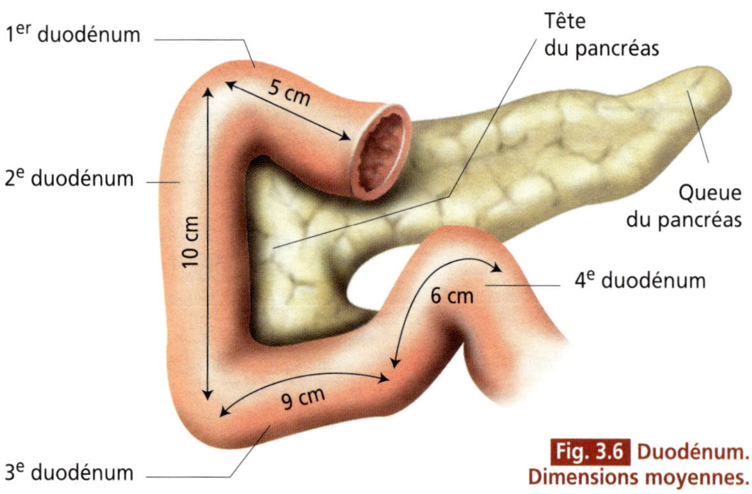

Fig. 3.6 Duodénum. Dimensions moyennes.

Rapports

Le duodénum et la tête du pancréas forment un bloc homogène tel « le pneu et la jante d'une roue ».

LES RAPPORTS du duodénum sont :

- **en haut :** l'*estomac* ;
- **en bas :** le *côlon transverse* et les anses de l'*intestin grêle* ;
- **en avant :** le *foie* (à droite) et l'*estomac* (à gauche) ;
- **en arrière :** l'*aorte* et la *veine cave inférieure* ;
- **à gauche :** le *pancréas*, le *cholédoque* et le *pédicule rénal gauche*.

Vaisseaux et nerfs

Vaisseaux

LES ARTÈRES qui vascularisent le duodénum naissent de l'artère gastro-duodénale (elle-même issue du tronc cœliaque, voir figure 3.5) et de l'artère mésentérique supérieure. Elles forment les arcades duodéno-pancréatiques. De plus, le bulbe duodénal a une vascularisation artérielle, par une branche issue de l'artère hépatique.

LES VEINES, satellites des artères, se jettent dans le tronc porte.

LES LYMPHATIQUES aboutissent aux ganglions pré-aortiques.

Nerfs

L'innervation est semblable à celle de l'estomac.

Physiologie

L'estomac a deux fonctions principales : une fonction motrice et une fonction sécrétoire.

Fonction motrice

La déglutition d'un bol alimentaire entraîne l'ouverture réflexe du cardia. L'excitation de la paroi gastrique provoquée par l'arrivée des aliments conduit à une contraction continuelle de l'estomac « proximal » pour entraîner les aliments vers l'estomac « distal ». Ainsi, l'estomac proximal a surtout un rôle de réservoir et l'estomac distal un rôle de digestion.

Progressivement, les aliments se dirigent vers le pylore du fait des contractions gastriques. Durant ce trajet, les aliments sont brassés, mélangés au suc gastrique et digérés.

La durée de séjour des aliments dans l'estomac est variable. Ce n'est qu'après avoir été transformés en particules de taille inférieure à 0,3 mm qu'ils peuvent traverser le pylore pour passer dans le duodénum. Alors que l'eau séjourne dans l'estomac une vingtaine de minutes, ce temps peut atteindre 1 à 4 heures pour les aliments solides (temps de séjour des glucides < protides ≪ lipides).

Fonction sécrétoire

Suc gastrique

L'estomac sécrète environ 1,5 L de suc gastrique par 24 h. Ses principaux constituants sont :

- **des enzymes protéolytiques** (pepsines) ;
- **de l'acide chlorhydrique ;**
- **du mucus ;**
- **le facteur intrinsèque** (voir *infra*) ;
- **des protéines.**

Cellules (figure 3.7)

Cellules pariétales

Ce sont les plus nombreuses. Elles sont localisées dans le fundus. Elles sécrètent :

- **l'acide chlorhydrique ;**
- **le facteur intrinsèque.**

Cellules principales

Elles sont localisées au niveau du fundus, dans la zone basse des glandes, et sécrètent les enzymes protéolytiques (pepsine). Sécrétée sous forme inactive (pepsinogène), la pepsine est activée par l'abaissement du pH gastrique grâce à l'acide chlorhydrique.

Cellules G

Des cellules endocrines sont retrouvées dans l'antre, les plus nombreuses étant les cellules G. Ces cellules sécrètent une hormone, la gastrine, dont le rôle est de stimuler la sécrétion d'acide chlorhydrique.

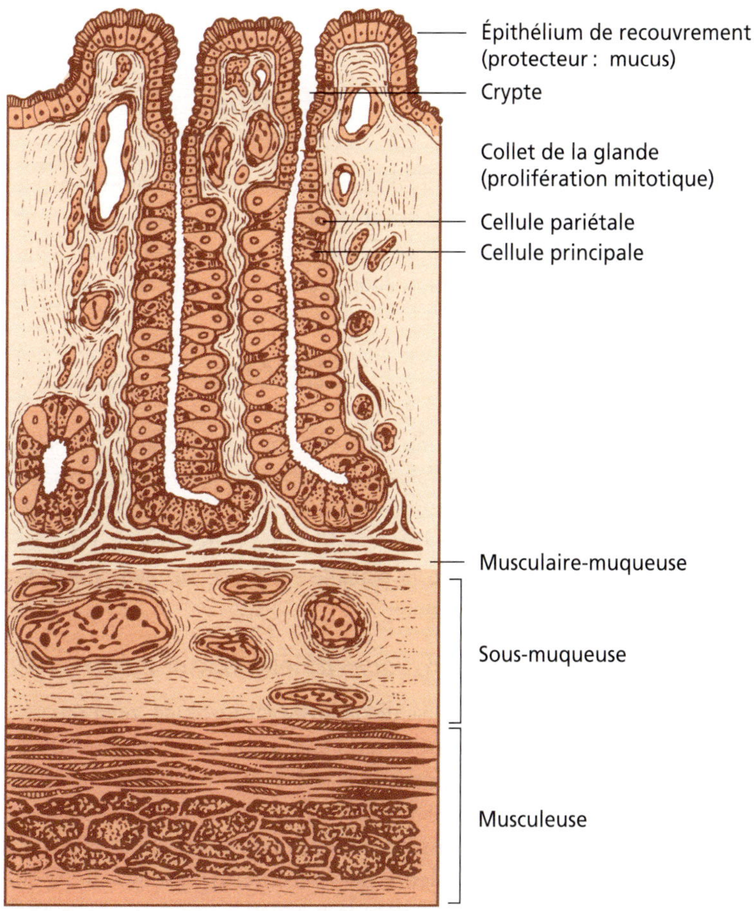

Fig. 3.7 Coupe de la paroi gastrique au niveau du fundus.

Autres cellules

Les cellules situées au sommet des glandes sécrètent du mucus pour protéger la muqueuse gastrique de l'acidité.

La sécrétion physiologique

On distingue 3 types d'« influences » (phases) qui stimulent la sécrétion de l'estomac.

Influences psycho-nerveuses : phase céphalique

L'ingestion d'aliments conduit par voie réflexe à une sécrétion de suc gastrique. Ce réflexe passe par les nerfs gustatifs, olfactifs et optiques qui constituent la voie afférente. Ainsi, la simple odeur ou la simple vision des aliments stimule la sécrétion de l'estomac.

Le nerf vague (pneumogastrique), qui libère de l'acétylcholine, continue la voie efférente : sa section supprime toute influence psycho-nerveuse.

Influences locales : phase gastrique

Lorsque le bol alimentaire entre en contact avec l'antre, il y a libération d'une hormone : la gastrine. Celle-ci passe dans le sang pour stimuler la sécrétion d'acide chlorhydrique. De plus, le bol alimentaire peut directement stimuler la sécrétion d'acide chlorhydrique.
Lorsque le pH de l'estomac devient très bas, il y a inhibition de la libération de gastrine.

Influences intestinales : phase intestinale

Le passage des aliments dans le duodénum inhibe la sécrétion de suc gastrique. Ce contrôle fait intervenir la libération d'hormones intestinales : sécrétine, VIP, somatostatine, etc.

Ulcère duodénal

Définition

L'ulcère duodénal est une perte de substance au niveau de la paroi du duodénum allant jusqu'à la couche musculeuse. Il peut prendre plusieurs aspects selon l'importance de la perte de substance.

Étiologie

Plusieurs facteurs entrent certainement en jeu : hérédité, tabagisme, médicaments, voire psychisme, mais c'est surtout la découverte du rôle d'une bactérie, *Helicobacter pylori*, qui a transformé la prise en charge de la maladie ulcéreuse au cours des dernières années.

*Caractéristiques d'*Helicobacter pylori

C'est un bacille gram-négatif, spiralé, uréase positif (il transforme l'urée en ammoniac ; on utilise cette propriété de la bactérie pour la recherche ; voir *infra*). *Helicobacter pylori* est retrouvé électivement dans l'estomac, principalement dans l'antre. La prévalence de l'infection est estimée à 30 %, en France, dans la population générale, mais elle atteint 90 % au cours de la maladie ulcéreuse.

*Méthodes de recherche d'*Helicobacter pylori *en pratique courante*

La recherche d'*Helicobacter pylori* n'est justifiée que dans les situations aboutissant à un traitement d'éradication, donc principalement les ulcères gastriques et duodénaux.

LE DIAGNOSTIC INITIAL repose :

- **principalement sur l'examen histologique** qui permet de retrouver la bactérie à la surface de l'épithélium ;
- **sur le test à l'urée (*CLO-test*), parfois réalisé :** un fragment de la muqueuse antrale prélevé au cours d'une endoscopie est déposé sur un gel d'agar contenant de l'urée et un indicateur de pH. *Helicobacter pylori* va hydrolyser l'urée et libérer de l'ammoniac qui modifie le pH et change la couleur de l'indicateur coloré. La réponse est obtenue en 3 heures.
- **Sur le test respiratoire à l'urée :** le patient ingère de l'urée radiomarquée. Si *Helicobacter pylori* est prescrit, l'urée va être hydrolysée. Du CO_2 radiomarqué va être formé et expiré.

EN CAS DE RÉSISTANCE AU TRAITEMENT, d'autres techniques pourraient être appliquées pour évaluer la sensibilité de la bactérie aux antibiotiques et vérifier son éradication.

*Intérêts de l'éradication d'*Helicobacter pylori

Dans l'ulcère gastrique et duodénal, l'éradication permet de faire diminuer le risque de récidive ulcéreuse. Dans l'année qui suit le traitement d'un ulcère, le risque de récidive passe de 60 à 80 % en l'absence d'éradication à moins de 5 % après éradication.

Signes cliniques

La douleur ulcéreuse est le signe clinique essentiel, mais est inconstant. Certains ulcères peuvent être latents, indolores et découverts lors de complications (hémorragie, perforation).

Douleur typique

LA DOULEUR ULCÉREUSE typique est :

- **à type de crampe ou de torsion ;**
- **localisée à l'épigastre sans irradiation ;**
- **d'intensité variable allant de la simple gêne à la douleur très violente ;**
- **d'horaire post-prandial ;** la douleur survient une à quatre heures après les repas et dure entre 30 minutes et 2 heures ;
- **calmée par l'alimentation et les médicaments antiacides ;**
- **périodique :** les poussées douloureuses durent 4 à 6 semaines, surviennent tous les jours sans interruption et se calment progressivement pour disparaître complètement; cette périodicité est peu observée puisqu'elle disparaît dès qu'on instaure le traitement.

Caractéristiques de la douleur ulcéreuse :
Siège : épigastrique.
Type : crampe, torsion.
Intensité : variable.
Irradiation : absente.
Horaire : post-prandial.
Calmée par : alimentation.

Douleur atypique

LES DOULEURS ATYPIQUES sont très fréquentes.
Peuvent être inhabituels :

- **le siège** dans hypocondre droit ;
- **les irradiations dorsales** qui doivent faire craindre une perforation dans le pancréas ;
- **les vomissements associés** qui doivent faire craindre une sténose gastrique ;
- **le type de la douleur :** brûlure voire absence de douleur ;

Examens complémentaires

Fibroscopie œso-gastro-duodénale

C'est l'examen de référence.
La fibroscopie permet de faire le diagnostic d'ulcère, de préciser son siège, sa forme et sa taille. L'ulcère apparaît comme une ulcération bien limitée, à fond blanchâtre, à bords nets, plane ou creusante. Des biopsies peuvent être réalisées. En cas d'ulcère duodénal, on réalise des biopsies au niveau de l'antre pour rechercher la présence d'*Helicobacter pylori* ; la biopsie de l'ulcère duodénal lui-même est inutile.

Transit œso-gastro-duodénal

Son indication se limite à la recherche d'une sténose compliquant l'ulcère et empêchant le passage du fibroscope.

Évolution - complication

En l'absence de traitement, l'évolution de l'ulcère est chronique et cyclique (ulcère, cicatrisation, ulcère, etc.). Sur ce fond évolutif peuvent se greffer des complications aiguës : hémorragies, perforations et sténoses.

Hémorragie digestive

Elle apparaît dans environ 20 % des cas. Plusieurs types d'hémorragies peuvent s'observer :

- **hématémèse massive** pouvant nécessiter un traitement chirurgical en urgence ;
- **méléna et/ou anémie par carence martiale** traduisant de petites hémorragies distillantes.

Les hémorragies sont favorisées par la prise de médicaments modifiant l'hémostase (aspirine, héparine, antivitamine K).

Perforation

Elle apparaît dans 10 % des cas et entraîne une péritonite généralisée.

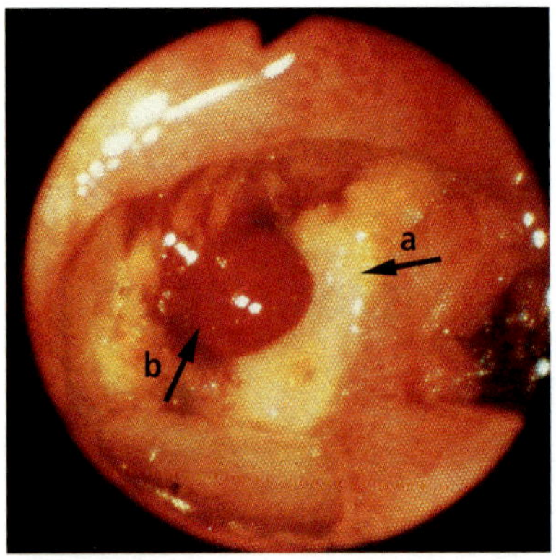

Photo 3.4 Ulcère hémorragique (a) avec caillot adhérent (b).

Parfois, l'ulcère se perfore dans un organe de voisinage (foie, pancréas) : c'est l'ulcère perforé bouché.

Cliniquement, l'ulcère est très douloureux et peut simuler une atteinte pancréatique.

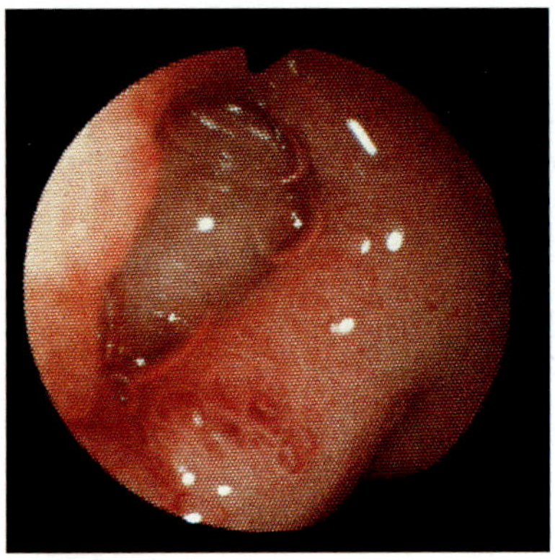

Photo 3.5 Ulcère bulbaire perforé bouché.

Sténose pyloro-duodénale

Elle apparaît dans 8 % des cas.

ELLE ÉVOLUE en deux phases :

- **1re phase :** augmentation du péristaltisme antral avec retard de l'évacuation gastrique et vomissements post-prandiaux précoces;
- **2e phase :** phase d'atonie avec distension gastrique et vomissements post-prandiaux tardifs.

LE DIAGNOSTIC est clinique et radiologique. La fibroscopie retrouve la sténose impossible à franchir ainsi qu'une stase alimentaire; il est donc impossible de visualiser l'ulcère bulbaire.

Traitement

Traitement médical

Il a pour buts de :

- **faire céder la douleur ulcéreuse;**
- **permettre la cicatrisation;**
- **éviter les récidives.**

Traitement d'attaque

RÈGLES HYGIÉNO-DIÉTÉTIQUES. Elles ont longtemps été considérées comme essentielles. En fait, il n'y a pas de régime particulier et seul l'arrêt du tabac a clairement montré son efficacité. Les épices et l'alcool sont classiquement déconseillés bien que l'efficacité de leur suppression n'ait jamais été prouvée. Les repas doivent être pris au calme, à heures régulières, en mâchant bien.

En l'absence de complication, il n'y a pas indication à une hospitalisation ni à un arrêt de travail. Les anticoagulants et les médicaments gastro-toxiques (aspirine et AINS) doivent être arrêtés, sauf indication vitale.

TRAITEMENT ANTISÉCRÉTOIRE. Il permet d'accélérer la cicatrisation et d'atténuer les douleurs en diminuant la sécrétion acide de l'estomac. Plusieurs types de médicaments existent. On utilise actuellement en première intention un inhibiteur de la pompe à protons (*Mopral, Lanzor*) qu'on associe à des antibiotiques pour éradiquer *Helicobacter pylori*.

Les antiacides type *Maalox* sont inutiles.

D'autres médicaments tels que les prostaglandines (*Cytotec*), ou le sucralfate (*Ulcar*), sont théoriquement efficaces mais restent peu utilisés.

4 à 6 semaines de traitement antisécrétoire sont le plus souvent prescrites mais en théorie, on pourrait arrêter le traitement après une semaine, dès l'éradication d'*Hélicobacter pylori*.

ÉRADICATION D'*HELICOBACTER PYLORI*

L'éradication d'*Helicobacter pylori*, s'il est présent, permet de faire diminuer les récidives ulcéreuses (5 % de récidives contre 60 à 80 % en l'absence d'éradication).

Plusieurs protocoles d'association d'antibiotiques peuvent être proposés; par exemple : amoxicilline (*Clamoxyl*) associée à la clarithromycine (*Zéclar*) pendant 7 jours et aux antisécrétoires.

PHARMACOLOGIE

ANTI-ULCÉREUX : INHIBITEURS DE LA POMPE À PROTONS	
OMÉPRAZOLE *Mopral* *Zoltum* gél. à 10 et 20 mg ampoules injectables à 40 mg	Ulcère gastrique ou duodénal, œsophagite : traitement à pleine dose. Reflux gastro-œsophagien et traitement d'entretien d'une œsophagite : traitement à demi-dose.
LANSOPRAZOLE *Lanzor* *Ogast* gél. à 15 et 30 mg	
PANTOPRAZOLE *Inipomp* *Eupantol* comp. à 20 et 40 mg	
RABÉPRAZOLE *Pariet* comp. à 10 et 20 mg	
ESOMÉPRAZOLE *Inexium* comp. à 20 et 40 mg	

ACTIONS

Anti-ulcéreux très puissants (actuellement les plus puissants) par inhibition spécifique de la pompe à protons qui est à l'origine de la sécrétion acide gastrique. Leur durée d'action prolongée, supérieure à 24 heures, autorise une seule prise quotidienne.

INDICATIONS

♥♥♥ Œsophagite par reflux; hémorragie ulcéreuse; syndrome de Zollinger-Ellison.
♥♥♥ Éradication d'*Helicobacter pylori* en association avec des antibiotiques (amoxicilline, clarythromycine, métronidazole).
♥♥ Ulcère gastrique ou duodénal.
♥ Reflux gastro-œsophagien sans œsophagite.

CONTRE-INDICATIONS

♠♠♠ Grossesse et allaitement : déconseillé.
♠♠♠ Hypersensibilité au produit.

PRÉCAUTIONS D'EMPLOI

En cas d'ulcère gastrique, il faut vérifier la bénignité de la lésion avant de la traiter pour ne pas méconnaître un cancer.

EFFETS SECONDAIRES

Ils sont rares et transitoires. On peut observer des nausées, des céphalées, des flatulences, une constipation et des rashs cutanés.

INTERACTIONS MÉDICAMENTEUSES

Il existe un risque de surdosage en diazépam (*Valium*), phénytoïne (*Di-hydan*) et antivitamines K si ces médicaments sont pris avec un inhibiteur de la pompe à protons.

Traitement d'entretien

Les indications d'un traitement d'entretien doivent être discutées au cas par cas. Il ne se justifie qu'en cas de risque élevé de récidive. L'éradication d'*Helicobacter pylori* doit précéder l'instauration d'un traitement d'entretien. On utilise les inhibiteurs de la pompe à protons.

Dans tous les cas il est nécessaire de respecter les mesures hygiéno-diététiques (arrêt du tabac).

Traitement chirurgical

Le traitement chirurgical de l'ulcère duodénal est réservé aux formes compliquées : perforations, hémorragies, sténoses.

Traitement endoscopique

Le traitement endoscopique est réservé à une hémorragie ulcéreuse en cours ou récente et est détaillé dans le chapitre hémorragie digestive haute (page 30).

Ulcère gastrique

L'ulcère gastrique s'apparente sur de nombreux points à l'ulcère duodénal, mais quelques différences essentielles doivent être soulignées.

Définition

L'ulcère gastrique est une perte de substance jusqu'à la musculeuse au niveau de la paroi de l'estomac. Il peut prendre plusieurs aspects selon l'importance de la perte de substance.

Étiologie

Les facteurs en cause dans l'ulcère gastrique sont à peu près les mêmes que dans l'ulcère duodénal. Notons cependant que, par rapport à l'ulcère duodénal :

- ***Helicobacter pylori* est retrouvé un peu moins souvent (70 %) ;**
- **le rôle de l'hyper-acidité** est moins important ;
- **le rôle d'une diminution de la barrière muqueuse** est important.

Signes cliniques

Ils sont identiques à ceux de l'ulcère duodénal. Ainsi, l'examen clinique ne permet pas de préjuger de la localisation de l'ulcère.

Examens complémentaires

Ce sont les mêmes que pour l'ulcère duodénal.

Il est néanmoins important de souligner que tout ulcère gastrique doit être biopsié même si son aspect est bénin. En effet, alors qu'un ulcère duodénal ne dégénère jamais, la cancérisation d'un ulcère gastrique est possible et doit donc être recherchée sur des biopsies.

Évolution

Hémorragies et perforations sont des complications communes à l'ulcère gastrique et à l'ulcère duodénal.

La sténose est beaucoup plus rare qu'au cours de l'ulcère duodénal.

La cancérisation possible d'un ulcère gastrique impose sa surveillance endoscopique après traitement.

Traitement

Le traitement médical est le même que celui de l'ulcère duodénal (voir chapitre 1, Démarche infirmière).

POINTS CLÉS

1. ▶ La **pathologie ulcéreuse gastro-duodénale** est favorisée par une infection chronique à *Helicobacter pylori*. Le diagnostic repose sur la fibroscopie.
2. ▶ Le **traitement médical** par antisécrétoire associé à une antibiothérapie contre l'HP s'il est associé est très efficace. Contrairement à l'ulcère duodénal, la guérison de l'ulcère gastrique doit être vérifiée endoscopiquement pour ne pas méconnaître un cancer.

DÉMARCHE INFIRMIÈRE

ULCÈRE GASTRIQUE OU DUODÉNAL

*M. C., 43 ans, consulte pour des douleurs digestives à type de crampes, calmées par les aliments. Il fume 2 paquets de cigarettes par jour et prend de l'aspirine lorsqu'il a mal à la tête. Une fibroscopie a révélé un ulcère duodénal et des biopsies gastriques ont permis de retrouver l'*Helicobacter pylori.

M. C. vous demande si sa maladie est grave et s'il pourra guérir grâce au traitement.

Explication de la maladie au patient

– Expliquer ce qu'est un ulcère au patient (par exemple : c'est une perte du revêtement du tube digestif. L'acidité gastrique et certains facteurs extérieurs comme le tabac peuvent favoriser la survenue d'un ulcère. Il existe des traitements efficaces mais l'ulcère peut récidiver).

– Rassurer sur l'absence de danger de la fibroscopie au cas où celle-ci n'aurait pas encore eu lieu.

Rechercher des facteurs favorisant la maladie

– Rechercher les facteurs hygiéno-diététiques (tabac) et médicamenteux (aspirine) favorisant l'apparition d'un ulcère. Rappelons qu'aucun facteur psychosomatique n'est véritablement en cause dans la genèse d'un ulcère.

Expliquer le traitement

• ***Traitement hygiéno-diététique*** en insistant sur l'arrêt du tabac. Il n'y a aucune raison de modifier le régime alimentaire du patient : le régime n'est pas en cause dans la genèse d'un ulcère et le patient va guérir sous traitement médical.

• ***Traitement médicamenteux***

– action antisécrétoire des inhibiteurs de la pompe à protons ;

– action antibactérienne des antibiotiques.

• ***Arrêt des médicaments contre-indiqués*** sauf nécessité absolue et bien prévenir le médecin (aspirine dans ce cas, mais également anti-inflammatoires non stéroïdiens).

• ***Dans de rares cas, un traitement d'entretien*** est indiqué pour éviter les récidives.

Expliquer qu'il est nécessaire de prévenir le médecin, s'il apparaît :

– **une hémorragie digestive** (hématémèse, méléna) chez un patient ayant un ulcère gastro-duodénal. Il faut alors pratiquer en urgence une fibroscopie gastrique pour rechercher une hémorragie ulcéreuse et si besoin la traiter par sclérose endoscopique (voir Démarche infirmière, *Hématémèse*, page 34) ;

– **une douleur épigastrique**, brutale, syncopale, en coup de poignard pour rechercher une perforation d'ulcère. Il faut réaliser un cliché d'abdomen sans préparation à la recherche d'un pneumopéritoine. La fibroscopie est contre-indiquée dans ce cas.

Cancer de l'estomac

Épidémiologie

Le cancer de l'estomac est un des cancers les plus fréquents (4e rang de tous les cancers et 20 % des cancers digestifs) bien que son incidence soit en diminution. Il est plus fréquent chez l'homme ; l'âge moyen au diagnostic est environ 70 ans.

Il existe des variations géographiques : ainsi, le cancer gastrique est fréquent au Japon mais rare en Afrique. Le risque est « moyen » dans les pays occidentaux.

Étiologie

Facteurs favorisants

Il n'existe pas de facteur de risque clairement démontré. Les facteurs d'environnement favorisant le cancer de l'estomac restent discutés. Sont incriminés : les nitrates (qui sont contenus dans les conserves, la charcuterie, les poissons salés, les féculents, etc.), la carence en vitamine C, une consommation excessive en sel, le tabagisme et *Helicobacter pylori*.

Maladies prédisposantes

Les lésions gastriques pouvant favoriser le développement d'un cancer gastrique sont : la maladie de Biermer, la gastrectomie partielle, la gastrite hypertrophique de Ménétrier, les gastrites chroniques atrophiques, les polypes adénomateux et surtout l'ulcère gastrique. L'incidence des cancers gastriques sur ulcère est basse (inférieure à 5 %), mais justifie les biopsies et la surveillance endoscopique de tout ulcère gastrique.

L'infection à *Helicobacter pylori* entraîne des cancers distaux de l'estomac.

Clinique

Le début est insidieux, lentement progressif et les signes cliniques n'attirent que trop tardivement l'attention entraînant alors un retard diagnostique et thérapeutique.

Circonstances de découverte

Altération de l'état général

L'amaigrissement révèle souvent la maladie; il peut atteindre plusieurs kilos en quelques semaines. Il est associé à une asthénie et à une anorexie.

Troubles digestifs

Ils sont variables. On peut rencontrer des troubles dyspeptiques banals (nausées, régurgitations, ballonnement post-prandial, etc.), des douleurs ulcéreuses typiques ou même une absence de trouble digestif.

Il existe tardivement une anorexie qui touche principalement la viande et les graisses ainsi qu'un dégoût du tabac.

Une complication peut révéler le cancer : hématémèse, méléna, vomissements, dysphagie (localisation cardiale du cancer), perforation.

Syndrome paranéoplasique

Le cancer de l'estomac peut être révélé par un syndrome paranéoplasique : fièvre, phlébites, *acanthosis nigricans* (lésions cutanées), neuropathie périphérique, etc.

Examen clinique

Il est le plus souvent normal et a surtout pour but de préciser l'extension du cancer. Dans les formes évoluées, on peut palper une masse épigastrique dure. On recherche des métastases hépatiques (palpation du foie), péritonéales (toucher rectal et palpation abdominale) et ganglionnaires (ganglion de Troisier : palpation des creux sus-claviculaires).

Ainsi, il n'existe pas de signe caractéristique de cancer de l'estomac et il faut savoir le rechercher par une fibroscopie devant des troubles digestifs même minimes et/ou une atteinte de l'état général chez un homme de 50 ans.

Examens complémentaires

Fibroscopie gastrique

C'est l'examen essentiel pour faire le diagnostic de cancer de l'estomac. La fibroscopie permet de visualiser directement la lésion, de préciser son aspect macroscopique (tumeur ulcérée, végétante, ulcéro-végétante, infiltrante), son siège, son extension en surface et surtout de réaliser des biopsies. Celles-ci doivent être nombreuses (au moins 10) en périphérie de l'ulcération le cas échéant afin d'apporter la certitude diagnostique par l'examen anatomopathologique des biopsies. Soulignons que des biopsies négatives n'éliminent pas le diagnostic.

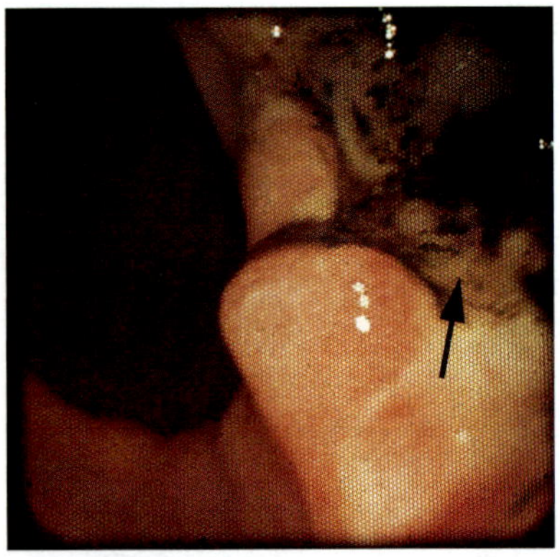

Photo 3.6 Cancer gastrique.

Transit œso-gastro-duodénal

Il n'a actuellement plus d'indication pour poser le diagnostic de cancer de l'estomac. Il n'a qu'un intérêt topographique préopératoire.

Examens biologiques

Aucun n'est utile pour faire le diagnostic de cancer gastrique. On peut observer de façon inconstante une anémie et/ou un syndrome inflammatoire. Les marqueurs tumoraux (ACE, CA 19-9) n'ont pas d'intérêt diagnostique mais leur dosage permet d'avoir une valeur de référence avant le traitement.

Formes cliniques

Forme typique

La forme histologique la plus fréquente du cancer de l'estomac est l'adénocarcinome (85 % des cas).

Cancer superficiel ou muco-érosif

Ils représentent 15 % des cancers gastriques. Leur évolution est lente car ils ne dépassent pas la sous-muqueuse pendant plusieurs mois. Ils finissent cependant par devenir invasifs. Leur pronostic est relativement bon lorsque le diagnostic est précoce.

Linite gastrique

La linite gastrique (5 % des cancers gastriques) est une forme extrêmement grave, infiltrant toute la paroi de l'estomac sans bouleverser les couches superficielles de la muqueuse. Ainsi, les biopsies peuvent être négatives si elles restent trop superficielles. Cette forme est souvent au-dessus de toute possibilité thérapeutique et l'évolution se fait en quelques semaines vers le décès.

Autres cancers gastriques

Plus rares, il s'agit des sarcomes, des lymphomes, voire de métastases d'autres cancers.

Bilan du cancer

Bilan d'extension

Il a pour but d'évaluer l'extension locorégionale et de rechercher des métastases ganglionnaires et viscérales. On réalise :

– un examen clinique complet avec notamment la recherche d'un ganglion de Troisier ;

– une échographie hépatique ;

– un scanner abdominal à la recherche de ganglions régionaux et de métastases à distance ;

– une radiographie thoracique.

Bilan d'opérabilité

Il s'intéresse à l'âge physiologique pour évaluer la capacité physique du malade de supporter une intervention chirurgicale lourde.

Traitement

Traitement chirurgical

La chirurgie doit être proposée de principe car c'est la seule chance de guérison pour les patients non métastatiques et sans extension locorégionale trop avancée. Près de 80 % des malades sont opérables, mais, en per-opératoire, seuls 1/3 à 2/3 des tumeurs sont résécables.

LORSQUE LA TUMEUR EST EXTIRPABLE, le type de résection dépend de sa localisation. Pour les cancers antropyloriques, on réalise une gastrectomie subtotale (4/5e de l'estomac) avec curage ganglionnaire. Pour les cancers proximaux (corps, grosse tubérosité, cardia), on pratique une gastrectomie totale avec curage ganglionnaire et parfois on étend la résection à la partie inférieure de l'œsophage.

SI LA TUMEUR EST INEXTIRPABLE, on peut pratiquer des interventions palliatives dites de propreté (exérèse limitée), une gastro-entérostomie voire gastrostomie ou jéjunostomie d'alimentation. Notons que la gastrostomie d'alimentation peut être pratiquée par voie endoscopique et ne nécessite pas toujours d'intervention chirurgicale.

Traitements complémentaires

Chimiothérapie

A VISÉE CURATIVE : en complément de la chirurgie : des données récentes semblent montrer que la chimiothérapie pré et post-opératoire augmenterait les chances de guérison par rapport à la chirurgie seule.

A VISÉE PALLIATIVE : dans les formes avancées et/ou métastatiques. Certains cancers de l'estomac peuvent répondre à la chimiothérapie. Il ne s'agit cependant que d'un traitement palliatif qui ne peut guérir le malade. Chez les sujets en bon état général, il peut cependant améliorer la qualité de vie et allonger la survie (la médiane ne dépasse cependant pas un an).

LES PRODUITS LE PLUS SOUVENT UTILISÉS sont le 5-fluoro-uracile (5 FU) et le cisplatine.

DÉMARCHE INFIRMIÈRE

GASTRECTOMIE

M. S., 58 ans, vient d'être opéré d'un cancer de l'estomac. Le chirurgien a réalisé une gastrectomie subtotale avec curage ganglionnaire.
Quels soins devez-vous réaliser :
1. Jusqu'au réveil du malade ?
2. Jusqu'à la reprise du transit digestif ?

SOINS JUSQU'AU RÉVEIL DU PATIENT

- ***Prendre connaissance :***
- des prescriptions du réanimateur ;
- du compte rendu opératoire.
- ***Mettre le malade en décubitus dorsal*** la tête tournée sur le côté.
- ***Vérifier :***
- la perfusion : point d'injection, reflux ;
- la sonde urinaire : position, liaison à un collecteur ;
- la sonde gastrique en déclive ou en aspiration (– 30 à – 60 cmH_2O), débit, couleur du liquide.
- ***Surveiller toutes les 15 minutes jusqu'au réveil du patient :***
- état de conscience ;
- fréquence cardiaque (pouls), tension artérielle, fréquence respiratoire ;
- chaleur des extrémités ;
- diurèse ;
- état du pansement (recherche d'une hémorragie).
- ***Mettre le malade en position demi-assise*** dès que le réveil est complet.

SOINS ENTRE LE RÉVEIL DU PATIENT ET LA REPRISE DU TRANSIT

- ***Surveiller toutes les 8 heures :***
- la température ;
- la fréquence cardiaque ;
- la tension artérielle.
- ***Surveiller tous les jours :***
- *La sonde gastrique :*
  - sa position, sa fixité (radiographie si besoin pour vérifier son emplacement) ;
  - le liquide gastrique aspiré : quantité, couleur (sang, bile), pH.
- *La sonde urinaire :*
  - position ;
  - urines : quantité, couleur.
- ***Préparer et poser les perfusions prescrites.***
- ***Noter tous les jours sur la feuille de surveillance :***
- le volume du liquide d'aspiration gastrique ;
- la diurèse ;
- les perfusions reçues ;
- les traitements reçus.
- ***Faire les prises de sang*** prescrites.
- ***Faire respirer*** le malade en mobilisant le thorax et en maintenant la cicatrice. Si besoin, l'encourager à tousser et à cracher et faire pratiquer une radiographie thoracique au lit. Faire prescrire, en cas de toux invalidante, des antitussifs.
- ***Assurer l'hygiène*** du malade (soins de bouche et de peau) ; prévenir les escarres (massages des points d'appui, changements de position).
- ***Lever et faire marcher*** l'opéré dès que possible (si possible dès le lendemain de l'intervention) ; faire pratiquer des mouvements de flexion et d'extension des membres inférieurs.
- ***Surveiller et signaler au médecin les signes annonçant la reprise du transit*** et permettant l'arrêt de l'aspiration et la reprise de l'alimentation :
- *gaz* vers le 3e jour ;
- *selles* vers le 4e ou 5e jour.
- ***Faire le pansement*** après avis du chirurgien et selon le type de drainage :
- *lame de caoutchouc* : pansement quotidien ; tirer la lame vers le 3e jour et l'enlever vers le 5e ou le 6e jour (selon les prescriptions) ;
- *redon* : pansements plus espacés ; les redons doivent être changés en cas de trop-plein ou de manque de vide ; mesurer le volume drainé ; ablation du redon entre le 4e et le 6e jour selon les prescriptions.
- ***Surveiller la plaie opératoire :***
- vers le 6e jour, rougeur, chaleur, œdème et douleurs doivent faire évoquer un hématome ou un abcès de paroi ;
- vers le 10e jour peuvent survenir un lâchage de suture ou une éviscération.
- ***Enlever les sutures selon les prescriptions :***
- *fils* : les enlever 1 sur 2 vers le 10e jour et le reste vers le 12e ;
- *agrafes* : les desserrer vers le 7e jour et les enlever vers le 10e jour.
- ***Débuter la réalimentation*** très progressivement dès la première selle.

Radiothérapie

APRÈS CHIRURGIE À VISÉE CURATIVE, elle permet de diminuer les risques de rechute. Elle est alors associée à de la chimiothérapie (5FU). Ce traitement est cependant lourd et toxique et ne peut être proposé qu'à des sujets sélectionnés (ayant notamment un bon état nutritionnel).

À VISÉE PALLIATIVE, elle peut être utilisée pour ses effets antalgiques.

Laser

On peut l'utiliser dans les formes sténosantes ou à visée hémostatique. C'est un traitement uniquement palliatif.

Surveillance

Après traitement à visée curative, une surveillance est classiquement réalisée afin de détecter une récidive, pour laquelle cependant les possibilités thérapeutiques sont restreintes. Elle est donc discutable.

Elle est à la fois :

- **clinique** (état général, recherche d'un ganglion de Troisier) ;
- **morphologique** (fibroscopie, radiographie thoracique, échographie hépatique) ;
- **histologique** (biopsies au cours de la fibroscopie) ;
- **biologique** (marqueurs tumoraux).

Pronostic

Évolution naturelle

En l'absence de traitement, l'état général du malade va progressivement se dégrader pour aboutir à une cachexie. Des complications locales peuvent survenir : hémorragie, sténose, envahissement des organes de voisinage. L'extension du cancer se fait également par voies lymphatique et sanguine (ganglions, foie, péritoine, ovaires, poumons).

Pronostic

La survie globale à 5 ans, tous stades confondus, est de 5 à 15 %. Elle est liée au stade de la tumeur :

– 90 % après chirurgie d'une tumeur superficielle ;

– 20 % après chirurgie à visée curatrice d'une tumeur avec envahissement ganglionnaire ;

– quasi nulle en cas de métastases.

La mortalité opératoire d'une gastrectomie subtotale est inférieure à 10 %.

DÉMARCHE INFIRMIÈRE

RÉALIMENTATION APRÈS GASTRECTOMIE

M. A. vient d'être opéré, il y a 72 heures, d'un cancer de l'estomac de petite taille avec un bilan d'extension négatif. L'intervention chirurgicale s'est bien passée. La première selle vient d'être émise.

Comment allez-vous conduire la reprise alimentaire du patient ?

La réalimentation doit être très progressive. Il faut surveiller la tolérance gastrique et le transit intestinal.

- ***Enlever la sonde gastrique.***

LES 48 PREMIÈRES HEURES

- ***Alimentation liquide :*** bouillon de légumes. 4 repas de 100 à 150 mL.

LES 3e ET 4e JOURS

- ***Alimentation liquide :*** bouillon de légumes, velouté de jambon. 5 repas de 150 à 200 mL.

DU 5e AU 21e JOUR

- ***Alimentation liquide :*** bouillon de légumes, velouté de jambon.
- ***6 repas de 250 mL.***
- ***Réintroduction progressive de :***

– purées de légumes pauvres en fibres ;

– compotes de fruits ;

– fromages à pâtes molles ;

– yaourts ;

– entremets ;

– viande hachée.

- ***Arriver progressivement à une alimentation solide.***

APRÈS LE 21e JOUR

- ***Régime pauvre en fibres.***
- ***Repas fractionnés en 6 prises.***
- ***Conseiller de manger lentement en mâchant bien.***

Gastrites

Définition

Une gastrite est un terme général qui désigne une inflammation de la muqueuse de l'estomac qui peut être aiguë ou chronique. C'est l'examen histologique de la muqueuse gastrique qui permet de diagnostiquer la gastrite et de préciser son type. La découverte récente du rôle d'*Helicobacter pylori* tend à modifier les anciennes classifications de gastrite.

- Contrairement à l'ulcère, il n'existe pas de perte de substance au cours de la gastrite.
- À l'exception de formes cliniques particulières (Biermer et Ménétrier), il s'agit d'une maladie bénigne le plus souvent, sans conséquence réelle et ne nécessitant pas de traitement actif, en dehors de quelques règles hygiéno-diététiques.

Gastrites chroniques

Ce sont les gastrites les plus fréquentes. Elles pourraient toucher 50 % de la population adulte.

Physiopathologie

Les lésions de gastrite retrouvées à l'examen histologique peuvent être :

– un infiltrat inflammatoire plus ou moins important;

– lorsque l'infiltrat s'étend, des lésions glandulaires apparaissent : on parle alors de gastrite atrophique.

PLUSIEURS MÉCANISMES peuvent être à l'origine des lésions de gastrite :

– une infection à *Helicobacter pylori* dont le rôle apparaît de plus en plus important dans le développement de l'atrophie;

– une agression chimique : alcool, tabac, bile, médicaments tels que l'aspirine ou les anti-inflammatoires non stéroïdiens;

– une atteinte immunologique (maladie de Biermer par exemple).

Signes fonctionnels

Les signes fonctionnels de gastrite chronique sont nombreux et aspécifiques. On peut se retrouver devant des troubles dyspeptiques divers (brûlures épigastriques, éructations), un syndrome pseudo-ulcéreux voire une absence de symptôme. Une anémie peut également être révélatrice.

Examens complémentaires

Fibroscopie

C'est l'examen essentiel : la fibroscopie permet non seulement d'observer directement la muqueuse gastrique, mais également de pratiquer des biopsies pour analyse histologique.

Transit œso-gastro-duodénal

Cet examen n'a aucun intérêt pour porter le diagnostic de gastrite.

Exploration fonctionnelle gastrique (tubage gastrique)

Elle n'est pas utile pour faire le diagnostic de gastrite. Dans des cas particuliers, elle permet d'apprécier le retentissement de la maladie sur la sécrétion acide de l'estomac.

Formes cliniques

Maladie de Biermer

L'atrophie gastrique entraîne un défaut de sécrétion par l'estomac du facteur intrinsèque qui permet l'absorption de vitamine B_{12}. C'est pourquoi la maladie de Biermer se présente essentiellement comme une carence en vitamine B_{12}, la symptomatologie gastrique passant au second plan.

La carence en vitamine B_{12} entraîne une anémie macrocytaire, une glossite et parfois des signes neurologiques. Comme il s'agit d'une maladie auto-immune, de nombreux anticorps doivent être recherchés (anticorps anticellules pariétales et antifacteur intrinsèque). L'étude de la sécrétion acide gastrique montre une achlorhydrie complète, même sous stimulation par la pentagastrine.

LE TRAITEMENT repose sur des injections mensuelles intramusculaires de vitamine B_{12} à vie. L'évolution est marquée par un risque de cancer gastrique 10 fois supérieur à celui de la population non atteinte par la maladie de Biermer et c'est pourquoi une fibroscopie annuelle de surveillance doit être pratiquée.

Maladie de Ménétrier

Il s'agit d'une augmentation de l'épaisseur de la muqueuse gastrique (jusqu'à 10 fois l'épaisseur normale). Cet épaississement entraîne une fuite des protéines plasmatiques (albumine surtout) dans la lumière digestive; on parle de gastropathie exsudative.

CLINIQUEMENT, outre les signes aspécifiques de gastrite, on peut observer un amaigrissement et des œdèmes. Le diagnostic histologique nécessite des prélèvements de l'estomac en profondeur dans la paroi qui doivent donc être réalisés à l'anse diathermique (au cours d'une fibroscopie).

LE RISQUE ÉVOLUTIF est l'apparition d'un cancer gastrique (10 % des cas).

LE TRAITEMENT est mal codifié; le risque de cancer justifie une fibroscopie annuelle et au moindre doute une gastrectomie.

Autres gastrites chroniques particulières

Il s'agit de :

- **la gastropathie d'hypertension portale :** elle apparaît chez le cirrhotique et se manifeste principalement par des hémorragies;
- **la gastrite de l'estomac opéré :** cette gastrite est due au reflux biliaire induit par le montage opératoire. Elle est peu symptomatique, mais pourrait favoriser le cancer de l'estomac après plusieurs années d'évolution;

- **d'autres gastrites** peuvent compliquer certaines maladies : tuberculose, maladie de Crohn, etc.

Traitement

En dehors des mesures spécifiques à chaque type de gastrite, des mesures simples doivent être prises pour les troubles digestifs : éviter les stress, éliminer les aliments irritants (épices, alcool), les médicaments gastrotoxiques (aspirine, AINS), voire utiliser des antiacides de type *Maalox*.

L'éradication d'*Helicobacter pylori* améliore les symptômes et les signes histologiques de certains patients. Toutefois, cet effet est inconstant et l'éradication d'*Helicobacter pylori* ne peut être conseillée qu'au cas par cas.

Gastrites aiguës

Les gastrites aiguës sont le plus souvent liées à des causes extérieures.

Signes fonctionnels

Contrairement à la gastrite chronique, la gastrite aiguë se manifeste par des douleurs vives, épigastriques, à type de brûlures ou de crampes. Des vomissements peuvent accompagner les douleurs. Parfois, la gastrite aiguë se révèle par une hémorragie digestive.

Examens complémentaires

Fibroscopie

C'est l'examen essentiel. Elle précise l'étendue et la gravité des lésions (œdèmes, ulcérations, hémorragie).

Formes cliniques

Gastrite aiguë toxique

La consommation excessive de tabac et surtout d'alcool peut aboutir à des lésions gastriques aiguës.

On peut rapprocher les gastrites aiguës secondaires à la prise accidentelle ou volontaire (suicide) de toxiques : soude, eau de Javel, etc.

Gastrite aiguë médicamenteuse

L'aspirine et les anti-inflammatoires non stéroïdiens peuvent provoquer des érosions ou des ulcérations diffuses ainsi que des hémorragies à n'importe quel endroit du tube digestif. L'estomac est souvent touché dans ce cas.

Gastrite infectieuse

Les « gastro-entérites » responsables de troubles digestifs (diarrhée, vomissements) provoquent des lésions gastriques qu'on peut retrouver à la fibroscopie.

La gastrite aiguë à *Helicobacter pylori* est le plus souvent asymptomatique.

Gastrite de stress

Elles sont provoquées par des stress (au sens médical du mot) importants (réanimation, après une intervention chirurgicale, grands brûlés, etc.), des médicaments (aspirine, AINS, corticoïdes à très forte dose).

La fibroscopie révèle des lésions diffuses, profondes, hémorragiques et nécrotiques.

Complications des gastrectomisés

Les complications des gastrectomisés sont de trois types : fonctionnelles, mécaniques et nutritionnelles.

Complications fonctionnelles

Elles sont fréquentes et peuvent réaliser 4 syndromes qui peuvent être plus ou moins bien contrôlés par les mesures diététiques. Elles sont résumées dans le tableau 3.4.

Complications mécaniques

Récidive ulcéreuse

Cette récidive peut se situer sur un moignon gastrique ou au niveau d'une anastomose gastroduodénale ou gastro-jéjunale : c'est l'ulcère anastomotique. La récidive peut survenir précocement (dans les semaines) ou tardivement (dans les années) après l'opération. Les signes cliniques

Tableau 3.4 Complications fonctionnelles de la gastrectomie.

Complication	Mécanisme	Clinique	Traitement
Syndrome du petit estomac	Exérèse gastrique large.	Sensation de satiété précoce, de plénitude gastrique, ballonnement, amaigrissement.	– Diminuer et fractionner les repas.
Dumping syndrome	Passage trop brutal dans le grêle d'aliments non digérés, donc hyperosmolaires, provoquant une hypersécrétion de sérotonine et de kinines.	5 à 10 min après le repas et pendant 20 à 30 min : – asthénie, lipothymie, angoisse, dyspnée, troubles vasomoteurs (sueurs, pâleur), tachycardie, *flush* ; – sensation de réplétion gastrique, nausées, vomissements.	– Fractionnement des repas qui doivent être pris lentement. – Décubitus post-prandial. – Régime : - riche en protides et en fibres ; - pauvre en sucres rapides. – Somatostatine (*Octréotide*).
Hypoglycémie post-prandiale tardive	Passage trop brutal dans le grêle d'aliments non digérés provoquant une hypersécrétion d'insuline et une hypoglycémie transitoire.	2 à 3 heures après le repas : malaise général, sueurs, pâleur.	– Prise de 3 morceaux de sucre au moment du malaise. – Régime : - riche en sucres lents ; - pauvre en sucres rapides.
Syndrome de l'anse afférente	Stase alimentaire et biliaire dans l'anse afférente (anse duodénale court-circuitée) entraînant par suite une pullulation microbienne.	Douleur épigastrique ou de l'hypocondre droit à type de colique, calmée par des vomissements.	– Régulateurs de la motricité digestive type *Motilium.* – Antibiothérapie type *Flagyl.* – Nouvelle intervention chirurgicale.

peuvent rappeler ceux de la douleur ulcéreuse, mais c'est la fibroscopie qui fera le diagnostic.

Gastrite, stomite, duodénite

Il s'agit de complications inflammatoires qui peuvent se manifester par des douleurs et des vomissements. Leur diagnostic est endoscopique.

Syndromes obstructifs

Ils peuvent être provoqués par un rétrécissement de la bouche d'anastomose. Ils sont à l'origine d'une stase gastrique avec vomissements post-prandiaux. Le retentissement sur l'état général est rapide. Une nouvelle intervention chirurgicale est souvent nécessaire.

Cancer sur moignon gastrique

Le cancer sur moignon gastrique peut survenir plusieurs années après la chirurgie (20 ans environ). Il fait parfois suite à une gastrite biliaire. Le diagnostic est endoscopique.

Complications nutritionnelles

Amaigrissement

L'amaigrissement est quasi constant mais une réalimentation progressive peut permettre de revenir au poids préopératoire.

En cas de gastrectomie pour cancer, seule une exérèse complète de la tumeur peut laisser espérer une reprise pondérale. Si des cellules tumorales persistent, la reprise pondérale ne pourra être que partielle et temporaire.

Carences alimentaires

Elles peuvent être multiples et sont souvent associées :

- **carence protéique ;**
- **carence en fer, en vitamine B_{12}** (une injection mensuelle de vitamine B_{12} doit être systématique

PHARMACOLOGIE

TOPIQUES ANTIACIDES	
HYDROXYDE D'ALUMINIUM ET/OU DE MAGNÉSIUM *Maalox* *Gelox* *Supralox* *Mutesa* *Mucal* Flacon ou sachets (Liste non exhaustive)	1 sachet ou 1 cuil. à soupe 3 fois par jour en dehors des repas.
PHOSPHATE D'ALUMINIUM *Phosphalugel* Flacon, sachet, comprimés	1 sachet ou 1 cuil. à soupe ou 2 comp. 3 fois par jour en dehors des repas.

ACTIONS

Ces médicaments diminuent l'acidité gastrique de façon ponctuelle par leur pouvoir tampon, en neutralisant l'acide chlorhydrique sécrété. Leur effet est bref. L'absence de propriété antisécrétoire ne permet pas à cette classe médicamenteuse de faire cicatriser un ulcère. Ils ne doivent donc être utilisés que ponctuellement dans un but uniquement symptomatique.

INDICATIONS

♥♥ Douleurs digestives liées à des affections de l'estomac, du duodénum ou de l'œsophage.

♥ Traitement symptomatique de l'ulcère gastrique ou duodénal en attendant l'efficacité du traitement antisécrétoire.

CONTRE-INDICATIONS

♠ Insuffisance rénale sévère (risque d'intoxication à l'aluminium).

PRÉCAUTIONS D'EMPLOI

En cas d'ulcère gastrique, il faut vérifier la bénignité de la lésion avant de la traiter pour ne pas méconnaître un cancer.

Il est inutile de prendre ces médicaments pendant les repas car les aliments ont déjà un pouvoir tampon. Idéalement, les antiacides doivent être pris 90 à 120 min après un repas.

En cas d'insuffisance rénale chronique, il faut éviter une administration prolongée du fait du risque de surcharge en aluminium.

EFFETS SECONDAIRES

On peut observer :
- une constipation du fait de la présence d'aluminium;
- une diarrhée du fait de la présence de magnésium.

INTERACTIONS MÉDICAMENTEUSES

Il est nécessaire de respecter un délai de deux heures entre la prise d'un antiacide et d'un autre médicament.

chez un gastrectomisé) **en folates** entraînant des troubles hématologiques;

- **carences vitaminiques.**

La persistance d'un cancer gastrique (exérèse incomplète, métastases) entraîne une dénutrition progressive (cachexie) par anorexie.

Asthénie

Elle n'est pas due à l'absence d'estomac mais plutôt à l'intervention chirurgicale et à une éventuelle persistance de cellules néoplasiques.

Si le traitement du cancer gastrique est efficace (exérèse du cancer en totalité), l'asthénie disparaît rapidement après la chirurgie.

Intestin grêle

Anatomie

Forme et dimensions

L'intestin grêle est le segment du tube digestif qui fait suite à l'estomac ; à sa terminaison formée par la valvule de Bauhin commence le côlon ou gros intestin. L'intestin grêle mesure environ 3 m chez le vivant. Il est composé de 3 segments : 1 segment fixe, le duodénum[1] (voir chapitre 3, *Estomac-duodénum*, page 70) et 2 segments mobiles, le jéjunum qui fait suite au duodénum et l'iléon qui suit le jéjunum. Chacun de ces 2 segments mesure environ 1,50 m de long (chez le vivant).

Le jéjuno-iléon est un tube lisse qui forme 15 à 16 flexuosités appelées anses intestinales. Schématiquement, les anses intestinales jéjunales sont horizontales et les anses iléales verticales. Le calibre des anses diminue progressivement du jéjunum (3 cm) à l'iléon (2 cm). L'ensemble des anses forme une masse qui occupe la partie centrale de l'abdomen, entourée par le cadre colique.

L'intestin grêle est composé du duodénum, du jéjunum et de l'iléon.

Rapports

Avec le péritoine

Le jéjuno-iléon est situé dans la grande cavité péritonéale et est complètement entouré par le péritoine viscéral. Celui-ci se réfléchit au niveau de l'anse en formant 2 feuillets accolés : le mésentère. Ces 2 feuillets rattachent l'ensemble des anses intestinales à la paroi postérieure de l'abdomen. À ce niveau, le péritoine se réfléchit à nouveau en formant la racine du mésentère : c'est la zone d'accolement du péritoine viscéral au péritoine pariétal. Ainsi, le mésentère a, dans l'ensemble, la forme d'un éventail avec de nombreux replis au niveau des anses intestinales.

Avec les organes

Le jéjuno-iléon et le mésentère sont situés dans le cadre colique. On retrouve donc :

- **en haut :** le côlon transverse ;
- **en bas :** le petit bassin avec le rectum, la vessie et chez la femme les organes génitaux internes ;
- **à droite :** le côlon droit ou côlon ascendant ;
- **à gauche :** le côlon gauche ou côlon descendant ;
- **en avant :** la paroi abdominale (par l'intermédiaire du péritoine pariétal) ;
- **en arrière :** la paroi postérieure de l'abdomen, tapissée par le péritoine qui recouvre les gros vaisseaux : aorte, veine cave inférieure, lymphatiques para-aortiques.

Vaisseaux et nerfs

Les vaisseaux et nerfs du jéjuno-iléon forment le pédicule mésentérique supérieur qui chemine dans le mésentère.

Vaisseaux

Le jéjuno-iléon est vascularisé par l'artère mésentérique supérieure qui est une branche de l'aorte.

1. Pour des raisons anatomiques, physiologiques et pathologiques, le duodénum à été étudié dans la section Estomac-Duodénum. La section Intestin grêle porte principalement sur le jéjunum et l'iléon.

L'ARTÈRE MÉSENTÉRIQUE SUPÉRIEURE se divise en plusieurs branches qui s'anastomosent entre elles en arcades de plus en plus proches de l'anse intestinale. De la dernière arcade, de petits vaisseaux pénètrent dans l'anse intestinale.

LES VEINES sont satellites des artères et se jettent dans la veine mésentérique supérieure, puis dans la veine porte.

LES LYMPHATIQUES, très nombreux, forment plusieurs relais et se drainent dans les ganglions para-aortiques.

Nerfs

Le plexus mésentérique supérieur, péri-artériel, vient du plexus solaire.

Anatomie microscopique

L'intestin grêle est composé comme l'estomac et l'œsophage de cinq couches tissulaires (figure 3.8). La séreuse, la musculeuse (2 couches musculaires), la sous-muqueuse et la musculaire muqueuse sont comparables à celles de l'estomac.

L'ÉPITHÉLIUM DE LA MUQUEUSE est composé d'une seule couche cellulaire. Quatre types de cellules constituent l'épithélium muqueux :

- **les entérocytes** qui représentent 80 % des cellules; leur fonction est l'absorption des nutriments; leur surface est formée de microvillosités (la bordure en brosse);
- **les cellules caliciformes** (15 %) qui sécrètent du mucus pour faciliter le glissement du bol alimentaire;
- **les cellules endocrines** (les moins nombreuses) qui sécrètent diverses hormones (sécrétine, VIP, etc.);
- **les cellules de Paneth** qui ont un rôle dans la défense contre les bactéries intestinales.

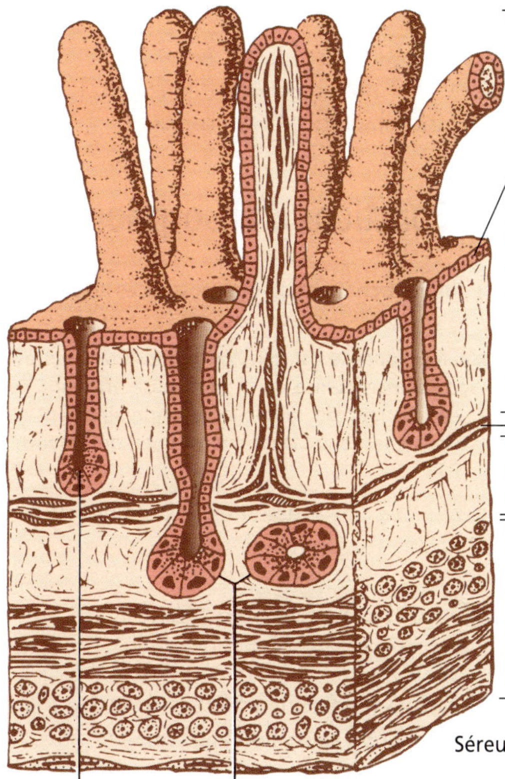

Fig. 3.8 La paroi de l'intestin grêle.

LA SURFACE INTESTINALE est considérablement augmentée par des structures anatomiques particulières :

- **les replis transversaux** de la muqueuse ou valvules conniventes;
- **les excroissances en doigts de gant de la muqueuse** ou villosités intestinales;
- **les microvillosités des entérocytes** ou bordure en brosse.

Ainsi, la surface de contact entre la muqueuse et la lumière intestinale atteint 200 m^2 !

Physiologie

Les rôles de l'intestin grêle sont multiples, le principal étant l'absorption des nutriments.

Fonctions d'absorption

Elles diffèrent en fonction des substances absorbées.

L'unité fonctionnelle est la villosité intestinale qui est une sorte d'excroissance de la muqueuse en doigt de gant; elle permet de multiplier considérablement la surface de contact entre la muqueuse et les nutriments.

La bordure en brosse des entérocytes (microvillosités) permet l'absorption des nutriments.

Digestion et absorption des glucides

LES GLUCIDES représentent 50 % de la ration calorique. Ils existent sous plusieurs formes :

- **polysaccharides :** l'amidon; il représente la majeure partie des glucides absorbés;
- **disaccharides :** lactose (glucose plus galactose), saccharose (glucose plus fructose), maltose (glucose plus glucose);
- **monosaccharides ou oses simples :** glucose, fructose, galactose.

Les sucres ne peuvent être absorbés par l'intestin que sous forme de monosaccharide.

LA DIGESTION des sucres consiste donc à transformer le polysaccharides en oses simples. Elle commence dans la bouche avec l'amylase salivaire. Elle se poursuit dans l'intestin sous l'action de l'amylase pancréatique et se termine au niveau des microvillosités avec les disaccharidases (enzyme hydrolysant les disaccharides). Ainsi, on obtient des monosaccarides qui peuvent être absorbés.

Digestion et absorption des protides

LES PROTIDES représentent 20 % de la ration calorique.

Les protides ne peuvent être absorbés par l'intestin que sous forme d'acides aminés.

LA DIGESTION des protides est assurée par des enzymes gastriques (pepsine), pancréatiques (protéases) et entérocytaires qui permettent la transformation des protides en oligopeptides et acides aminés qui pourront être absorbés.

Digestion et absorption des lipides

LES LIPIDES représentent 30 % de la ration calorique.

LA DIGESTION DES LIPIDES est assurée par la lipase pancréatique qui permet leur absorption sous forme de :

- **glycérol et acides gras libres** (provenant des triglycérides); ils vont s'agglomérer avec les sels biliaires pour former des micelles, solubles dans l'eau et absorbables;
- **cholestérol.**

Absorption de l'eau et des électrolytes

L'apport quotidien est d'environ 1 500 mL alors que l'intestin en sécrète 5 à 6 L. Au total, 6 à 7 L d'eau sont absorbés chaque jour (compte tenu d'un poids de selles inférieur à 300 g par 24 h).

Absorption des vitamines

Les vitamines liposolubles (A, D, E, K) sont absorbées avec les graisses et les sels biliaires.

Les autres vitamines (B, C) sont hydrosolubles et donc absorbées avec l'eau et le sodium.

La vitamine B_{12} doit être liée au facteur intrinsèque (voir chapitre 3, *Physiologie de l'estomac*, page 73).

Fonction de sécrétion

Elle est double, à la fois exocrine et endocrine.

L'intestin grêle sécrète de nombreuses substances comme de l'eau, des électrolytes et des immunoglobulines.

Les hormones sécrétées par la muqueuse intestinale sont multiples : gastrine, sécrétine, motiline, VIP, etc.

Fonction immunitaire

La muqueuse est une véritable frontière entre la lumière intestinale (remplie de bactéries) et l'organisme. Elle sécrète diverses immunoglobulines qui jouent un rôle dans la défense de la lumière intestinale.

Fonction motrice

La motricité intestinale est différente en période de jeûne et en phase post-prandiale.

En période de jeûne, la motricité permet d'éviter la pullulation de bactéries dans la lumière intestinale. En revanche, après le repas, la propulsion intestinale permet de faire progresser le chyme intestinal.

POINTS CLÉS

1. ▶ Les **aliments** doivent être digérés dans le tube digestif; c'est-à-dire décomposés en éléments de plus petite taille (« **nutriments** ») afin, ensuite, d'être absorbés à travers la paroi de l'intestin grêle. La digestion est assurée par des **actions mécaniques** (« broyage ») et **chimiques** puissantes (action des enzymes salivaires, gastriques, pancréatiques, entérocytaires...).

Diarrhée

Définition

La diarrhée est définie par une émission de selles supérieure à 300 g par jour. Cette définition implique que les selles sont trop liquides, trop abondantes et trop fréquentes.
On distingue les diarrhées aiguës et les diarrhées chroniques qui se prolongent au-delà de 3 semaines.

Diarrhée : plus de 300 g de selles par jour.

Mécanismes et description clinique

On distingue schématiquement 4 grands mécanismes de diarrhée qui seront étudiés séparément :
- **diarrhée osmotique ;**
- **diarrhée sécrétoire ;**
- **diarrhée motrice ;**
- **diarrhée exsudative.**

Notons cependant qu'en pratique, ces différents types de diarrhée sont souvent associés.

Diarrhée osmotique

Physiopathologie

La diarrhée osmotique est consécutive à la présence dans la lumière intestinale de substances osmotiquement actives et non absorbables. Ces substances provoquent un appel d'eau dans la lumière intestinale.
Ces substances sont surtout :
- **des ions polyvalents** (Mg^{2+}, PO_4^{2-}, SO_4^{2-}) ;
- **des hydrates de carbones non absorbés** qui vont subir une fermentation et avoir alors un fort pouvoir osmotique ; ainsi le lactulose est un sucre non absorbé utilisé comme un médicament laxatif (*Duphalac*).

Clinique

Le volume des selles est moyen, inférieur à 1 L/24 h.
Le jeûne arrête la diarrhée puisqu'il supprime la présence des substances osmotiquement actives dans la lumière intestinale.
L'osmolarité fécale est supérieure à l'osmolarité théorique calculée par la formule :

$$(Na + K) \times 2$$

du fait de la présence dans les selles de substances osmotiques supplémentaires.

Étiologies

Il peut s'agir :
- **de l'ingestion d'ions polyvalents** (magnésium, sulfates, phosphates) présents surtout dans certains médicaments laxatifs ou antiacides ;
- **d'un défaut d'absorption par l'intestin des hydrates de carbone** (déficit en enzymes permettant de digérer les sucres) ou d'une ingestion

d'hydrates de carbone non digestibles type lactulose ou *Duphalac*.

Diarrhée sécrétoire

Physiopathologie

La diarrhée sécrétoire est consécutive à une augmentation anormale des sécrétions digestives. Il n'y a pas de trouble de l'absorption des nutriments.

Clinique

Le volume des selles est important, souvent supérieur à 500 mL/24 h et les selles ont une allure hydrique.

Le jeûne n'arrête pas la diarrhée.

L'osmolarité fécale est voisine de 300 mmol/L et de l'osmolarité théorique calculée par la formule :

$$(Na + K) \times 2.$$

Les tests d'absorption sont normaux.

Étiologies

Elles sont nombreuses :

LES CAUSES INFECTIEUSES sont fréquentes car les bactéries peuvent sécréter des toxines qui stimulent les sécrétions intestinales. On retrouve par exemple : le choléra, la « turista » (*Escherichia coli* entéro-toxigène), les salmonelloses, des virus (rotavirus), des parasites (amibiase), etc.

LES CAUSES HORMONALES : une hypersécrétion de certaines hormones digestives peut entraîner une diarrhée. C'est le cas par exemple du gastrinome (syndrome de Zollinger-Ellison), du syndrome carcinoïde, du VIPome ou de l'hypersécrétion de calcitonine (cancer médullaire de la thyroïde).

CERTAINES TUMEURS VILLEUSES DU RECTOSIGMOÏDE qui sécrètent un liquide riche en potassium.

LES LAXATIFS IRRITANTS (*Jamylène*) et les laxatifs à base d'anthraquinone (*Dragées Fuca*, *Péristaltine*, etc.) ou de phénolphtaléïne.

Diarrhée motrice

Physiopathologie

Deux types d'anomalies de la motricité peuvent avoir un retentissement sur le transit intestinal.

UNE ACCÉLÉRATION DE LA VITESSE DU TRANSIT INTESTINAL peut avoir lieu dans l'intestin grêle ou dans le côlon et entraîner une diarrhée.

UN RALENTISSEMENT DU TRANSIT INTESTINAL entraîne une pullulation de bactéries (pullulation microbienne) dans la lumière intestinale, qui va entraîner un défaut d'absorption (malabsorption) dont l'un des effets est une diarrhée.

Clinique

Le volume des selles est modéré, environ 500 mL/24 h, mais le nombre d'exonérations est important. Celles-ci sont généralement impérieuses et matinales ou post-prandiales immédiates.

Le jeûne et le décubitus arrêtent la diarrhée. Ainsi, il n'y a pas d'exonération nocturne.

On peut retrouver des résidus alimentaires dans les selles.

L'osmolarité des selles et les tests d'absorption sont normaux.

Le temps de transit mesuré par le test au rouge carmin (voir Protocole d'examen page 94) est diminué.

Les ralentisseurs du transit (lopéramide ou *Imodium*) ont un effet spectaculaire.

Étiologies

LA DIARRHÉE MOTRICE FONCTIONNELLE est la cause la plus fréquente. Elle entre dans le cadre des troubles fonctionnels intestinaux et doit rester un diagnostic d'élimination.

LES MALADIES ORGANIQUES peuvent être :

- **endocriniennes** (nombreuses) : hyperthyroïdie, cancer médullaire de la thyroïde, etc. ;
- **neurologiques :** vagotomie tronculaire pour ulcère, neuropathie diabétique, etc. ;
- **liées à des raccourcissements du trajet intestinal :** gastrectomie, résection intestinale, etc.

Diarrhée exsudative

Physiopathologie

La diarrhée exsudative est consécutive à une altération de la muqueuse intestinale par un processus inflammatoire et/ou des ulcérations qui entraînent une exsudation de protéines, de mucus et de sang.

La diarrhée résulte également d'une diminution de l'absorption et/ou d'une augmentation de la sécrétion.

Tableau 3.5 Les différents types de diarrhées.

Type de diarrhée	*Osmotique*	*Sécrétoire*	*Motrice*	*Exsudative*
Physiopathologie	Augmentation de l'osmolarité dans la lumière intestinale.	Augmentation des sécrétions digestives.	Accélération de la vitesse du transit intestinal.	Lésion de la muqueuse intestinale.
Schéma explicatif	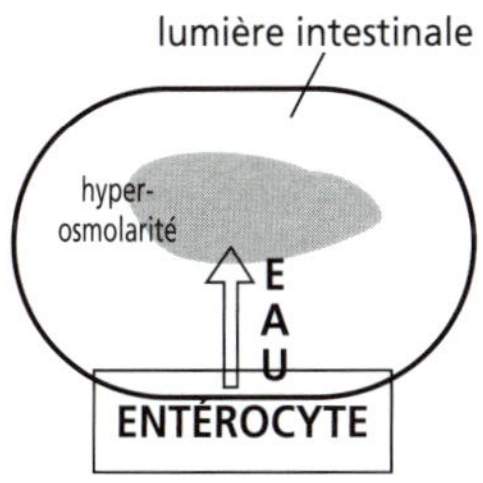	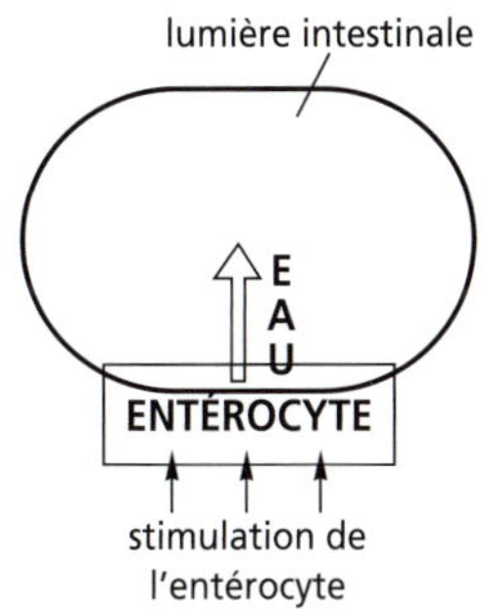	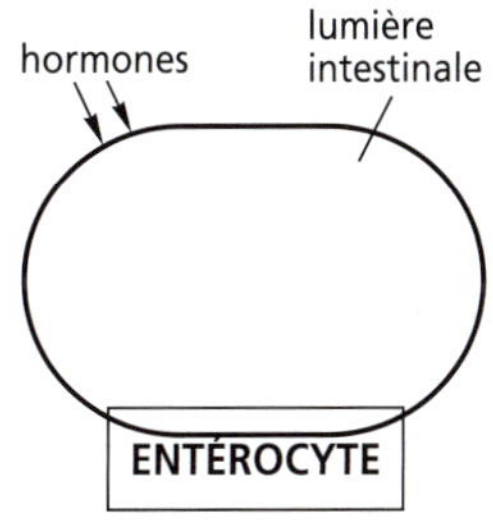	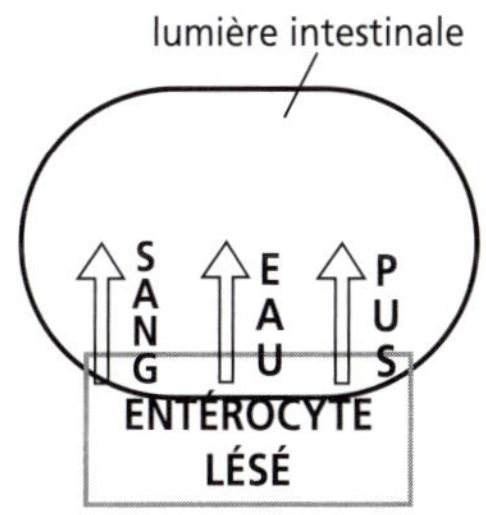
Clinique	– Volume < 1 L/24 h ; – supprimée par le jeûne ; – osmolarité fécale supérieure à osmolarité théorique.	– Volume > 500 mL/24 h ; – non supprimée par le jeûne ; – osmolarité fécale égale à osmolarité théorique.	– Volume = 500 mL/24 h ; – supprimée par : - jeûne ; - décubitus (nuit) ; – osmolarité fécale égale à osmolarité théorique ; – temps de transit diminué (rouge carmin) ; – efficacité des ralentisseurs du transit tels que le lopéramide *(Imodium)*.	Présence de : – glaires ; – sang ; – pus.
Étiologies	Présence intraluminale de substances non absorbées : – ions polyvalents ; – hydrates de carbone.	– Infections intestinales ; – hypersécrétions hormonales (gastrine, VIP) ; – laxatifs irritants.	Troubles : – fonctionnels ; – endocriniens ; – neurologiques ; – chirurgicaux.	Maladies inflammatoires du côlon et/ou du grêle.

Clinique

Les selles sont nombreuses, peu abondantes. Elles contiennent des glaires et/ou du pus et/ou du sang.

L'endoscopie (rectosigmoïdoscopie ou coloscopie) montre une muqueuse inflammatoire.

Étiologies

Toutes les atteintes inflammatoires du côlon parfois associées à des atteintes du grêle doivent être recherchées. Les causes les plus fréquentes sont : les entérites virales, la maladie de Crohn, la rectocolite hémorragique, la colite pseudo-membraneuse, etc.

Démarche diagnostique devant une diarrhée chronique

Elle a pour but de préciser les mécanismes de la diarrhée (qui sont souvent multiples) pour en retrouver la cause.

On appelle **diarrhée chronique** une diarrhée qui persiste plus de 3 semaines.

Interrogatoire

Il recherche les antécédents médicaux et chirurgicaux : voyages à l'étranger, prises médicamenteuses, intervention chirurgicale (gastrectomie, vagotomie,

PROTOCOLES D'EXAMEN

TEST AU ROUGE CARMIN

But

Mesurer le temps de transit oro-anal.

Réalisation de l'examen

Le matin à 8 heures à jeun, faire prendre au malade 2 gélules de carmin préparées à la pharmacie.

Demander au patient de noter l'heure :
- de la première selle rouge;
- de la première selle normale.

Résultats

La première selle rouge apparaît environ 8 heures après la prise des gélules et la première selle normale 24 heures après.

TRANSIT DU GRÊLE

Définition

Examen morphologique radiologique de l'intestin grêle.

Indications principales

- Maladie cœliaque et autres causes de malabsorption.
- Maladie de Crohn.
- Tumeurs de l'intestin grêle.

Réalisation de l'examen

Prendre rendez-vous (service de radiologie).

Faire amener le patient en radiologie avec le dossier à la date et à l'heure prévue.

On fait ingérer au patient un produit de contraste. Le grêle est opacifié. On l'étudie anse par anse, en mobilisant le patient et en comprimant son abdomen. La progression du produit est suivie en scopie (télévision) et des clichés radiographiques sont pratiqués à intervalles réguliers.

On recherche principalement des rétrécissements, des dilatations, des anomalies du relief muqueux, etc. On note également le temps de transit du produit de contraste.

• ***Après l'examen***
- récupérer :
  - les clichés radiographiques,
  - le compte rendu du radiologue,
  - le dossier du patient;
- prévoir le retour du patient dans sa chambre;
- surveiller l'évacuation de la baryte.

etc.), pathologies associées (ulcère duodénal, sida), etc.

Il permet de faire préciser les caractères de la diarrhée : début, impériosité, horaire, nombre de selles par jour, aspect des selles (hydrique, graisseux, sanglantes), efficacité des éventuels traitements essayés (*Imodium*).

Examen clinique

Une atteinte de l'état général doit être recherchée : fièvre, amaigrissement, anorexie. L'examen physique consiste à palper l'abdomen (recherche de douleur), faire un toucher rectal (douleurs, sang) et rechercher des signes de carence : pâleur, œdèmes, hématomes, ongles cassants.

On doit également rechercher d'autres atteintes qui pourraient être associées à la diarrhée : douleurs articulaires, manifestations cutanées, etc.

Examens complémentaires

Examens usuels

Un bilan biologique standard doit toujours être pratiqué : NFS, vitesse de sédimentation, ionogramme sanguin, calcémie, hémostase, protidémie, albuminémie, etc.

Examen des selles

On note le poids quotidien des selles, leur aspect (sang, mucus, graisses, débris alimentaires…).

Un recueil des selles est nécessaire pour doser la quantité de graisses présente dans les selles : c'est la stéatorrhée (voir chapitre 3, *Malabsorption*, page 101).

Parfois, un fécalogramme plus complet doit être pratiqué : cet examen consiste à mesurer, outre la stéatorrhée, le poids frais et sec des selles, la quantité de protides (créatorrhée), de glucides, de sodium et de potassium dans les selles. On mesure également l'osmolarité fécale.

Il faut également réaliser une coproculture et un examen parasitologique des selles (voir Protocole d'examen).

La recherche de certaines pathologies nécessite des tests d'absorption : test au D-xylose, test de Shilling, etc. Ces différents examens seront détaillés dans chaque pathologie.

Mesure du temps de transit oro-anal : test au rouge carmin

Ce test consiste à mesurer le temps mis par les aliments pour transiter dans le tube digestif. Il consiste à faire ingérer par le patient un colorant des selles, le rouge carmin (non toxique) : on note l'heure de la prise du colorant, l'heure de la première et de la dernière selle rouge (ou de la première selle normale).

Examens morphologiques

Fibroscopie œso-gastro-duodénale. Elle permet de visualiser le duodénum, voire le jéjunum, et de pratiquer des biopsies de l'intestin grêle.

COLOSCOPIE AVEC ILÉOSCOPIE. Elle est utile pour rechercher une atteinte inflammatoire du côlon et du grêle terminal (iléon). On réalise également des biopsies.

TRANSIT DU GRÊLE. Il a pour but de rechercher des anomalies de la lumière (rétrécissements, dilatations) et de la paroi de l'intestin (ulcérations). Il permet également de rechercher des trajets anormaux après une intervention chirurgicale (fistule).

Examens hormonaux

En fonction de l'orientation clinique, on peut être amené à doser les hormones thyroïdiennes (T3, T4, TSH), la gastrinémie, le VIP, la calcitonine, la sérotonine, etc.

Autres examens

D'AUTRES EXAMENS plus spécialisés peuvent être réalisés :

- **le *Breath Test* ou test respiratoire à l'hydrogène** a pour but de rechercher une pullulation microbienne dans le grêle ;
- **le dosage de certaines enzymes** peut permettre de retrouver des déficit responsables d'un défaut d'absorption.

L'exploration d'une diarrhée chronique doit débuter par une coloscopie car la grande majorité des diarrhées est d'origine colique. Ce n'est qu'après s'être assuré de l'absence de lésion colique qu'une exploration du grêle sera entreprise.

Diagnostic différentiel : fausse diarrhée du constipé

La fausse diarrhée est due à une hypersécrétion de la muqueuse colique. Elle est souvent présente chez les constipés chroniques où la muqueuse colique est irritée par les matières desséchées et stagnantes : elle réagit alors en « suintant » un liquide qui peut faire croire à une diarrhée. Cependant, le poids des selles est inférieur à 300 g/j. et le liquide retrouvé contient des fragments de selles séchées et surdigérées ; ainsi, on peut rétablir le diagnostic.

L'exploration de la diarrhée chronique permettra de retrouver le mécanisme physiopathologique qui orientera alors vers le diagnostic étiologique.

Démarche diagnostique devant une diarrhée aiguë

Les diarrhées aiguës sont des pathologies fréquentes. Elles surviennent brusquement chez un sujet qui avait un transit normal. Elles sont faites de plusieurs selles quotidiennes, impérieuses et liquides. Lorsqu'elles sont intenses, elle peuvent entraîner une déshydratation parfois sévère. L'évolution est en général courte et favorable en quelques jours, mais peut toutefois menacer le pronostic vital chez les sujets fragiles (personnes âgées, enfants). Il faut donc à la fois apprécier le retentissement général de la diarrhée et déterminer sa cause.

On appelle **diarrhée aiguë** une diarrhée qui dure moins de 3 semaines.

Apprécier le retentissement général de la diarrhée

Une diarrhée sévère ou touchant un sujet fragile peut avoir un retentissement sur l'état général. Avant même de déterminer la cause de la diarrhée, il faut évaluer la nécessité d'une réhydratation entérale voire parentérale en milieu hospitalier.

LES SIGNES DE GRAVITÉ D'UNE DIARRHÉE qui nécessitent une hospitalisation sont :

- **une déshydratation** que l'on apprécie sur la soif, la tension artérielle, la fréquence cardiaque, la diurèse et la perte de poids ;
- **un terrain exposant à un risque de déshydratation rapide :** malades grabataires, enfants, association d'une diarrhée à des vomissements incoercibles empêchant un apport hydrique suffisant ;
- **un syndrome dysentérique.**

Déterminer la cause de la diarrhée

Contexte épidémiologique

Il faut rechercher :

- **un séjour à l'étranger ;**
- **une toxi-infection alimentaire** qui devra être évoquée devant la présence de cas familiaux ou dans l'entourage ;
- **une prise médicamenteuse.**

PROTOCOLES D'EXAMEN

COPROCULTURE

DÉFINITION

Culture de micro-organismes à partir de matières fécales.

BUT

Recherche de bactéries pathogènes dans les selles (ex : salmonelles, shigelles...).

PRÉCAUTIONS

Doit être pratiquée :
- avant toute exploration radiologique du tube digestif comprenant un produit de contraste (transit œsogastroduodénal, lavement baryté);
- avant une coloscopie.

TECHNIQUE

- Vérifier la prescription médicale.
- Expliquer au malade qu'il faut recueillir les selles dans un pot stérile et donc qu'il doit gardes la main à l'extérieur du pot.
- Si le malade est alité, on le mettra sur un bassin propre et décontaminé et on procèdera nous-même au recueil de selles. Dans ce cas, prévoir des gants à usage unique.
- Étiqueter le pot après avoir vérifié l'identité du patient si c'est possible.
- Mettre le pot et la demande d'examen dûment remplie dans un sachet.
- Se laver les mains (lavage simple).
- Transporter rapidement le prélèvement au laboratoire.
- Si le transport est impossible, le conserver au réfrigérateur.
- Noter le soin dans le dossier et récupérer les résultats.

EXAMEN PARASITOLOGIQUE DES SELLES

BUT

Recherche de parasites dans les selles.

PRÉCAUTIONS

Doit être pratiquée :
- avant toute exploration radiologique du tube digestif comprenant un produit de contraste (transit œsogastroduodénal, lavement baryté);
- avant une coloscopie.

TECHNIQUE

- Vérifier la prescription médicale.
- Expliquer au malade qu'il faut recueillir les selles dans un pot non stérile
- Si le malade est alité, on le mettra sur un bassin propre et décontaminé et on procèdera nous-même au recueil de selles. Dans ce cas, prévoir des gants à usage unique.
- Étiqueter le pot après avoir vérifié l'identité du patient si c'est possible.
- Mettre le pot et la demande d'examen dûment remplie dans un sachet.
- Se laver les mains (lavage simple).
- Transporter rapidement le prélèvement au laboratoire.
- Si le transport est impossible, le conserver à l'air ambiant suffit.
- Noter le soin dans le dossier et récupérer les résultats.

L'examen parasitologique des selles est un examen qui doit être réalisé 3 jours de suite pour être fiable car des parasites peuvent ne se trouver dans les selles que de façon transitoire.

Examen clinique

On recherche :

- **les antécédents personnels,** digestifs en particulier;
- **la présence d'une fièvre;**
- **la présence de sang, de glaires ou de pus dans les selles.**

L'examen physique doit comprendre la palpation de l'abdomen et le toucher rectal à la recherche de complications.

Examens complémentaires

Ils ne sont indiqués que si les signes de gravité sont présents ou si la diarrhée ne guérit pas après quelques jours d'évolution.

EXAMENS USUELS

Les examens usuels (ionogramme, NFS) permettent de rechercher un retentissement général de la déshydratation voire d'orienter vers une étiologie en cas d'éosinophilie (parasitose) ou de leucopénie (paludisme, typhoïde).

EXAMENS À VISÉE INFECTIEUSE

La coproculture est l'examen clef. Elle permet de faire le diagnostic étiologique de la diarrhée si elle retrouve des germes normalement absents des selles (salmonelles, shigelles, *Yersinia*, etc.).

L'examen parasitologique des selles est prescrit si le contexte épidémiologique fait suspecter une parasitose.

En cas de fièvre, il faut de plus pratiquer des hémocultures et en cas de suspicion de paludisme un frottis sanguin avec goutte épaisse. En fonction du contexte, différentes sérologies peuvent être demandées (typhoïde, yersiniose, etc.).

Enfin, une rectosigmoïdoscopie courte doit être pratiquée en cas de syndrome dysentérique.

Après cette enquête, on distingue 3 tableaux très différents : les diarrhées hydro-électrolytiques, les syndromes dysentériques, les diarrhées post-antibiotiques.

Diarrhées hydro-électrolytiques

Il n'y a, dans les diarrhées hydro-électrolytiques, aucune atteinte de la muqueuse colique.

Diarrhées infectieuses

Les principales causes de diarrhées hydro-électrolytiques infectieuses sont résumées dans le

Tableau 3.6 Principales diarrhées hydro-électrolytiques infectieuses.

Bactérie	*Contexte*	*Incubation*	*Symptômes particuliers*
Escherichia coli entérotoxinogène (ECET) : « turista »	Voyage en zone intertropicale Consommation d'eau, de salades	8-48 h	Diarrhée des voyageurs Absence de fièvre
Vibrio cholerae : choléra	Voyage en zone d'endémie (Inde, Afrique) Consommation d'eau, de légumes, de fruits	24-72 h	Diarrhée massive avec aspect « eau de riz » Déshydratation massive pouvant entraîner le décès
Staphylocoque doré	Aliments souillés par un porteur de staphylocoques : glaces, gâteaux, crèmes	2-4 h	Vomissements Absence de fièvre
Clostridium perfringens	Absorption de viandes, abats, plats cuisinés	8-12 h	Vomissements Absence de fièvre
Salmonella typhi et *paratyphi* A, B ou C : typhoïde et paratyphoïde	Consommation de coquillages, fruits de mer Contamination en zone d'endémie : Afrique, Asie mais 1 000 cas/an en France	7-15 j.	Diarrhée « jus de melon »; parfois syndrome dysentérique Fièvre élevée Signes extradigestifs : cutanés, neurologiques
Salmonella non *typhi*	Consommation de viande de cheval, lait, œufs	12-36 h	Parfois syndrome dysentérique
Virus	***Contexte***	***Incubation***	***Symptômes particuliers***
Rotavirus, entérovirus, etc.	Épidémie familiale Hiver	24-48 h	Signes extradigestifs : céphalées, arthralgies

tableau 3.6. La diarrhée est due à la libération d'une toxine par une bactérie qui va stimuler les sécrétions intestinales et provoquer par suite une diarrhée.

LES INFECTIONS LES PLUS RARES sont :

- **le botulisme :** consommation de conserves anciennes ;
- **les diarrhées parasitaires** qui sont généralement responsables de diarrhées chroniques mais qui peuvent se révéler sur un mode aigu.

Diarrhées médicamenteuses

Elles sont facilement retrouvées par l'interrogatoire. Il peut s'agir soit :

- **d'un effet secondaire habituel du médicament :** anti-inflammatoires non stéroïdiens, laxatifs, biguanides (*Glucophage*), etc ;
- **d'un signe d'alarme ou de surdosage :** théophylline, digitaline, etc.

Autres causes de diarrhée

- **Diarrhée émotionnelle.**
- **Allergie alimentaire :** œufs, lait.
- **Intoxication par les champignons.**
- **Infection extradigestive** (otite, méningite) qui, surtout chez l'enfant, peut provoquer une diarrhée.

Diarrhées avec syndrome dysentérique

Le syndrome dysentérique est caractérisé par la présence de sang et/ou de glaires et/ou de pus dans les selles et témoigne d'une atteinte de la muqueuse colique par les germes. Il expose à des complications : choc septique, choc hémorragique, perforation colique, complications hémorragiques.

Diarrhées infectieuses

Les principales causes de syndrome dysentérique d'origine infectieuse sont résumées dans le tableau 3.7.

Tableau 3.7 Principales diarrhées infectieuses avec syndrome dysentérique.

Bactérie	***Contexte***	***Incubation***	***Symptômes particuliers***
Salmonella typhi et *paratyphi* A, B ou C : typhoïde et paratyphoïde	Consommation de coquillages, fruits de mer Contamination en zone d'endémie : Afrique, Asie mais 1 000 cas/an en France	7-15 j.	Diarrhée « jus de melon » ; parfois syndrome dysentérique Fièvre élevée Signes extradigestifs : cutanés, neurologiques
Escherichia coli entéro-invasif (ECEI)	Voyage en zone intertropicale	8-48 h	Douleurs abdominales, fièvre, vomissements
Shigelles	Voyage en zone intertropicale	48-72 h	Douleurs abdominales, fièvre, vomissements
Yersinia	Eau, lait, légumes, glace, langue de porc	1-11 j.	Signes extradigestifs : cutanés, articulaires Douleurs abdominales pouvant simuler une urgence chirurgicale
Campylobacter jejuni	Terrain fragilisé : cirrhotique, cancéreux	2-5 j.	Syndrome grippal Douleurs abdominales
Parasite	***Contexte***	***Incubation***	***Symptômes particuliers***
Amibiase intestinale	Cosmopolite Prédomine dans les pays chauds	Non applicable	Pas de fièvre Épreintes et ténesme
Bilharziose digestive	Zone intertropicale, Antilles	Non applicable	Épreintes et ténesme

PHARMACOLOGIE

ANTISEPTIQUES INTESTINAUX : NITROFURANES

NIFUROXAZIDE *Ercéfuryl* *Ambatrol* gél. à 200 mg (et à 100 mg pour *Ercéfuryl*) suspension buvable à 220 mg/mesure	1 gél. (ou 1 mesure) 4 fois par jour.

ACTIONS

Ces médicaments sont des anti-infectieux intestinaux à action strictement locale, intraluminale, car ils ne sont pas absorbés par la muqueuse intestinale. Ils n'altèrent pas la flore naturelle du tube digestif.

INDICATIONS

♥♥ Diarrhées aiguës présumées d'origine bactérienne en l'absence de phénomène invasif. Ce traitement ne dispense pas d'une réhydratation si elle est nécessaire.

CONTRE-INDICATIONS

♠♠♠ Allergie aux nitrofuranes.

PRÉCAUTIONS D'EMPLOI

Ces produits sont inefficaces en cas de diarrhée due à des germes invasifs (selles sanglantes et/ou purulentes) où seuls des antibiotiques à diffusion générale peuvent être efficaces.

EFFETS SECONDAIRES

Très rarement, on peut observer des réactions allergiques.

INTERACTIONS MÉDICAMENTEUSES

Aucune.

PHARMACOLOGIE

ANTIDIARRHÉIQUES : RALENTISSEURS DU TRANSIT INTESTINAL	
LOPÉRAMIDE *Imodium – Imossel – Arestal* gél. à 2 mg solution buvable (*Imodium* seulement) à 1 mg/cuiller à café ou 0,2 mg/mL	2 gél. en 1 prise puis 1 gél. 1 à 3 fois par jour.
DIPHÉNOXYLATE *Diarsed* comp. à 2,5 mg	2 comp. en 1 prise puis 1 comp. 1 à 3 fois par jour.

ACTIONS

Ce sont des antidiarrhéiques opiacés (dérivés de la morphine) qui agissent en diminuant la motricité intestinale. Ils n'ont pas d'action sur le système nerveux central aux doses thérapeutiques.

INDICATIONS

♥♥♥ Traitement symptomatique des diarrhées aiguës et chroniques en complément du traitement étiologique et de la réhydratation.

CONTRE-INDICATIONS

♠♠♠ Poussées aiguës des recto-colites hémorragiques (risque de colectasie).
♠♠♠ *Diarsed* seulement : glaucome par fermeture de l'angle ; obstacle urétro-prostatique.
♠♠♠ Enfant de moins de 2 ans.
♠ Diarrhée d'origine bactérienne : risque de dissémination du germe favorisée par la stase intestinale.

PRÉCAUTIONS D'EMPLOI

Ces produits ne doivent pas être utilisés lorsqu'une inhibition du péristaltisme doit être évitée ; ils doivent être interrompus si une constipation et/ou une distension abdominale apparaissent.

EFFETS SECONDAIRES

Une constipation peut apparaître : elle témoigne d'un surdosage et doit faire diminuer la posologie voire arrêter la prise de l'antidiarrhéique. Les autres effets rapportés sont des nausées et des vomissements, une fatigue et exceptionnellement un rash cutané.

Diarsed seulement : la présence d'atropine peut être à l'origine d'une sécheresse buccale ou d'une rétention urinaire.

INTERACTIONS MÉDICAMENTEUSES

Diarsed seulement : il existe un risque de potentialisation de l'effet des produits ayant une action sur le système nerveux central : barbituriques (*Gardénal*), benzodiazépines, alcool.

Diarrhées non infectieuses

Elles sont plus rares. La négativité des examens bactériologiques, la coloscopie et les biopsies sont souvent évocatrices du diagnostic. Il s'agit surtout de maladies coliques : colite ischémique, colite inflammatoire (maladie de Crohn et recto-colite hémorragique) et colites médicamenteuses (en cas de chimiothérapie anticancéreuse).

Diarrhées post-antibiotiques

Diarrhées banales

Elles surviennent 3 à 5 jours après le début d'une antibiothérapie à large spectre par voie orale (*Augmentin*, *Vibramycine*, etc.). La diarrhée est indolore, peu abondante et ne s'accompagne pas de fièvre. Elle est secondaire à la modification de la flore intestinale par l'antibiotique. Ce n'est pas une indication à arrêter l'antibiothérapie sauf si la diarrhée devient trop gênante.

Colite pseudo-membraneuse

Elle est provoquée par la prolifération d'une bactérie (*Clostridium difficile*) située dans la lumière intestinale. Elle survient au décours d'une antibiothérapie au large spectre (bêta-lactamines, clindamycine ou *Dalacine*) par voie orale ou parentérale. *Clostridium difficile* est en effet résistant à la plupart des antibiotiques et peut proliférer de façon pathologique au cours de presque toute antibiothérapie.

Cliniquement, on note une altération de l'état général, une fièvre quasi constante et une diarrhée abondante qui contient parfois du sang. La rectoscopie est l'examen clef : elle montre de fausses membranes blanchâtres très adhérentes à la muqueuse. *Clostridium difficile* et sa toxine doivent être recherchés dans les selles. L'évolution est favorable sous traitement (réhydratation, arrêt de l'antibiotique utilisé, antibiothérapie active sur *Clostridium difficile* : *Flagyl* ou *Vancomycine* per os) mais des formes menaçant le pronostic vital peuvent se rencontrer.

Les antibiotiques peuvent éradiquer certaines souches bactériennes normalement présentes dans le côlon. Le *Clostridium difficile*, non atteint par ces antibiotiques, prolifère alors à la place des autres souches bactériennes.

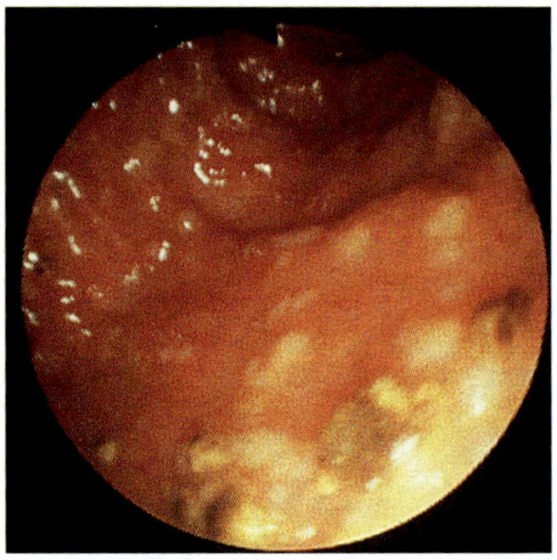

Photo 3.7 Colite infectieuse : colite pseudo-membraneuse à *Clostridium difficile*.

Traitement d'urgence des diarrhées aiguës

Réhydratation

Elle se fait par voie orale en l'absence de vomissements. On utilise des solutions contenant de l'eau et du sel : bouillons, *Coca-cola*, solution OMS.

Si la déshydratation est très importante et/ou en cas de vomissements, la réhydratation doit se faire par voie parentérale, adaptée à la clinique (soif, pli cutané, etc.) et au ionogramme.

Médicaments antidiarrhéiques

Le plus utilisé est le lopéramide ou *Imodium*. L'utilisation d'antidiarrhéiques doit être discutée au cas par cas, notamment dans les diarrhées infectieuses où ils favorisent la stagnation des germes dans l'intestin.

Médicaments associés

On utilise souvent des antiémétiques (*Primpéran*, *Vogalène*) et des antispasmodiques (*Spasfon*, *Débridat*).

Particularités en fonction de l'étiologie

Des antibiotiques et des antiparasitaires peuvent être utilisés dans les diarrhées infectieuses.

Certaines d'entre elles (typhoïde, choléra) nécessitent une isolation du malade, une désinfection du linge et des sanitaires et une déclaration à la DRASS.

La « turista » guérit spontanément. Elle doit être prévenue en évitant les aliments à risque : eau non bouillie, crudités, fruits frais, etc.

DÉMARCHE INFIRMIÈRE

DIARRHÉE AIGUË

M. J. est hospitalisé pour une diarrhée aiguë fébrile. Quelles sont votre surveillance et votre conduite thérapeutique ?

SURVEILLANCE

• ***Surveiller les selles en notant :***
– le nombre d'exonérations ;
– l'aspect : molles ou liquides, couleur, odeur, présence de glaires, de sang, de pus ;
– les signes associés : nausées, vomissements, douleurs.

• ***Garder les selles anormales*** pour les montrer au médecin et faire un examen bactériologique et parasitologique (sur prescription médicale).

• ***Surveiller la température, la fréquence cardiaque, la tension artérielle*** plusieurs fois par jour.

• ***Surveiller l'état d'hydratation :*** soif, sécheresse de la langue, pli cutané.

• ***Garder les urines*** et faire la courbe de diurèse.

CONDUITE THÉRAPEUTIQUE (À ADAPTER AUX PRESCRIPTIONS MÉDICALES)

– Prélever un bilan biologique : NFS, plaquettes, ionogramme sanguin, urémie et créatininémie.
– Mettre en place une voie veineuse périphérique avec un garde-veine (glucosé à 5 %).
– En l'absence de vomissements, donner au minimum 2 litres de boissons par 24 heures (boissons sucrées, bouillons salés).
– Faire prendre et noter le traitement prescrit.

Malabsorption

Définition

La malabsorption désigne un trouble de l'absorption intestinale lié à une atteinte de la cellule intestinale : l'entérocyte. Elle se traduit par une diarrhée et un syndrome carentiel. Plusieurs maladies différentes peuvent être responsables d'une malabsorption.

Clinique

Signes digestifs

LA DIARRHÉE est le symptôme principal. Les selles sont grasses (stéatorrhée), souvent fétides et jaunâtres sans glaire ni sang ni pus ; l'aspect classique est celui de « bouse de vache ».

LES AUTRES SIGNES DIGESTIFS sont des gaz et de vagues douleurs abdominales.

Syndrome carentiel

Il est la conséquence de la carence protéique, vitaminique et énergétique. Il entraîne une altération de l'état général : asthénie, anorexie et amaigrissement.

La carence en vitamine D et en calcium est responsable d'une déminéralisation osseuse ; la carence en fer, en folates et en vitamine B_{12} est à l'origine d'une anémie. La carence en protéines provoque des œdèmes.

CHEZ L'ENFANT, on note un retard staturo-pondéral.

À ces signes généraux s'ajoutent des signes propres à chaque pathologie.

Biologie

Syndrome de malabsorption

Le diagnostic de malabsorption se fait sur les tests d'absorption du grêle.

Stéatorrhée

Sa recherche a été décrite plus haut. La présence d'une stéatorrhée traduit un défaut d'absorption des graisses.

PROTOCOLES D'EXAMEN

MESURE DE LA STÉATORRHÉE

BUT

Mesurer la quantité de graisse contenue dans les selles.

PRÉCAUTIONS

Doit être pratiquée :

- avant toute exploration radiologique du tube digestif comprenant un produit de contraste (transit œso-gastro-duodénal, lavement baryté) ;
- avant une coloscopie.

TECHNIQUE

Donner une surcharge en graisses pendant 6 jours (50 g de beurre).

Recueil des selles des 24 heures dans des pots pendant les 3 derniers jours de la surcharge en beurre.

Peser les selles.

Transport au laboratoire.

Récupérer les résultats.

NB : cet examen est parfois pratiqué sans surcharge en graisses.

TEST AU D-XYLOSE

BUT

Rechercher une malabsorption de l'intestin grêle proximal.

TECHNIQUE

Faire vider la vessie.

Faire ingérer 25 g de D-xylose dans 250 mL d'eau.

Faire une prise de sang 2 heures après l'ingestion du D-xylose pour doser la xylosémie.

Faire parvenir la prise de sang au laboratoire.

Récupérer les résultats.

TEST DE SCHILLING

BUT

Rechercher une malabsorption au niveau de l'iléon terminal et/ou une carence en facteur intrinsèque.

TECHNIQUE

Faire vider la vessie.

À 8 h, faire ingérer une capsule de vitamine B_{12} marquée au cobalt 58.

À 8 h 30, faire ingérer une capsule de vitamine B_{12} marquée au cobalt 57 additionnée de facteur intrinsèque.

À 10 h, faire une injection intramusculaire de 1 000 μg de vitamine B_{12} froide (non marquée).

Recueillir les urines sur 48 heures.

Adresser les urines au laboratoire.

Test au D-xylose

Le xylose est un sucre normalement absorbé au niveau du duodénum et du jéjunum. Lorsque l'absorption duodéno-jéjunale est normale, le xylose est retrouvé dans le sang (xylosémie) et les urines (xylosurie). En revanche, l'absence d'augmentation de la xylosémie et de la xylosurie après un apport important en D-xylose témoigne d'une malabsorption **au niveau de l'intestin grêle proximal.**

Test de Schilling

Le test de Schilling explore l'absorption de la vitamine B_{12} qui se fait normalement **au niveau de l'iléon terminal**. L'absorption de cette vitamine nécessite la présence d'un facteur sécrété par l'estomac : le facteur intrinsèque. Ainsi, une malabsorption de vitamine B_{12} peut témoigner d'une pathologie gastrique (maladie de Biermer) ou iléale. L'administration de ce facteur intrinsèque au cours du test de Schilling permet d'éliminer une maladie de l'estomac. Schématiquement, lorsqu'on fait absorber une forte dose de vitamine B_{12} radioactive (marquée au cobalt) à un sujet normal, cette vitamine est éliminée dans les urines qui deviennent radioactives; en revanche, un sujet carencé stocke la vitamine administrée et les urines restent peu ou non radioactives.

Autres tests

D'autres tests peuvent être prescrits pour rechercher des malabsorptions spécifiques :

- **test au lactose ou au saccharose** à la recherche d'un déficit en lactase ou en saccharase;
- **la créatorrhée** permet de rechercher un défaut d'absorption des protéines.

Syndrome carentiel

On dose le calcium, le fer, la vitamine B_{12} et les folates pour rechercher un déficit (reflet de la malabsorption).

La protidémie est également diminuée et la carence vitaminique peut entraîner une anémie.

Un bilan biologique complet doit être pratiqué car de nombreuses autres manifestations des carences peuvent être observées.

Trois facteurs affirment une malabsorption :

– la stéatorrhée;

– le test au D-xylose perturbé (xylosémie effondrée); il signe une malabsorption au niveau du grêle proximal;

– le test de Schilling perturbé (radioactivité urinaire trop faible); il signe une malabsorption au niveau du grêle distal.

Examens morphologiques

Examens radiologiques

On doit pratiquer :

- **une radiographie d'abdomen sans préparation** (ASP) à la recherche d'une distension du grêle;
- **un transit du grêle** pour mesurer la durée du transit et l'aspect morphologique des anses grêles (diamètre, largeur des plis, largeur de l'espace entre les plis, étude du cadre duodénal).

Examens endoscopiques

- **La fibroscopie œso-gastro-duodénale** est indispensable au diagnostic. Une jéjunoscopie est parfois nécessaire. L'endoscopie permet de visualiser directement le grêle et surtout de réaliser des biopsies pour un examen anatomopathologique.
- **La coloscopie** permet d'explorer la dernière anse iléale et de pratiquer des biopsies à ce niveau.

Étiologies

Insuffisance des sécrétions digestives ou maldigestion

Insuffisance des sécrétions pancréatiques

Une atteinte du pancréas exocrine peut s'accompagner d'une malabsorption qui touche principalement les graisses. La stéatorrhée est donc très importante et le test au D-xylose normal.

LES CAUSES D'INSUFFISANCE PANCRÉATIQUE EXTERNE sont :

- **une pancréatite chronique;**
- **un cancer du pancréas;**
- **une résection du pancréas.**

Insuffisance des sécrétions biliaires

Une diminution intraluminale en sels biliaires s'accompagne d'une malabsorption des graisses puisqu'elles ne peuvent plus être solubilisées. La stéatorrhée est donc importante.

Les causes principales d'insuffisance de la sécrétion biliaire sont :

- **une obstruction biliaire :** lithiase biliaire, cancer du pancréas, etc. ;
- **une pullulation microbienne ;**
- **une résection iléale.**

Maladies de la cellule intestinale (entérocyte)

Maladie cœliaque ou intolérance au gluten

Le gluten est un complexe protéique contenu dans les farines de céréales (blé, orge, avoine, seigle). La maladie cœliaque, rare, d'origine immunologique, est due à une intolérance au gluten ou plus précisément à un des composants du gluten : la gliadine. Ce dernier entraîne chez les patients atteints une atrophie de la muqueuse intestinale, responsable d'une malabsorption. L'exclusion du gluten de l'alimentation permet la régression des lésions.

Trois critères définissent la maladie cœliaque :

La malabsorption. Celle-ci, plus ou moins marquée, est à la fois clinique (diarrhée, syndrome carentiel) et biologique : stéatorrhée, test au D-xylose et test de Shilling anormaux.

L'atrophie villositaire totale. Les biopsies du grêle avec examen anatomopathologique permettent de faire le diagnostic de maladie cœliaque en retrouvant une atrophie des villosités intestinales.

Le régime sans gluten. L'exclusion du gluten (blé, orge, avoine et seigle) de l'alimentation entraîne une amélioration rapide de la clinique (quelques semaines) et plus lente des lésions histologiques (quelques mois). L'éducation du patient est difficile car les aliments contenant du gluten sont nombreux, mais le respect strict du régime entraîne la guérison (tableau 3.8).

Certaines études récentes ont montré que dans certains cas, l'avoine pourrait être autorisée car elle ne contiendrait pas de gliadine.

Chez l'adulte, le régime doit être poursuivi toute la vie. En revanche, on peut tenter une réintroduction du gluten chez l'enfant lorsque la maladie s'est stabilisée. La maladie cœliaque peut entraîner des complications lorsque le régime n'est pas respecté : cancers (grêle, œsophage, pharynx), lymphomes, etc.

Dans certains cas, existe une résistance au régime sans gluten et on peut tenter une corticothérapie.

DÉMARCHE INFIRMIÈRE

MALADIE CŒLIAQUE

M. S. est atteint d'une maladie cœliaque. Le médecin a prescrit un régime sans gluten. Quelles recommandations faites-vous à M. S. ?

Trois recommandations sont essentielles :

1. Le régime sans gluten doit être strictement respecté et ne peut tolérer la moindre erreur celle-ci risquant de faire rechuter la maladie.

2. Le régime sans gluten ne devra jamais être arrêté (sans avis médical).

3. L'apport calorique doit rester suffisant.

Ainsi, le patient doit consommer en grande quantité œufs, viandes et poissons. Les repas doivent être bien répartis sur 24 h (3 repas et 2 collations à 10 h et à 16 h). Des produits sans gluten peuvent être trouvés dans des maisons spécialisées en produits de régime. Il faut surveiller la mention « sans gluten » sur les conditionnements.

Il faut conseiller au patient d'accommoder les aliments : vinaigrettes, mayonnaise sans moutarde, ail, oignons, tomates. Les légumes peuvent être servis au beurre, au fromage, en sauce tomate fraîche, en jus de rôti, en vinaigrette sans moutarde. Les pâtes sans gluten se préparent comme des pâtes habituelles.

Des sauces à base de roux, préparé non avec beurre et farine mais avec beurre et maïzena, peuvent être réalisées.

Les entremets doivent être préparés avec lait, sucre, œufs, maïzena, riz et farines instantanées sans gluten (tapiocaline, crème de riz, ultrafine de riz, blédine, riz-tapioca).

Il faut encourager le patient en lui expliquant qu'un respect rigoureux du régime permettra une guérison complète. Le moindre écart ne peut être toléré du fait du risque de récidive.

Enfin, il faut proscrire toute automédication car certains médicaments contiennent du gluten.

Trois critères définissent la maladie cœliaque :

- la malabsorption ;
- l'atrophie villositaire totale ;
- l'efficacité du régime sans gluten.

Chez l'enfant existe un 4e critère : la rechute de la maladie à la réintroduction du gluten.

Maladie de Whipple

La maladie de Whipple est provoquée par le développement d'un agent infectieux dans les macrophages.

Les signes digestifs sont caractérisés par une malabsorption.

Les autres signes comprennent surtout des douleurs articulaires et des adénopathies. D'autres organes peuvent également être touchés.

L'examen anatomopathologique des biopsies du grêle réalisées au cours d'une endoscopie permettent de faire le diagnostic.

Le traitement repose sur une antibiothérapie.

Tableau 3.8 Régime sans gluten : principaux aliments interdits et autorisés (liste non exhaustive).

Aliments interdits	*Aliments autorisés*
Blé, orge, avoine, seigle et produits dérivés : pains, farine, biscottes, biscuits, pâtes, semoule, chapelure et produits dérivés.	Riz, maïs, tapioca, sarrazin et produits dérivés : farines sans gluten, semoule sans gluten, pâtes sans gluten, biscuits sans gluten, *Corn-Flakes, Rice-Krispies.*
Viandes et poissons cuisinés (en conserve, du traiteur, surgelés), panés, charcuterie du commerce, chair à saucisse. Beurre de poissons, de crustacés.	Viandes, volailles, abats, poissons, œufs frais, surgelés, jambon de pays, œufs de poissons, jambon blanc, bacon.
Préparations industrielles à bas de lait (flancs, crèmes). Glaces et sorbets du commerce.	Lait, fromages sauf fromages à tartiner type *Vache qui rit* (crème de gruyère). Beurre, beurre allégé, huiles, margarines, lard, saindoux, végétaline. Glaces et sorbets « maison » (crème anglaise).
Légumes du commerce préparés (conserve, surgelés). Légumes secs en conserve, pommes de terre cuisinées, surgelées ou en conserve, préparations industrielles à base de pommes de terre.	Légumes frais et en conserve, surgelés, au naturel. Légumes secs préparés à la maison, pommes de terre, chips, purée mousseline *Maggi.*
Crème et purée de marrons du commerce, compotes du commerce, figues sèches.	Tous les fruits frais, au sirop et surgelés, châtaignes, marrons glacés.
Condiments du commerce, toutes les sauces du commerce (moutardes, sauce tomate, mayonnaise), poivre en poudre, sel de céleri, potages (en sachet et en boîte), épices composées, extraits de viandes.	Condiments au vinaigre : cornichons, câpres, sel, poivre en grains, épices pures sans mélanges, fines herbes.
Farines maltées type *Ovomaltine, Banania, Ricorée.* Caramels, nougats, pâtes d'amande, pâtes de fruits, dragées, chewing-gum.	Chocolat à croquer, *Nesquick, Nescafé,* sucre, gelées de fruits, confitures, miel, levure chimique *Alsacienne.*
Bière, panachés, cidre.	Thé, café, jus de fruits, eaux en bouteilles, sirop, limonades, mélange chicorée café. Presque toutes les boissons (sauf la bière). Fruits oléagineux (noix cajou, cacahuètes, olives).

Résections de l'intestin grêle

Les résections de l'intestin grêle sont responsables de malabsorptions plus ou moins sévères selon la localisation et l'étendue de la résection. Lorsqu'il s'agit d'une résection iléale de plus d'1 m, on observe une insuffisance en sels biliaires car l'augmentation de la synthèse hépatique est insuffisante pour compenser la malabsorption. C'est pourquoi une diarrhée et une stéatorrhée apparaissent.

Autres maladies de l'entérocyte

Elles sont plus rares. On peut observer les pathologies suivantes :

LA SPRUE TROPICALE est une maladie infectieuse qui entraîne une malabsorption.

LA MALADIE DES CHAÎNES LOURDES ALPHA appelée encore *lymphome méditerranéen* est responsable d'une malabsorption sévère ; il existe dans le sérum et le liquide jéjunal une immunoglobuline A pathologique ; l'évolution vers un lymphome malin du grêle est habituelle.

Infections de l'intestin grêle

Pullulation bactérienne chronique

C'est la présence durable dans la lumière de l'intestin grêle de germes en quantité trop importante. Ces bactéries, appartenant normalement à la flore colique, sont responsables d'une malabsorption.

LES CAUSES de pullulation microbienne sont :

- **le syndrome de l'anse stagnante :** à la suite d'un montage chirurgical ou d'une fistule, une partie du grêle ne participant plus au transit, des aliments stagnent et favorisent la croissance bactérienne ;
- **les ralentissements du transit :** sténoses, médicaments, diabète, etc. ;
- **le reflux colo-grêlique.**

TRAITEMENT

Il repose sur une antibiothérapie orale à large spectre.

Parasitoses

Certains parasites peuvent être responsables d'une atrophie villositaire et, par la suite, d'une malabsorption : lambliase (ou giardiase), cryptosporidiose, etc. Ces maladies touchent principalement les patients immunodéprimés (Sida).

Pathologie de la bordure en brosse

Les enzymes responsables de la digestion des sucres sont situées au niveau de la bordure de la cellule intestinale encore appelée bordure en brosse. Lorsque ces enzymes sont absentes, les sucres ne sont pas métabolisés par l'intestin mais fermentés par les bactéries intestinales.

Ainsi apparaît une malabsorption élective des sucres.

Le déficit en lactase est le plus fréquent (intolérance au lactose) mais il existe également d'autres déficits plus rares : intolérance au glucose ou au galactose.

POINTS CLÉS

1. ▶ Les mécanismes possibles d'une diarrhée sont multiples. Dans un premier temps, il faut distinguer les **diarrhées aiguës** des **diarrhées chroniques** (évoluant depuis plus de 3 semaines).
2. ▶ En cas de **diarrhée chronique**, un bilan est nécessaire pour en comprendre le mécanisme et rechercher une étiologie. On distingue 4 types de mécanismes : **osmotique, sécrétoire, exsudative** et **motrice** ; plusieurs mécanismes peuvent être associés pour une même étiologie.
3. ▶ Un **syndrome de malabsorption digestive** peut être lié soit à une insuffisance des sécrétions digestives (enzymes pancréatiques, bile), soit à une diminution des capacités d'absorption de la muqueuse intestinale du grêle (maladie cœliaque, résection étendue du grêle).
4. ▶ Les **tumeurs de l'intestin grêle** sont rares.

Allergie alimentaire

Étiologie

L'allergie alimentaire est définie par des troubles digestifs de mécanisme immunologique déclenchés par l'ingestion de certains aliments. Cette pathologie est souvent invoquée, mais rarement prouvée.

Clinique

Les symptômes apparaissent à l'ingestion des aliments allergisants : ce sont les trophallergènes. Les signes observés sont des nausées, des vomissements, des douleurs abdominales ou une diarrhée. Exceptionnellement peuvent apparaître une hémorragie digestive ou bien une urgence chirurgicale (œdème, voire infarcissement segmentaire de l'intestin grêle).

Les aliments les plus fréquemment mis en cause sont les poissons, les œufs, le lait et les crustacés, mais d'autres produits peuvent également être à l'origine d'une allergie alimentaire.

Le patient a souvent des antécédents atopiques, personnels ou familiaux (asthme, rhinite allergique, etc.).

Examens complémentaires

Ils ont pour but de confirmer le diagnostic.

On pratique souvent des tests de provocation avec les allergènes suspectés. Certains auteurs utilisent les tests cutanés. Ces tests sont de réalisation lourde et leurs résultats ne sont pas toujours reproductibles. Ainsi, la mise en évidence d'un allergène précis est très rare.

Sont également proposés le dosage des IgE dans le sérum et dans les selles ainsi que le test de dégranulation des basophiles.

Traitement

Il repose sur l'éviction des aliments responsables de l'allergie.

Le cromoglycate (*Nalcron*) peut être proposé si l'allergène ne peut être trouvé ou si les symptômes persistent malgré son éviction.

Constipation

Définition

La définition de la constipation est difficile car le sens donné au mot constipation par le malade (nombre de selles, volume, consistance, difficultés d'expulsion, etc.) et par le médecin n'est pas le même. On considère comme constipé un sujet ayant moins de 3 selles par semaine. Les selles sont déshydratées, surdigérées et leur évacuation est retardée.

Constipation : moins de 3 selles par semaine.

Mécanismes

La constipation peut être due :

- **à un trouble de la progression du bol fécal :** selles insuffisamment hydratées ; hypotonie ou inertie colique ;
- **à un trouble de l'évacuation sigmoïdienne et rectale :** diminution de la sensibilité rectale à la distension induite par les selles ; insuffisance musculaire lors de la défécation ; absence de relaxation du sphincter anal.

DÉMARCHE INFIRMIÈRE

CONSTIPATION

Mme J., 45 ans, se plaint d'une constipation depuis de nombreuses années : c'est son « tempérament », dit-elle. Quelles recommandations faites-vous à Mme J. ?

Il faut, après avoir réalisé les examens nécessaires à l'élimination d'une pathologie organique (coloscopie notamment), dédramatiser le symptôme et rassurer la patiente.

On incite à la consommation de légumes verts, de salades et de légumes secs. La patiente doit boire au moins 2 litres par jour.

Le matin, on conseille, en plus d'un bon petit déjeuner, la prise d'un grand verre de liquide frais (eau, jus de fruits) pour déclencher l'exonération (réflexe gastro-colique).

Des exercices physiques visant à renforcer la musculature abdominale sont indiqués.

Enfin, une prise de son à dose progressive pour apporter des fibres alimentaires facilite le transit : il faut atteindre 15 à 20 g/j. par paliers de 5 g pour éviter ballonnements et douleurs abdominales.

Ce n'est qu'en cas d'échec de ces conseils que le médecin prescrira des lubrifiants (huile de paraffine) ou des laxatifs osmotiques (*Duphalac*). Il faut insister pour éviter l'automédication par des laxatifs irritants.

Démarche diagnostique devant une constipation

Interrogatoire

Il doit faire préciser la date de survenue du début des troubles : on oppose la constipation récente, qui est souvent organique, aux troubles anciens souvent d'origine fonctionnelle. On note les habitudes hygiéno-diététiques (nature des repas, sports, etc.) et les antécédents médicaux, chirurgicaux et gynécologiques.

Il faut absolument rechercher une prise de laxatif qui, paradoxalement, en cas d'utilisation au long cours, peut être à l'origine d'une constipation (voir *infra*).

Examen clinique

Une atteinte de l'état général doit être recherchée : fièvre, amaigrissement, anorexie.

L'examen physique doit être complet, mais insister particulièrement sur l'état de la paroi abdominale, l'examen du cadre colique et de l'anus avec un toucher rectal systématique.

Examens complémentaires

Leur choix est orienté par les données de l'interrogatoire et de l'examen clinique. Aucun examen n'est systématique.

Examens usuels

On commence en général par une anuscopie que l'on complète souvent par une coloscopie totale pour éliminer un cancer colo-rectal.

Un bilan biologique standard (NFS, VS, ionogramme sanguin) doit être prélevé avec en plus un dosage des hormones thyroïdiennes (T3, T4, TSH) pour éliminer une hypothyroïdie.

Examens spécialisés

Ils sont réalisés dans des services spécialisés lorsque le bilan précédent n'a pas permis de retrouver la cause de la constipation.

Mesure du temps de transit colique

La méthode la plus simple (et la moins précise) est le test au rouge carmin (voir *supra*).

L'autre technique consiste à faire ingérer des marqueurs radio-opaques et à suivre leur progression sur des radiographies d'abdomen sans préparation réalisées à intervalles réguliers.

Autres examens

- **La manométrie ano-rectale** mesure les pressions au niveau de l'anus et du rectum et est utilisée pour explorer les constipations terminales (d'origine ano-rectale).
- **La défécographie** est une radiographie ano-rectale de profil pendant la défécation d'un index radio-opaque. Elle permet d'explorer les troubles de la dynamique rectale.
- **L'électromyographie du sphincter interne** est exceptionnellement proposée dans certaines constipations où on suspecte une origine neurologique.

Étiologies

Les causes de constipation sont nombreuses et le plus souvent bénignes. Il faut rester néanmoins méfiant afin de ne pas méconnaître les causes graves comme les cancers.

Causes occasionnelles

Le décubitus prolongé, la grossesse, les voyages et la fièvre diminuent la motricité colique.

Causes digestives

Colopathie fonctionnelle

C'est la cause la plus fréquente. Elle se traduit par des douleurs abdominales anciennes et diverses, non systématisées, souvent résistantes au traitement. On observe également des signes extradigestifs : céphalées, palpitations, troubles du sommeil, etc. Tous les examens complémentaires sont normaux.

Maladie de Hirschsprung ou mégacôlon congénital

Il s'agit d'un trouble de l'innervation du sigmoïde ou du rectum d'origine congénitale mais le diagnostic peut être méconnu jusqu'à l'âge adulte. L'intestin non innervé est responsable d'un trouble de la progression du bol fécal. Le diagnostic se fait par l'analyse anatomopathologique d'une biopsie rectale profonde.

Sténose recto-colique

Un rétrécissement du côlon et/ou du rectum peut être dû à un cancer colo-rectal, une sigmoïdite ou une tumeur bénigne. La compression de l'intestin par une tumeur extradigestive (tumeur pelvienne) peut également être responsable d'une constipation.

Affection ano-rectale

Les maladies ano-rectales sont responsables d'une constipation terminale. Il peut s'agir : d'une tumeur, d'une fistule, d'une fissure, d'hémorroïdes compliquées, etc.

Le fécalome est une forme particulière de constipation terminale par accumulation et déshydratation d'un important volume de matières fécales dans le rectum. Il s'observe souvent chez les personnes âgées. Le diagnostic se fait au toucher rectal.

Autres causes

Elles sont plus rares. Il peut s'agir d'une colite ischémique, d'une séquelle d'une amibiase, etc.

Causes extradigestives

Elles sont nombreuses.

- **Causes endocriniennes :** diabète, hypothyroïdie, hyperparathyroïdie.
- **Causes neurologiques :** maladie de Parkinson, sclérose en plaques, etc.
- **Causes pulmonaires :** emphysème, insuffisance respiratoire chronique.
- **Causes abdominales :** ascite, tumeur abdomino-pelvienne.
- **Causes métaboliques :** insuffisance rénale, amylose, etc.
- **Maladies générales :** cachexie, sclérodermie, etc.

Causes médicamenteuses

Les médicaments constipants sont très nombreux.

Les médicaments entraînant une constipation les plus fréquemment utilisés sont les suivants :

- opiacés ;
- anticholinergiques ;
- antitussifs ;
- antidépresseurs ;
- neuroleptiques ;
- antiacides contenant de l'alumine.

Il faut souligner que l'abus des laxatifs peut être responsable d'une constipation : c'est la « maladie des laxatifs ». En effet, un abus de laxatifs

PROTOCOLE DE SOINS

LAVEMENT

Définition

Il s'agit de réaliser l'évacuation des matières fécales de l'ampoule rectale et d'une partie de l'intestin par stimulation du transit intestinal, sous les effets conjugués d'une action chimique (des compléments médicamenteux sont très souvent adjoints), d'une action mécanique (la pression de l'eau instillée dans le rectum), et d'une action thermique (la température du lavement).

Indications

- Administration de médicaments.
- Administration de produits radio-opaques en vue d'examens.
- Nettoyage de l'intestin en vue d'une intervention chirurgicale, ou d'un examen endoscopique (rectoscopie, coloscopie par exemple).

Préparation

• ***Le matériel***

- Une alèse de coton pour respecter la pudeur du patient.
- Une alèse imperméable à usage unique pour la protection du lit.
- Un bassin, du papier hygiénique.
- Gant de toilette, serviettes et cuvette.
- Une paire de gants non stériles à usage unique.
- Un kit à lavement à usage unique (ce kit conditionné stérilement se compose d'un ensemble monté : poche à lavement-tubulure avec clamp-sonde rectale pré-lubrifiée prêt à l'emploi).
- À défaut d'avoir un kit, prévoir : une sonde rectale stérile, un lubrifiant hydrosoluble, une tubulure souple, une pince de clamp, un bock ou une poche à lavement.
- Un pied à perfusion si besoin.
- Vérifier la prescription médicale relative à la solution à instiller : quantité de solution, médicaments le cas échéant, température et pression d'administration.
- Il existe des lavements prêts à l'emploi : flacons souples munis d'une canule rectale.
- Sacs d'élimination des déchets.

• ***Le patient***

- Prévenir le patient.
- Lui expliquer le soin : l'informer des finalités du soin et son déroulement.
- Lui recommander de respirer calmement pendant le soin et de signaler toute sensation douloureuse.
- S'informer d'éventuels problèmes d'hémorroïdes.
- Voir avec le patient (s'il est autonome) les modalités d'accès rapide aux toilettes.

Exécution du soin

- Se laver les mains (lavage simple).
- Préparer la solution prescrite et la verser dans la poche à lavement avec la tubulure clampée.
- Installer l'alèse à usage unique pour protéger le lit.
- Installer le patient s'il est autonome en décubitus latéral gauche, à plat.
- S'il n'est pas autonome, l'installer en décubitus dorsal, le bassin placé sous le siège.
- Le couvrir d'une alèse de coton pour respecter la pudeur.
- Mettre les gants à usage unique.
- Introduire la sonde préalablement lubrifiée avec douceur par de légers mouvements de rotation.
- Ouvrir le clamp et laisser s'écouler doucement la solution tout en veillant aux réactions du patient.
- Marquer quelques temps d'arrêt en fonction de sa tolérance au soin.
- Clamper la tubulure à la fin du lavement.
- Retirer la canule avec douceur.
- Demander ensuite au patient (s'il n'est pas incontinent) de garder le lavement le plus longtemps possible avant de l'évacuer.
- Dans le cas d'un lavement prêt à l'emploi, le déroulement du soin est identique : introduire la canule et instiller la solution en exerçant une pression continue sur le flacon souple de la base vers le haut du flacon.
- Dans le cas d'un patient invalide, le laisser sur le bassin tout en respectant la pudeur.
- Éliminer les déchets.
- Se laver les mains (lavage simple).
- Veiller à ce que la sonnette soit à proximité du patient.
- Noter le soin dans le dossier du patient.

Surveillance

- Rester vigilant lors de l'évacuation du lavement, un malaise vagal est possible et peut provoquer la chute du patient.
- Prévoir une aide pour accompagner le patient aux toilettes.
- Vérifier l'efficacité du lavement (quantité et qualité des selles) et noter le résultat dans le dossier de soin.
- Prévoir une petite toilette complète.

irritants (phénolphtaléine et anthraquinone surtout) peut être responsable d'une diarrhée hydro-électrolytique. Celle-ci est parfois accompagnée de douleurs abdominales et entrecoupée d'épisodes de constipation. Celle-ci peut alors devenir paradoxalement le seul motif de consultation. Lorsque les patients masquent la prise des laxatifs, le diagnostic peut être impossible à faire. Il s'agit dans 90 % des cas d'un terrain psychologique particulier et le traitement est très difficile.

Traitement

Il est différent selon l'origine de la constipation.

Constipation de toujours et (ou) colopathie fonctionnelle

Elle est souvent bien tolérée et il faut éviter les médicaments. Les conseils hygiéno-diététiques sont primordiaux : il faut inciter à la consommation de légumes verts, de céréales et d'eau. Un grand verre d'eau froide ou de jus de fruit frais le matin déclenche le réflexe gastro-colique et facilite l'exonération.

Si le patient le souhaite, on peut s'aider de lubrifiants (huile de paraffine) ou de laxatifs osmotiques (lactulose ou *Duphalac*).

Des antispasmodiques peuvent être prescrits en cas de douleurs coliques.

Constipation d'origine médicamenteuse

L'arrêt du médicament en cause permet de rétablir un transit normal. Si l'arrêt est impossible, on peut utiliser les moyens décrits ci-dessus (lubrifiants, laxatifs osmotiques, etc.).

Constipation d'origine extradigestive

Le traitement de la maladie causale est indispensable. On peut ajouter au traitement étiologique un traitement symptomatique (lubrifiants, laxatifs osmotiques, etc.).

Constipation terminale

Il faut :

- **rééduquer le réflexe exonérateur** en se rendant à la selle à la moindre sollicitation ;
- **reconstituer l'appareil musculaire d'exonération** par des exercices physiques (position accroupie, WC à la turque) ;
- **traiter la dyschésie** par des microlavements (*Microlax*) ou des suppositoires à base de glycérine.

Un fécalome doit être ramolli par des lavements huileux ; parfois, une fragmentation au doigt est nécessaire.

Tumeurs de l'intestin grêle

Généralités

Les tumeurs de l'intestin grêle sont rares, elles ne représentent que 1,5 % de l'ensemble des tumeurs du tube digestif.

Leur étude est difficile car elles sont souvent inaccessibles par endoscopie.

Le diagnostic est donc tardif, d'où un retard thérapeutique.

Anatomopathologie

Trois types de tumeurs peuvent se rencontrer dans l'intestin grêle : les tumeurs bénignes, les tumeurs malignes et les pseudo-tumeurs.

Tumeurs bénignes

Il s'agit surtout de polypes que l'on retrouve dans le cadre d'une polypose diffuse du tube digestif. Le type histologique le plus fréquent est l'adénome mais il existe d'autres types de tumeurs bénignes.

Tumeurs malignes

Il s'agit d'adénocarcinomes, de lymphomes, de tumeurs carcinoïdes et de sarcomes. Parfois, on retrouve des métastases d'autres cancers au niveau du grêle.

Pseudo-tumeurs

Elles sont représentées par le pancréas aberrant (tissu pancréatique en position hétérotopique), l'endométriose (tissu utérin en position aberrante) et les kystes.

Adénocarcinome du grêle

C'est une tumeur rare.

Clinique

Les circonstances de découverte sont nombreuses.

- **Complication révélatrice :** occlusion intestinale aiguë, hémorragie digestive, perforation.
- **Tableau banal et trompeur :** vagues douleurs épigastriques, troubles du transit, etc.
- **Syndrome de Kœnig :** il s'agit d'un accident paroxystique post-prandial se présentant sous la forme d'une douleur abdominale violente accompagnée de nausées, voire de vomissements, et d'un arrêt momentané du transit. Cette symptomatologie cède brutalement après quelques minutes avec des bruits hydro-aériques et une débâcle de matières et de gaz.

Un syndrome de Koenig traduit la présence d'un obstacle sur le tube digestif et doit toujours suggérer le diagnostic de tumeur intestinale.

Examens complémentaires

Endoscopie par capsule

Définition

La capsule d'endoscopie est une caméra vidéo miniature, de la taille d'une gélule, qui est avalée. Au cours de son voyage, elle va filmer le tube digestif et envoyer les images vers un enregistreur de la taille d'un « baladeur » qu'on porte à la ceinture. Plus tard, le médecin examinera les images sur un ordinateur.

Indications

Douleurs abdominales, diarrhée, saignements, anémie lorsque les autres méthodes d'investigations n'ont pas permis de porter un diagnostic.

Technique

Il est nécessaire d'être à jeun dans les 10 heures qui précèdent l'examen. Des capteurs extra-plats sont disposés sur le corps. La capsule d'endoscopie est ingérée. Elle va naturellement parcourir le tube digestif en transmettant les images à l'enregistreur. L'examen dure environ 8 heures pendant lesquelles le patient est complètement autonome. On peut boire 2 heures après avoir ingéré la capsule et manger 4 heures après. En fin d'examen, la capsule est éliminée dans les selles. Pendant tout l'examen, il ne faut pas avoir d'IRM ou être dans une zone d'utilisation d'un équipement IRM.

Résultats

Le médecin visionne sur son ordinateur la vidéo-endoscopie réalisée à partir des images de la capsule.

Entéroscopie de l'intestin grêle

C'est un examen endoscopique particulier utilisant un endoscope long qui permet de visualiser et de biopsier une grande longueur d'intestin grêle. Il ne peut être pratiqué que dans certains centres spécialisés.

Transit du grêle

Cet examen a perdu de son intérêt dans cette indication depuis l'apparition de l'endoscopie par capsule.

Il permet parfois de visualiser la tumeur :

- **soit directement** en montrant une image de soustraction ;
- **soit indirectement** en montrant une dilatation en amont d'une sténose.

Autres examens

Ils ont pour but d'évaluer :

- **l'extension tumorale :** outre l'examen clinique, échographie abdominale complétée éventuellement par scanner, RP ;
- **l'opérabilité du malade.**

Traitement

Il est chirurgical et consiste à enlever la tumeur.

Tumeurs carcinoïdes

Définition

Il s'agit de tumeurs endocrines qui sécrètent de la sérotonine. Elles sont responsables d'une symptomatologie particulière et évocatrice : le syndrome carcinoïde.

- **Une tumeur endocrine** est une tumeur, bénigne ou maligne, composée d'une prolifération de cellules endocrines (c'est-à-dire de cellules productrices d'hormones). Une tumeur carcinoïde est une tumeur endocrine qui sécrète de la sérotonine (voir page 187).

Clinique

Les circonstances de découverte peuvent être identiques à celles observées dans l'adénocarcinome (syndrome tumoral) mais dans environ 40 % des cas, il existe un syndrome carcinoïde (syndrome hormonal).

LE SYNDROME CARCINOÏDE est la conséquence de l'hypersécrétion de sérotonine et se révèle par le *flush*.

Brutalement, des troubles vasomoteurs apparaissent, ils durent de quelques secondes à quelques minutes et se traduisent par une bouffée de chaleur avec sueurs touchant la face et le cou. On observe également un larmoiement. Ce *flush* est parfois suivi de pâleur et d'une sensation de froid ; il peut se généraliser à tout le corps. Une diarrhée motrice s'associe aux signes précédents.

Une tumeur carcinoïde peut se révéler par :
- un syndrome tumoral ;
- un syndrome hormonal.

Examens complémentaires

Examens biologiques

Certains dosages hormonaux permettent de suspecter la présence d'une tumeur carcinoïde. Une élévation de la sérotonine dans le sang et du 5 HIAA dans les urines sont très en faveur du diagnostic.

Les 5 HIAA sont des composés dérivés de la dégradation de la sérotonine.

Examens morphologiques

Ce sont les mêmes que pour la recherche d'un adénocarcinome.

La scintigraphie à l'octréotide radiomarquée (*Octréoscan*) permet de localiser la tumeur primitive et de rechercher les métastases.

Formes cliniques

Les tumeurs carcinoïdes sont le plus souvent localisées au niveau de l'appendice ou de l'iléon, parfois au niveau du rectum, rarement le long du reste du tube digestif.

Parfois, on les observe au niveau d'autres organes comme les bronches ou les ovaires. Dans ces cas, il peut exister un *flush* et une diarrhée (car la sécrétion de sérotonine persiste) mais il n'y a pas de signe d'obstruction du grêle.

Pronostic

Lorsqu'elles sont malignes, les tumeurs carcinoïdes se caractérisent par une évolutivité relativement lente par rapport aux autres types de tumeurs malignes. Ainsi une survie prolongée est possible même en cas de métastases (50 % de survie à 5 ans pour les formes métastatiques).

Traitement

Le traitement idéal est l'ablation de la tumeur et de ses éventuelles métastases.

Lorsque le traitement chirurgical radical n'est pas possible :

- **le syndrome hormonal**, s'il existe, est traité par les analogues de la somatostatine (*Sandostatine* ou *Lanréotide*) qui agissent en inhibant la sécrétion hormonale ;
- **le syndrome tumoral** peut être contrôlé transitoirement par chimiothérapie (5FU, streptozotocine, adriamycine).

Lymphomes malins non hodgkiniens (LMNH)

Tous les lymphomes peuvent toucher le tube digestif, mais on ne s'intéresse ici qu'aux lymphomes dont le point de départ est digestif. La localisation principale est l'estomac, mais le grêle est atteint dans 20 % des cas.

Les circonstances de découverte sont les mêmes que celles de l'adénocarcinome. Le diagnostic histologique définitif de lymphome ne pourra être fait que sur la pièce opératoire. Un bilan d'extension du lymphome (voir Cahier cancérologie) doit être réalisé avant de débuter le traitement.

Le traitement associe de façon diverse chirurgie, radiothérapie et chimiothérapie en fonction du type de lymphome.

PROTOCOLE DE SOINS

Informations à l'intention du patient subissant une endoscopie par capsule

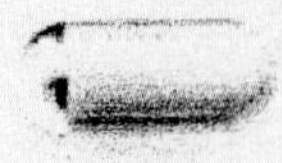

Capsule PillCam SB

Dans le cadre de votre bilan médical, votre médecin a recommandé un examen connu sous le nom d'endoscopie par capsule. Cette procédure implique l'ingestion d'une petite capsule PillCam™ SB (de la taille d'une grosse gélule de vitamines) qui parcourt naturellement le système digestif tout en prenant des images de l'intestin. Ces images sont transmises au dispositif SensorArray™ placé sur votre abdomen. Le SensorArray est relié à une unité DataRecorder™ (ressemblant à un balladeur) qui enregistre toutes les images. L'enregistreur est placé dans la ceinture RecorderBelt™, qui se porte autour de la taille. Au bout de 8 heures, vous pouvez retirer la RecorderBelt, puis la rapporter chez le médecin chargé du diagnostic. La capsule PillCam SB jetable est ensuite éliminée spontanément par les voies naturelles. Dans le rare cas où l'élimination naturelle n'a pas lieu, une intervention chirurgicale ou endoscopique devra être effectuée. Afin de fournir à votre médecin les informations les plus précises possibles à l'issue de cet examen, veuillez suivre les instructions ci-dessous.

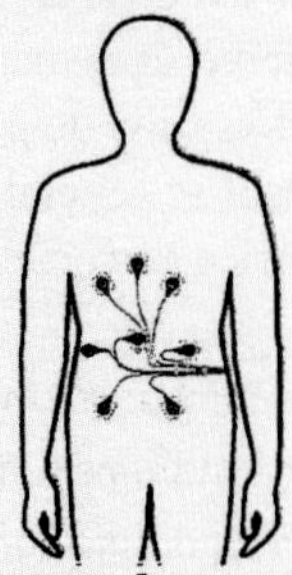

SensorArray en place

La veille de l'endoscopie par capsule

1. Après le déjeuner, la veille de l'examen par capsule endoscopique, commencez le régime liquide prescrit par votre médecin. À partir de 22 heures, la veille de l'endoscopie par capsule, ne mangez rien et ne buvez rien, à l'exception de médicaments habituels pris avec une gorgée d'eau.
2. Ne prenez aucun médicament dans les deux heures qui précèdent l'endoscopie par capsule.
3. Si vous êtes fumeur, ne fumez pas pendant les 24 heures précédant l'endoscopie par capsule.
4. Les patients du sexe masculin doivent se raser l'abdomen la veille de l'examen, sur un rayon de 15 cm autour du nombril. Si vous ne pouvez pas vous raser l'abdomen vous-même, veuillez contacter votre cabinet médical pour procéder à cette préparation avant l'examen.

Le jour de l'endoscopie par capsule

1. Présentez-vous à votre cabinet médical à l'heure du rendez-vous pris pour l'endoscopie par capsule. Portez des vêtements larges qui permettent de dégager la taille sans vous déshabiller.
2. A votre arrivée, vous devrez répondre à un certain nombre de questions avant l'examen. Au cours de cet entretien, vous prendrez connaissance du fait que l'endoscopie par capsule est associée à un faible risque d'obstruction intestinale. Votre enregistrement nécessite votre consentement préalable, en toute connaissance de cause.
3. Le SensorArray sera installé sur votre abdomen à l'aide de pastilles adhésives, puis connecté au DataRecorder, lui-même placé dans une ceinture que vous porterez autour de la taille. Après la mise en place du dispositif, votre médecin vous demandera d'avaler la capsule PillCam SB.

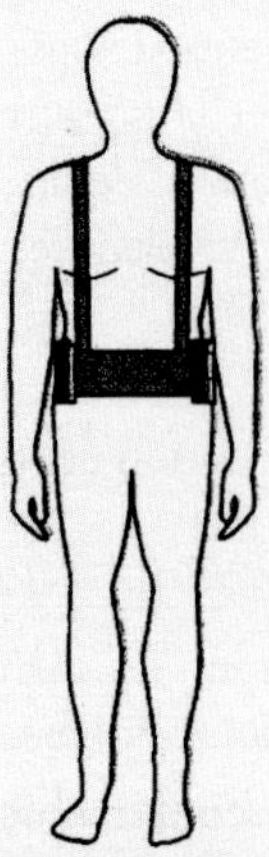

DataRecorder dans la poche gauche

Après l'ingestion de la capsule PillCam SB

1. Après avoir avalé la capsule PillCam SB, ne mangez rien et ne buvez rien pendant au moins deux heures. Quatre heures après l'ingestion de la capsule, vous pouvez vous alimenter légèrement. Lorsque l'examen est terminé, vous pouvez reprendre votre alimentation normale. Les instructions précédentes relatives à l'alimentation sont à suivre, sauf indication contraire de votre médecin. Contactez immédiatement votre médecin en cas de douleur abdominale, de nausée ou de vomissement durant l'endoscopie par capsule.
2. Après ingestion de la capsule PillCam SB et jusqu'à son élimination, ne vous approchez d'aucune source de champs électromagnétiques importants, créés, par exemple, par un dispositif IRM ou une radio amateur.
3. Il arrive parfois que des images soient perdues à la suite d'interférences radio (provenant d'une radio amateur, d'un système IRM, etc.). Cette situation implique, dans de rares cas, un nouvel examen endoscopique par capsule. Si tel est le cas, votre médecin vous conseillera d'effectuer l'examen dans la cabinet médical afin d'éviter que le problème ne se répète.
4. L'endoscopie par capsule dure environ huit heures et elle est jugée terminée selon les instructions du médecin. Veuillez ne pas déconnecter l'équipement et ne pas retirer la ceinture durant l'intégralité de cette période. Le DataRecorder étant en fait un petit ordinateur, il convient de le traiter avec un soin extrême. Ne faites subir aucun mouvement brusque ou choc au DataRecorder.
5. Pendant l'endoscopie par capsule, vous devrez vérifier toutes les 15 minutes que le petit voyant lumineux du DataRecorder clignote bien deux fois par seconde. Si, pour une raison quelconque, l'enregistreur s'arrête de clignoter à ce rythme, veuillez noter l'heure de la défaillance et contacter votre médecin. Veuillez également noter l'heure et la nature de tout événement, tel que prise de nourriture ou de boisson, vos activités et toutes sensations inhabituelles. Lorsque vous rendez l'équipement, remettez à votre médecin le formulaire des événements dûment rempli.
6. Evitez tout effort physique, particulièrement toute activité provoquant une forte sudation, ne vous penchez pas en avant et ne vous accroupissez pas pendant toute la durée de l'endoscopie.

GIVEN® IMAGING
Expanding the scope of GI

PROTOCOLE DE SOINS

Après l'endoscopie par capsule

1. Votre médecin vous indiquera comment lui remettre l'équipement lorsque l'endoscopie est terminée. S'il vous a demandé de retirer vous-même l'équipement, procédez comme suit. (a) Déconnectez le SensorArray du DataRecorder. (b) Retirez la ceinture RecorderBelt (qui contient le DataRecorder et le boîtier des piles). (c) Déconnectez le boîtier des piles du DataRecorder. (d) Mettez le DataRecorder et le boîtier des piles dans un endroit sûr. Pour retirer le SensorArray de votre abdomen, ne tirez pas sur les capteurs ! Décollez chacune des protections adhésives, en tirant d'abord sur la languette non adhésive sans sortir le capteur de son étui protecteur. Placez le SensorArray avec le reste de l'équipement.
2. Le DataRecorder enregistre les images prises pendant l'examen. Veillez à manipuler le DataRecorder, la RecorderBelt, le SensorArray et le boîtier des piles avec soin. Veuillez ne leur faire subir ni choc, ni vibration, ne pas les exposer directement au soleil. De telles négligences risquent en effet de causer la perte ou la détérioration des informations. Remettez l'ensemble de l'équipement à votre médecin dans les meilleurs délais possibles.
3. Si vous n'êtes pas certain d'avoir éliminé la capsule PillCam SB, et vous êtes sujet à des nausées, douleurs abdominales ou vomissements inexplicables après l'examen, contactez votre médecin qui, le cas échéant, prescrira une radiographie de l'abdomen.
4. Un examen par IRM, lorsque la capsule se trouve dans l'organisme, risque d'affecter gravement le tractus intestinal ou la cavité abdominale. Si vous n'êtes pas certain d'avoir éliminé la capsule PillCam SB, contactez votre médecin pour obtenir son diagnostic et passer une éventuelle radiographie de l'abdomen avant de subir un examen par IRM.

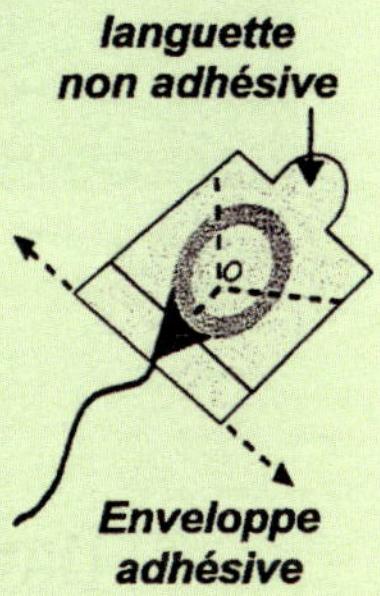

Formulaire des événements pendant l'endoscopie par capsule

Nom du patient		Numéro :	
Heure	**Evénement (prise de nourriture ou de boisson, activité et sensations inhabituelles)**		
	Ingestion de la capsule PillCam SB		
	Élimination de la capsule PillCam SB		

Personnes à contacter en cas de besoin :	Heure du retour au cabinet médical :	
	Instructions particulières :	

GIVEN® IMAGING
Expanding the scope of GI

Côlon - Rectum

Anatomie du côlon

Description générale (formes et dimensions)

Le côlon est un tube de gros calibre, d'où son nom de « gros intestin », qui assure la continuité du tube digestif entre l'intestin grêle et l'anus par l'intermédiaire, en bas, du rectum. Dans son ensemble, le côlon forme un cadre qui entoure la cavité abdominale et les anses grêles. Sa longueur est de 1 à 1,5 m en moyenne et son calibre diminue du cæcum (8 cm) au rectum (4 cm).

Il comprend successivement, dans le sens du flux fécal :

- **le cæcum ;**
- **le côlon ascendant** (à droite) ;
- **le côlon transverse ;**
- **le côlon descendant ;**
- **le côlon sigmoïde ;**
- **puis, suit le rectum,** dernière portion du tube digestif, mais qui ne fait pas partie à proprement parler du côlon.

L'intestin grêle s'abouche dans le côlon par l'intermédiaire de la valvule iléo-cæcale sur le bord interne du côlon ascendant à la limite de celui-ci avec le cæcum. Le **cæcum** constitue donc un véritable cul-de-sac inférieur du côlon où débouche l'appendice. Le **côlon ascendant** monte jusqu'à la face inférieure du foie. Là, il se coude à 90° (**angle colique droit**) et se porte transversalement de droite à gauche jusqu'à la rate : c'est le **côlon transverse**, surplombant les anses grêles. Après s'être courbé une 2e fois sous la rate (**angle colique gauche**), il descend verticalement jusqu'à la fosse iliaque gauche : c'est le **côlon descendant**. De là, le côlon gagne le petit bassin et le rectum par le côlon iléo-pelvien ou **sigmoïde** sous forme d'une anse libre à travers la fosse iliaque gauche.

L'ensemble du côlon est fixé à la paroi abdominale par des accolements qui constituent les mésocôlons contenant les vaisseaux. Le transverse et le sigmoïde restent mobiles avec leur propre méso.

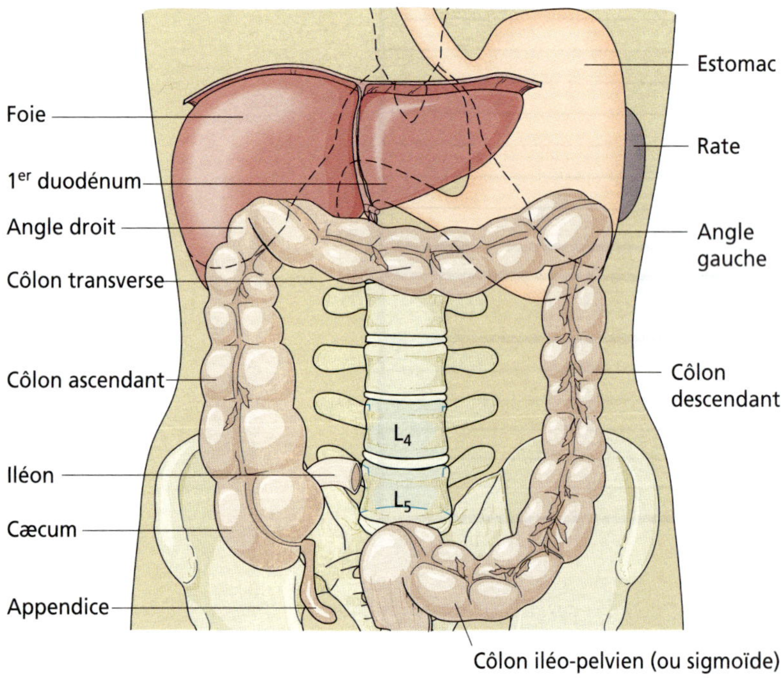

Fig. 3.9 Configuration générale du côlon.

Rapports

En avant : dans son ensemble le côlon est situé sous la paroi abdominale occupant les flancs et l'épigastre.

En arrière :

- **à droite :**

– le rein droit,

– la face inférieure du foie et la vésicule biliaire en haut ;

- à gauche :
  – le rein gauche,
  – l'estomac et la rate en haut.

Vaisseaux et nerfs

Artères

LES ARTÈRES du côlon proviennent des **artères mésentériques supérieure et inférieure** qui se partagent le territoire à irriguer par l'intermédiaire de **l'arcade de Riolan**.

Le côlon est irrigué par :

– l'artère mésentérique supérieure née directement de l'aorte. Elle irrigue l'intestin grêle et le côlon ascendant et transverse ;

– l'artère mésentérique inférieure née également de l'aorte. Elle irrigue le côlon descendant et le rectum.

Ces 2 artères s'unissent par l'arcade de Riolan.

Veines

LES VEINES sont satellites des artères et se rendent à la veine porte par les **veines mésentériques supérieure et inférieure**.

Lymphatiques

LE DRAINAGE se fait par les ganglions paracoliques le long de l'arcade de Riolan et par les ganglions situés le long des artères coliques.

Nerfs

Ils proviennent des plexus mésentériques supérieurs et inférieurs.

L'appendice

L'appendice est annexé au cæcum dont il prolonge la paroi interne, il naît à 2-3 cm au-dessous de la valvule iléo-cæcale et mesure 7-8 cm de long pour un diamètre de 7 mm. Sa position par rapport au cæcum est très variable. Il est le plus souvent le long de la face interne du cæcum, mais peut se situer en position pré ou sous-cæcale, voire rétro-cæco-colique (ce qui explique les différentes localisations douloureuses rencontrées au cours de l'appendicite).

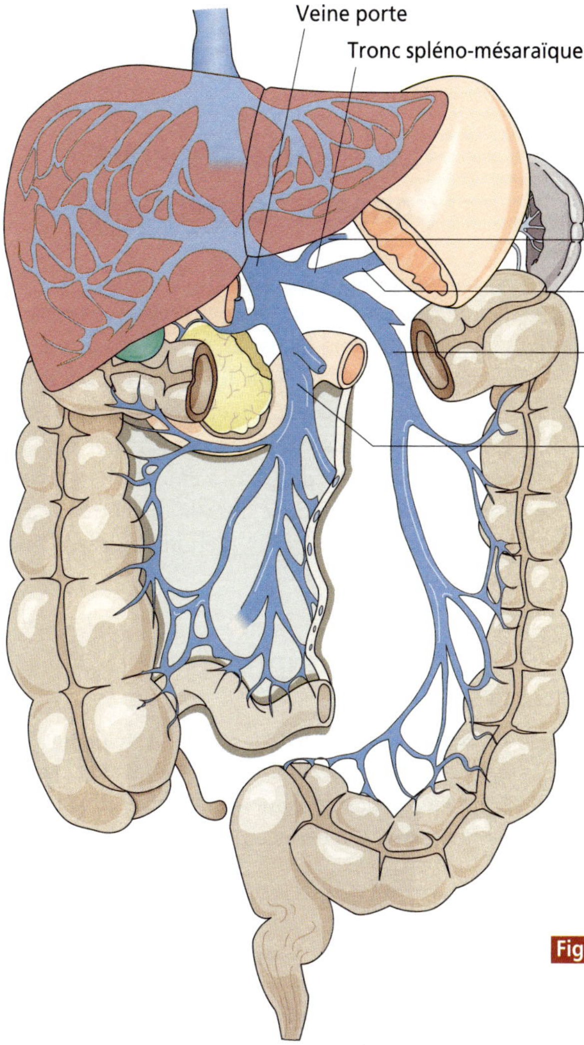

Fig. 3.10 Artères du côlon.

Anatomie microscopique

Comme l'ensemble du tube digestif, la paroi du côlon est formée de 5 couches, soit de l'intérieur vers l'extérieur :

- **la muqueuse ;**
- **la musculaire muqueuse ;**
- **la sous-muqueuse ;**
- **la musculeuse ;**
- **la séreuse.**

La muqueuse est parcourue de glandes (les cryptes) tapissées en profondeur de cellules caliciformes et en surface essentiellement de cellules cylindriques. Les cellules caliciformes produisent une substance mucoïde qui tapisse la muqueuse et la protège. Les cellules cylindriques permettent la résorption de l'eau.

Le reste des structures ressemble à celles du reste de l'intestin.

Anatomie du rectum

Description générale (formes et dimensions)

Le rectum est le segment terminal du tube digestif. il fait suite au côlon sigmoïde et se termine à l'anus. Il descend dans le pelvis en avant du sacrum et du coccyx dont il épouse la concavité. Au sommet du coccyx, le rectum se courbe et descend en arrière jusqu'à l'anus par le canal anal. Sa longueur totale est de 10 à 15 cm. Il s'élargit pour former l'ampoule rectale dont le diamètre est très variable selon l'état de réplétion. Le canal anal mesure 2 à 3 cm.

Rapports

Le péritoine tapisse le tiers supérieur du rectum qui forme en avant de celui-ci le cul-de-sac de Douglas, le reste est tapissé par une gaine fibro-cellulaire qui l'entoure jusqu'au périnée (mésorectum).

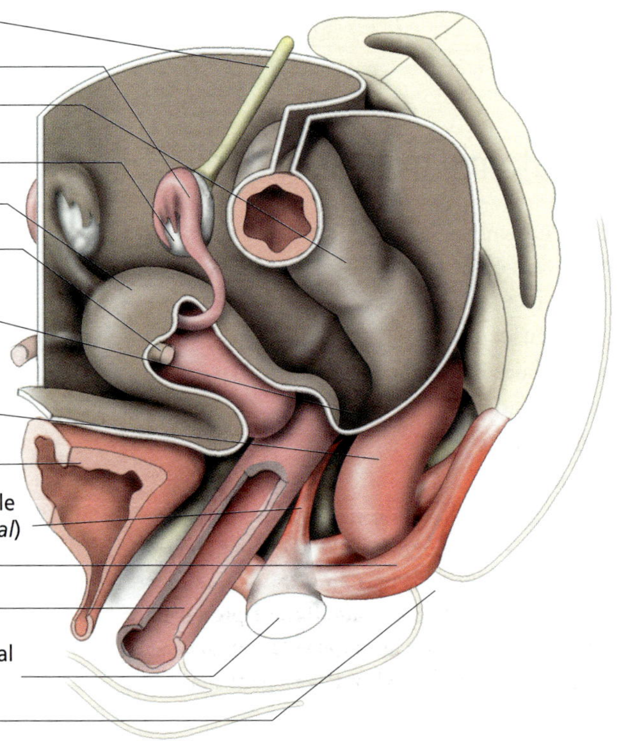

Fig. 3.11 Situation générale du rectum chez la femme.

Ses rapports sont :

EN ARRIÈRE : la région sacrée et le coccyx.

EN AVANT :

- **chez la femme :** l'utérus et le vagin qui séparent le rectum de la vessie ;
- **chez l'homme de haut en bas :** la vessie, les vésicules séminales, la prostate.

LATÉRALEMENT : en phase de réplétion, le rectum se rapproche de la paroi latérale pelvienne et des canaux (uretères) et vaisseaux hypogastriques parcourant la paroi pelvienne. Chez la femme, il entre en contact avec l'ovaire et le pavillon de la trompe.

Vaisseaux et nerfs

Artères

Ce sont les artères hémorroïdales supérieure, moyenne et inférieure.

- **l'artère hémorroïdale supérieure** est une branche de l'artère mésentérique inférieure ;
- **les artères hémorroïdales moyenne et inférieure** sont des branches des artères hypogastriques.

Veines

LES VEINES HÉMORROÏDALES sont satellites et dépendantes du même double système vasculaire que les artères.

- **les veines hémorroïdales supérieures** se drainent vers la veine mésentérique supérieure puis le système porte ;
- **les veines hémorroïdales moyennes et inférieures** se drainent vers la veine cave inférieure par l'intermédiaire des veines hypogastriques, créant ainsi un système d'anastomose entre le système porte et le système cave au niveau du canal anal.

Nerfs

Le rectum est innervé par des nerfs provenant des plexus mésentérique inférieur, hypogastrique et sacré (nerf anal).

Physiologie recto-colique

Deux phénomènes interviennent.

LA RÉABSORPTION D'EAU qui permet d'obtenir des selles formées et en quantité limitée (« compactage des déchets »).

LA DESTRUCTION, par les bactéries coliques, de quelques composés qui n'ont pas été attaqués par les enzymes digestives.

Le temps de transit dans le côlon est de 24 à 48 heures.

Réabsorption

Le côlon reçoit chaque jour, venant du tube digestif d'amont, 1 500 mL de liquide isotonique. Il en absorbe 1 300 à 1 400 mL, principalement dans le cæcum sous forme d'eau et de sel. Sa capacité maximale d'absorption est de 5 litres environ par 24 heures ; ainsi, tout volume supérieur à 5 litres sortant de l'iléon est susceptible de provoquer une diarrhée.

En revanche, le côlon n'absorbe pratiquement pas d'éléments nutritifs hormis quelques acides gras volatiles et de l'ammoniaque produits par les bactéries coliques.

La selle quotidienne pèse donc en moyenne 150 g et contient 80 % d'eau et 20 % de matières solides (résidus de la digestion, débris cellulosiques non absorbables, bactéries, cellules desquamées).

Le rôle du côlon est de former la selle à partir du chyme intestinal.

Le rectum joue essentiellement un rôle de réservoir et de propulsion pour la défécation.

Phénomènes bactériens

De nombreuses bactéries sont présentes au niveau du côlon et se renouvellent suivant un équilibre à la fois quantitatif (nombre stable de bactéries) et qualitatif (proportions stables des différents types bactériens). Les phénomènes bactériens interviennent dans un certain nombre de processus digestifs.

LES BACTÉRIES DE FERMENTATION agissent surtout au niveau du côlon droit, elles digèrent l'amidon et certains sucres ayant échappé à l'absorption dans le grêle ; elles digèrent surtout la cellulose des fibres alimentaires.

LES BACTÉRIES DE PUTRÉFACTION agissent au niveau du côlon transverse et du côlon gauche ; elles dégradent certaines protéines.

Les gaz coliques sont produits par les phénomènes bactériens. On connaît en général les gaz odorants (H_2S), mais ils ne représentent que 1 % des gaz coliques ! Les principaux gaz sont : l'hydrogène produit de la fermentation, le gaz carbonique d'origine mixte (fermentation et putréfaction), l'azote produit de l'air avalé.

Le côlon n'assure pas de fonction vitale et son exérèse est compatible avec une vie quasi normale.

Pathologie recto-colique

Cancers recto-coliques

Épidémiologie

Le cancer recto-colique est un problème fréquent et grave. Il représente l'un des premiers cancers, par ordre de fréquence : on dénombre en France 33 000 nouveaux cas par an (taux d'incidence). Tous stades confondus, sa survie à 5 ans est de l'ordre de 50 %, il est responsable de 15 000 décès par an en France.

L'âge de survenue est habituellement au-dessus de 50 ans. La fréquence de ce cancer est plus élevée dans les pays industrialisés où l'alimentation est riche en graisses et pauvre en fibres.

Étiologie

Le plus souvent, le cancer recto-colique se développe à partir d'un polype adénomateux.

On distingue les facteurs de risque suivants :

RISQUES MOYENS

- **l'ensemble de la population de plus de 50 ans** n'appartenant pas aux autres groupes à risque (élevés ou très élevés) est considéré à risque moyen ;
- **une alimentation riche en graisses ;**
- **une alimentation pauvre en fibres ;**
- **antécédents personnels de cancer du sein...**

RISQUES ÉLEVÉS

- **antécédents personnels de polypes adénomateux recto-coliques ;**
- **antécédent familial au 1er degré de cancer recto-colique** (1er degré familial : enfants, frères, sœurs, parents) ;
- **existence d'une recto-colite hémorragique ou d'une maladie de Crohn** (maladie inflammatoire du tube digestif) évoluant depuis plus de 10 ans et touchant tout le côlon.

RISQUES TRÈS ÉLEVÉS

- **polypose familiale** (maladie héréditaire se traduisant par la présence de plus de 100 polypes et dégénérant de façon systématique vers le cancer) ;
- **syndrome du cancer colique héréditaire sans polypose** (ou syndrome HNPCC ou de Lynch).

Ces différentes situations nécessitent donc un dépistage par coloscopie et un éventuel traitement préventif (exérèse des polypes, colectomie en cas de polypose familiale).

Clinique

LES CIRCONSTANCES DE DÉCOUVERTE sont variables, à l'occasion d'un dépistage, de signes cliniques évocateurs ou de complication.

Les signes évocateurs sont :

- **l'apparition récente de troubles du transit, de douleurs abdominales ;**
- **l'existence de rectorragies ou d'une anémie par saignement ;**
- **l'apparition de faux besoins et de douleurs à la défécation** (pour les localisations rectales).

De ce fait, toute rectorragie doit faire pratiquer une coloscopie et non être mise systématiquement sur le compte des hémorroïdes.

Les complications peuvent être révélatrices :

- **occlusion intestinale** (la tumeur venant obstruer la lumière digestive) ;
- **perforation au niveau ou au-dessus de la tumeur** (par distension) appelée perforation « diastatique » ;
- **hémorragie abondante.**

À un stade tardif, c'est la découverte de métastases hépatiques ou d'autres localisations qui peut mener à la découverte du cancer primitif.

L'EXAMEN CLINIQUE peut retrouver une masse à la palpation abdominale ou au toucher rectal. Il recherche des signes d'extension métastatique et apprécie l'état général du malade.

Examens complémentaires

LA COLOSCOPIE est le maître examen. Elle permet de visualiser la tumeur, d'apprécier sa taille, son caractère sténosant et de pratiquer des biopsies multiples afin d'affirmer le diagnostic de cancer.

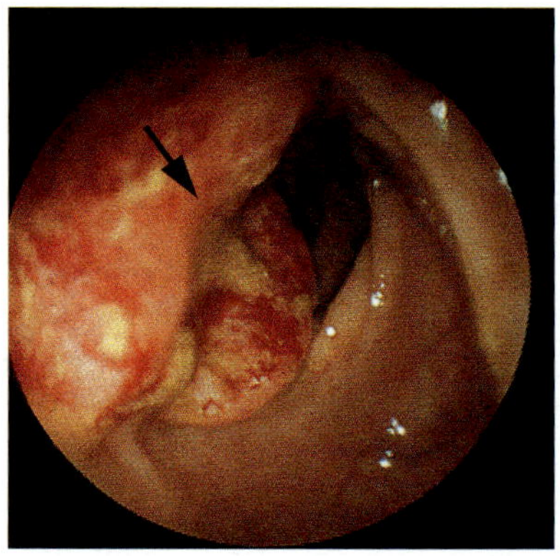

Photo 3.8 Cancer colique.

LE LAVEMENT BARYTÉ EN DOUBLE CONTRASTE a été supplanté par la coloscopie. Il garde cependant de rares indications notamment quand la coloscopie n'a pu être réalisée (malade en occlusion par exemple).

LE DOSAGE PLASMATIQUE DE L'ACE ou antigène carcino-embryonnaire (marqueur tumoral) est facultatif, il permettra d'avoir une référence pour suivre l'évolution. Il n'a pas d'intérêt diagnostique.

LES AUTRES EXAMENS permettront d'évaluer l'extension de la maladie : radiographie pulmonaire, échographie hépatique, voire scanner pelvien ou écho-endoscopie pour les localisations rectales et de juger de l'opérabilité du malade en fonction du terrain.

PROTOCOLE D'EXAMEN

COLOSCOPIE

Il s'agit d'un examen qui permet de visualiser l'intérieur de tout le côlon (et souvent la dernière anse iléale) à l'aide d'un endoscope long et souple muni de fibres optiques et rayons lumineux (endoscope de même principe que pour la fibroscopie gastrique, mais de diamètre supérieur). Le côlon doit être parfaitement propre pour que l'examen puisse se faire.

Il peut être pratiqué dans un but diagnostique (recherche de tumeur, de colite inflammatoire, de diverticules...), thérapeutique (ablation de polypes) ou de dépistage-surveillance.

Préparation du patient

– Expliquer au patient le principe de l'examen (qui se réalise le plus souvent sous anesthésie générale) et la nécessité de préparer le côlon afin qu'il soit parfaitement propre. Cette préparation consiste en un régime sans résidus pendant les 3 jours précédant l'examen et une purge débutée la veille de l'examen.

– ***Régime sans résidu :*** il consiste, pendant les 3 jours précédents, à limiter l'apport de fibres alimentaires (celles-ci n'étant pas absorbées et augmentant les déchets fécaux). Ces fibres sont contenues dans les légumes secs ou verts, les fruits frais ou secs, les céréales, les fromages fermentés, les viandes en sauce.

Les aliments permis sont donc : les produits laitiers par petites quantités, les viandes blanches-poissons-œufs-volailles-abats (grillés, rôtis, au court-bouillon, à la vapeur, poêlés, au naturel), les féculents (pâtes, riz, semoule, vermicelle, tapioca, pommes de terre), le pain-biscotte-viennoiseries, les produits sucrés (sucre, miel, gâteaux secs, biscuits secs), les corps gras (beurre, huile, crème fraîche, etc.).

Enfin, il ne faut pas prendre de fer ni de charbon les 8 jours précédents.

– ***Préparation du côlon par purge*** *(+++)* : débutée la veille de l'examen. Par exemple : 4 litres de PEG (*Colopeg, Fortrans, Klean prep*) à boire en 2 temps la veille au soir de l'examen. Le patient boira les 2 premiers litres à partir de 16 h jusqu'à 18 h. Puis il prendra un repas sans résidus avant de boire les 2 derniers litres à partir de 22 h jusqu'à minuit. Si l'examen se déroule le lendemain matin, il doit être à jeun à partir de minuit. S'il se déroule le lendemain après-midi, il pourra avoir une boisson (thé ou café uniquement) le matin vers 8 h, puis rester à jeun.

– Noter les quantités effectivement bues et les heures de prise.

– Bilan d'hémostase : TP, TCA, plaquettes et carte de groupe. Autres examens sur prescription médicale si nécessaire (voir prescriptions de l'anesthésiste). L'aspirine aura dû être arrêtée pendant les 8 jours précédents.

– ***Si l'examen est prévu sous anesthésie***

1. consultation d'anesthésie obligatoire (48 h min. avant l'examen) ;

2. prémédication selon prescription 1 h 30 avant l'examen ;

3. préparer le malade comme pour tout bloc opératoire (casaque, pas de maquillage, prothèses dentaires enlevées, etc.), à jeun et perfusé au bras droit (car la position au cours de l'examen est le décubitus latéral gauche).

– Éventuelle antibioprophylaxie, selon prescription médicale, en cas de terrain à risque (valvulopathie cardiaque, ATCD d'endocardite infectieuse, etc.) à débuter en IV 1 h avant l'examen.

• Il faut insister sur le fait que l'examen ne peut correctement se faire que sur un côlon propre débarrassé de toutes matières ou liquides. Dans le cas contraire, la progression et la visualisation dans le côlon peuvent être impossibles. Le liquide émis en fin de préparation doit donc être clair et dépourvu de matières.

Préparation du matériel

L'examen se déroule dans une salle d'endoscopie spécialement équipée.

– Vérifier le coloscope et son installation : lumière froide, insufflation et aspiration doivent être fonctionnelles. Vérifier les accessoires : pinces à biopsie, anse diathermique.

– Gants, doigtier, xylocaïne visqueuse (TR), gel lubrifiant, pots à biopsies (liquide de Bouin ou formol).

Déroulement de l'examen

Le patient est installé en décubitus latéral gauche.

L'examen est précédé d'un toucher rectal qui permet de détecter une éventuelle masse, d'apprécier la qualité de la préparation, de lubrifier le canal anal.

Le coloscope est ensuite introduit par l'anus, puis l'appareil est dirigé, sans forcer, sous contrôle de la vue jusqu'au cæcum.

L'inspection des organes se fait surtout au retrait de l'appareil.

Divers gestes thérapeutiques sont réalisables au cours de la coloscopie : polypectomie, photocoagulation, dilatation. En cas de polypectomie, le polype peut être retiré soit à l'aide d'une pince (coagulante ou non) qui permet d'arracher le polype s'il est de petite taille, soit à l'aide d'une anse diathermique en cas de polype plus volumineux. Cela consiste à enserrer le polype au niveau de son pied avec l'anse (comme au lasso), on fait ensuite passer un courant sectionnant et coagulant par l'anse qui vient couper le polype à ce niveau. Il faut ensuite récupérer le polype sectionné et le retirer (à l'aide d'une pince) pour analyse anatomopathologique.

Surveillance après la coloscopie

– En cas d'anesthésie : réveil et surveillance en salle de réveil.

– Un malade non accompagné ne peut pas sortir le jour de l'examen s'il a été anesthésié. Il ne doit pas conduire, boire d'alcool, prendre de somnifère ou de décision importante le jour de l'anesthésie.

– Pouls, TA et température. Avertir en cas de douleur abdominale, baisse tensionnelle, tachycardie > 100, rectorragies.

– En cas de polypectomie : le patient reste hospitalisé jusqu'au lendemain matin.

• ***Le taux de complication*** est estimé à 0,3 % (avec une mortalité de 0,01 %). Les principales complications sont :

– *les hémorragies* (1,5 %). Elles surviennent essentiellement après polypectomie, immédiate dans 70 % des cas et retardée dans 30 % (à la chute de l'escarre cicatriciel après quelques jours). Elles peuvent se manifester par une chute tensionnelle, une tachycardie, des rectorragies ;

– *les perforations.* Les facteurs de risques sont : la présence de diverticules, d'une colite inflammatoire (Crohn, RCH), radique ou ischémique, les antécédents de chirurgie abdominale, les gestes thérapeutiques tels que les polypectomies ou dilatation, et le manque d'expérience de l'opérateur. Elles peuvent se manifester par des douleurs abdominales, un météorisme, une fièvre, l'existence d'un pneumopéritoine à la radiographie.

Nettoyage et désinfection du coloscope

L'appareil doit être nettoyé et désinfecté selon les modalités en cours (voir *Procédures de décontamination des endoscopes*, p. 140).

PROTOCOLE D'EXAMEN

ÉCHO-ENDOSCOPIE PAR VOIE BASSE

L'écho-endoscopie par voie basse se fait à l'aide d'un fibroscope spécial muni à son extrémité d'une sonde d'échographie et relié à une console d'échographe (même appareil que celui utilisé par voie haute). Le positionnement de la sonde d'échographie dans le rectum permet une très bonne visualisation en détail des parois digestives elles-mêmes et des organes adjacents (appareil sphinctérien, appareil génital, adénopathies....). Ces indications sont donc liées à l'exploration de ces structures (bilan d'extension d'une tumeur rectale, recherche d'une collection par exemple...).

Préparation du malade

- L'examen se fait sans anesthésie, en ambulatoire.
- Il faut débarrasser le rectum des matières fécales : pratiquer un lavement évacuateur 2 heures avant l'examen (*Normacol* par exemple).

Déroulement de l'examen

Le patient est installé en décubitus dorsal.

L'examen débute comme une coloscopie : après un toucher rectal en utilisant de la xylocaïne, l'appareil bien lubrifié est introduit par l'anus. Il est placé dans le rectum, mais rarement plus haut. L'exploration se fait par échographie, en plaçant la sonde d'échographie (extrémité de l'endoscope) à proximité des structures à étudier (un ballonnet installé autour de la sonde est rempli d'eau et se colle à la paroi de façon à assurer un bon contact et une bonne transmission et réception des ultrasons). La visualisation se fait sur un écran en continu et des clichés peuvent être imprimés sur papier.

Surveillance après l'examen

Il n'y a pas de surveillance particulière à assurer.

- L'appareil doit être nettoyé et désinfecté selon les modalités en cours (voir p. 140).

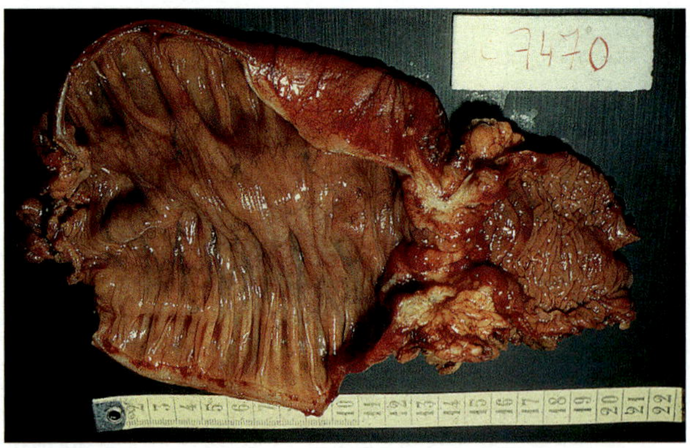

Photo 3.9 Cancer colique sténosant (pièce opératoire).

La coloscopie est l'examen de choix pour le dépistage et le diagnostic de cancer colo-rectal (biopsies).

Formes cliniques

Sur le plan anatomopathologique, il s'agit dans pratiquement tous les cas d'un **adénocarcinome** (tumeur d'origine glandulaire).

La localisation est dans la moitié des cas recto-sigmoïdienne et se répartit sur l'ensemble du cadre recto-colique dans les autres cas. Dans environ 5 % des cas, il existe plusieurs localisations (d'où la nécessité d'examiner l'ensemble du côlon).

Une classification est établie (du stade A à C ou TNM) en fonction du degré d'extension et constitue le facteur pronostique essentiel. Elle est déterminée après analyse de la pièce opératoire d'exérèse (classification de Dukes, tableau 3.9).

Tableau 3.9 Classification de Dukes.

Classification de Dukes	*Survie à 5 ans (après exérèse chirurgicale)*
A (envahissement pariétal limité à la musculeuse)	80 à 95 %
B (dépassant la musculeuse sans envahissement ganglionnaire)	70 à 80 %
C (avec envahissement ganglionnaire quelle que soit l'atteinte de la paroi)	25 à 60 %
D (métastatique)	< 5 %

Traitement

LA CHIRURGIE est indiquée dans la presque totalité des cas. Elle est indispensable à visée curative : elle permet d'enlever la tumeur (et les ganglions). Elle s'adresse aussi aux métastases hépatiques, voire pulmonaires, quand celles-ci sont en nombre réduit sans autre localisation. Enfin, elle est aussi fréquemment utilisée en situation palliative.

Chirurgie à visée curative :

La chirurgie d'exérèse à visée curative au cours des cancers coliques doit enlever :

- **la tumeur** en passant bien à distance de ses limites ;
- **les pédicules lymphatiques** pour enlever tous les ganglions qui drainent la tumeur (voie de dissémination métastatique) ;
- **éventuellement les organes ou tissus adjacents envahis par la tumeur :** on parle alors d'exérèse élargie (à la vessie par exemple).

Pour des raisons de vascularisation et de drainage lymphatique, on ne fait donc pas d'exérèse segmentaire à visée curative. Il est en effet nécessaire d'enlever l'ensemble des segments drainés par un même axe vasculaire, et par les mêmes relais lymphatiques.

– Cancer du côlon droit

L'exérèse concerne tout le côlon droit (pas de résection segmentaire limitée) vascularisé par l'artère et la veine mésentérique supérieures, et drainé par le même pédicule lymphatique ; c'est l'hémicolectomie droite.

Les segments emportés sont le cæcum, le côlon ascendant, l'angle droit, la moitié droite du côlon transverse (figure 3.12).

– Cancer du côlon gauche

L'exérèse concerne tout le côlon gauche (pas de résection segmentaire limitée) vascularisé par l'artère et la veine mésentérique inférieures, et drainé par le même pédicule lymphatique ; c'est l'hémicolectomie gauche.

Les segments emportés sont le sigmoïde, le côlon descendant, l'angle gauche, la moitié gauche du côlon transverse (figure 3.13).

– Cancer du côlon sigmoïde

Il se distingue des autres cancers du côlon gauche car une résection segmentaire est souvent possible emportant la boucle sigmoïdienne avec son pédicule vasculaire et lymphatique propre.

– Cancer du haut rectum et du moyen rectum

Pour les cancers dont le pôle inférieur se situe à 8 centimètres ou plus de la marge anale, une exérèse rectale est théoriquement possible : proctectomie avec rétablissement de la continuité.

– Cancer du bas rectum

Il se pose le problème de la conservation sphinctérienne ; en effet, il faut enlever la tumeur en passant, au minimum, 2 cm en dessous de son pôle inférieur. Si la tumeur est bas située, le respect de cette marge de sécurité n'est pas compatible avec la conservation du canal anal et de l'appareil sphinctérien. Il est alors nécessaire d'effectuer une amputation abdominopérinéale avec colostomie définitive.

Le rétablissement de la continuité, après exérèse colique et parfois rectale, se fait en anastomosant les deux extrémités sectionnées bout à bout :

– anastomose iléo-colique en cas d'hémicolectomie droite ;

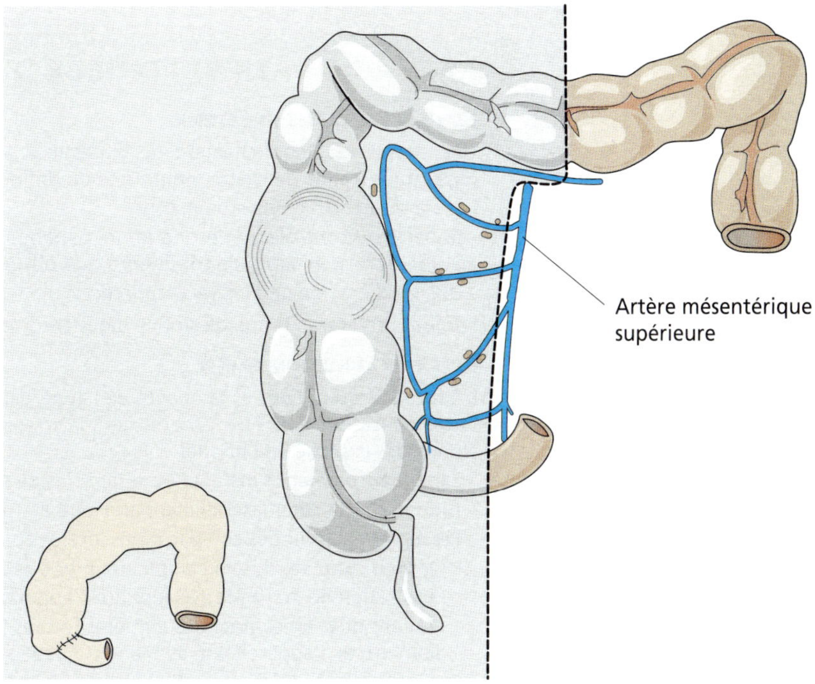

Fig. 3.12 Hémicolectomie droite pour cancer du côlon droit (rétablissement de la continuité par anastomose iléo-transverse).

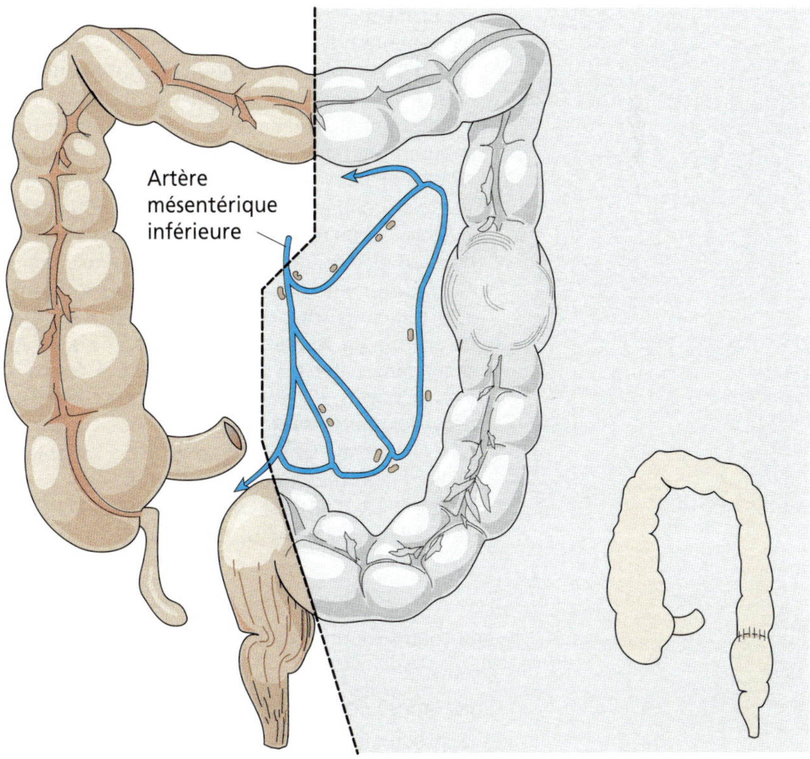

Fig. 3.13 Hémicolectomie gauche pour cancer du côlon gauche (rétablissement de la continuité par anastomose colo-rectale).

DÉMARCHE INFIRMIÈRE

FACE À UN PATIENT PORTEUR D'UNE STOMIE DIGESTIVE

Expliquer ce qu'est une stomie

Une stomie est l'abouchement de l'intestin à la peau assurant une dérivation externe du contenu digestif. La stomie peut être temporaire ou définitive en fonction de la pathologie.

Les conséquences d'une stomie sont :

– *la perte du contrôle de l'exonération.* Cependant, on peut pour certaines stomies (coliques gauches), assurer un certain degré de continence (par obturateurs de stomies et irrigations coliques);

– *une modification de l'image corporelle.*

• Il faut préférer le terme de stomie digestive à celui d'anus artificiel.

Rôle éducatif de l'infirmière

L'éducation du patient et la qualité de l'appareillage utilisé conditionnent le retour à une vie normale. Cette éducation doit être progressive mais rapide, afin que le malade puisse prendre en charge sa stomie dès la sortie de l'hôpital.

– Expliquer comment s'installer pour les soins de stomie.

– Aider à choisir son matériel d'appareillage en fonction du type de stomie.

– Prévenir le patient des complications locales et lui apprendre à y remédier :
  - lésions cutanées dues à l'emploi de produits agressifs : changer de produits;
  - ulcération de la stomie : vérifier que l'appareillage est bien adapté;
  - lésions dues au contact des matières fécales (macération) : utiliser un protecteur cutané, adapter le diamètre de l'appareillage au diamètre de la stomie.

(Voir Protocole de soins, page 123)

Conseils d'hygiène de vie et alimentation

Hygiène de vie

La vie doit être menée le plus normalement possible. Il faut cependant éviter les sports violents et le port de vêtements trop serrés.

Alimentation

Les problèmes sont totalement différents pour les colostomies et les iléostomies. En effet, les stomies hautes ont un débit plus élevé et l'absorption des aliments est faible; plus la stomie est bas située sur le tube digestif, plus l'absorption des nutriments est complète et les pertes hydro-électrolytiques faibles.

– *Les jéjunostomies* (proximales et distales) nécessitent une prise en charge médicale particulière. Les jéjunostomies proximales nécessitent une nutrition parentérale de support, les jéjunostomies distales imposent un régime pauvre en graisses (et supplémenté en produits diététiques : triglycérides à chaîne moyenne), pauvre en oxalate, riche en eau et sel.

– *Les iléostomies terminales :* nécessitent un apport suffisant en eau, sel et bicarbonates (2 L/j. d'eau de « Vichy ») et un régime normal par ailleurs en évitant cependant les aliments qui majorent le flux (alcool, boissons glacées, lait) et qui donnent une odeur nauséabonde (poisson, oignon).

– *Les colostomies* nécessitent un apport suffisant en eau pour les colostomies droites et normal pour les colostomies gauches. Dans tous les cas, il n'y a pas de conséquence nutritionnelle (puisque le côlon n'a qu'un rôle de formation des selles et non d'absorption). Le régime doit donc être normal, on peut cependant éviter au début, pendant le temps d'adaptation, les aliments donnant des gaz abondants (choux, navets, poireaux, haricots, concombres), une odeur désagréable (œufs, oignons, viandes faisandées), les aliments laxatifs (lait, prunes, oseille, rhubarbe, melon), les boissons glacées et gazeuses.

La tolérance alimentaire de chacun est variable et la plupart du temps les colostomisés reprennent rapidement leurs habitudes alimentaires.

• PROPOSER L'ADHÉSION À UNE ASSOCIATION DE STOMISÉS ET PRÉCISER QU'IL EXISTE DES STOMATHÉRAPEUTES EN CAS DE DIFFICULTÉS.

– anastomose colo-rectale en cas d'hémicolectomie gauche;

– anastomose colo-rectale basse ou colo-anale en cas de proctectomie.

Le rétablissement de la continuité se fait en général en un temps : au cours de la même opération que le geste d'exérèse. Cependant, parfois, l'état de la cavité abdominale (péritonite par perforation en amont de l'obstacle par exemple), ou l'état du côlon, ne le permet pas et une stomie temporaire est réalisée en attendant l'amélioration de ces conditions. Le rétablissement se fera alors dans un second temps.

Les conséquences fonctionnelles d'une colectomie partielle sont minimes avec un transit le plus souvent normal sans retentissement sur la vie. En cas d'hémicolectomie droite ayant emporté la valvule de Bauhin, il peut apparaître une diarrhée provoquée par l'agression des sels biliaires déversés sur la muqueuse colique (les chélateurs tels que le *Questran* sont en général efficaces). Bien sûr, les stomies peuvent entraîner un retentissement psychologique important et nécessitent une prise en charge adaptée (à la fois psychologique, médicale et paramédicale, diététique). La mortalité de cette chirurgie est de l'ordre de 1 %.

Chirurgie à visée palliative :

En l'absence de possibilité curative, elle a pour but d'améliorer la survie et d'éviter la survenue de complications telles que les saignements digestifs, les occlusions… On peut réaliser :

– ***une chirurgie « de propreté »*** qui enlève la tumeur tout en laissant en place du tissu tumoral (métastase ou autre). Dans ces conditions, la colectomie est segmentaire et limitée ;

– ***une colostomie définitive*** en amont de la tumeur lorsque celle-ci est inextirpable.

EN POST-OPÉRATOIRE, il permet de diminuer les risques de récidive (pour les cancers Dukes C).

EN SITUATION MÉTASTATIQUE (DUKES D), il permet de ralentir l'évolution des métastases et allonge ainsi la survie (qui passe alors d'une médiane de 6 mois à près de 2 ans).

LES CHIMIOTHÉRAPIES utilisent le 5FU en association avec l'oxaliplatine ou l'irinotécan. De plus, de nouveaux médicaments très récents autres que les chimiothérapies (mais utilisés en association avec elles) ont fait preuve d'efficacité dans les cancers colorectaux : anti-angiogènes, anti-EGF-R…

DANS LE CAS PARTICULIER DU CANCER DU RECTUM BAS SITUÉ, une radiothérapie (avant la chirurgie) est souvent indiquée. Elle a pour but de diminuer les risques de récidive locorégionale.

Le traitement curatif du cancer colo-rectal consiste en la chirurgie suivie éventuellement d'une chimiothérapie adjuvante en fonction du stade déterminé sur la pièce opératoire. En cas de localisation rectale, une radiothérapie précède parfois ces étapes.

LA SURVEILLANCE

Elle doit être ensuite régulière même en cas de guérison apparente. Le but est de détecter précocement une récidive qui pourrait être accessible à un traitement chirurgical d'exérèse. Elle est assurée par l'examen clinique, la coloscopie et l'échographie hépatique, la radiographie pulmonaire. Le rythme de surveillance est rapproché les premières années, car c'est essentiellement dans les deux ou trois premières années que surviennent 80 à 90 % des récidives.

Une surveillance régulière et rapprochée est indiquée après traitement.

PROTOCOLE DE SOINS

SOINS ET APPAREILLAGE DES STOMIES DIGESTIVES

Objectifs du soin

Utiliser un appareil étanche, solide et discret pour recueillir les selles tout en respectant le capital cutané. Ce matériel doit permettre une activité physique et professionnelle les plus proches de la normale.

Choix du matériel

Le choix de l'appareillage se fera en fonction du siège de la stomie et donc de l'aspect des selles et de leur volume :
- colostomie : selles plus ou moins moulées et gaz ;
- iléostomie : selles liquides de volume important.

• ***Type de matériel***

– *Colostomie droite ou gauche* : utiliser des poches non vidangeables munies d'un filtre de dégazage et d'un protecteur cutané. Ces poches peuvent être monobloc (poche et supports solidaires) ou bibloc (poche détachable du support). À noter que pour les colostomies gauches il existe des obturateurs de stomies permettant d'empêcher les selles de sortir et évitant le port d'une poche, l'évacuation des selles se fait par irrigation colique.

– *Iléostomie* : l'appareillage doit être très étanche, un protecteur cutané est indispensable, la poche doit être vidangeable. On peut utiliser un système mono- ou bibloc.

Les poches existent en différents diamètres à adapter aux dimensions de la stomie.

Technique de soin

• ***Matériel à préparer***

– Poche et support, gants non stériles, savon de Marseille liquide ou en pain, compresses non stériles, protecteur cutané si besoin, sac poubelle.

• ***Technique***

Le soin n'est pas stérile. Le malade doit s'installer confortablement et s'aider au besoin d'une glace, s'il fait le soin :
- ôter la poche usagée ;
- vérifier l'intégrité du support (système bibloc) et le changer si besoin ;
- ôter les matières adhérentes à la stomie ;
- nettoyer la peau péristomiale à l'eau et au savon (ne rien utiliser d'autre) ;
- sécher soigneusement +++ ;
- utiliser une pâte stomadhésive si la peau est irritée ;
- si la poche est de type monobloc ajuster le diamètre de la poche à celui de la stomie, en cas de système bibloc adapter le diamètre du support à celui de la stomie ;
- replacer stomie et poche.

Fréquence des soins : en fonction des besoins.

Se reporter aussi au protocole sur les stomies digestives dans le Nouveau Cahier de l'Infirmière n° 19, *Cancérologie et hémopathie,* par B. HOERNI.

Évolution et pronostic

L'évolution est marquée par le risque de récidive : locorégionale ou métastatique (le plus souvent hépatique et pulmonaire, et péritonéale).

Alors que le risque de récidive locorégionale est peu fréquent pour les cancers du côlon, il est plus fréquent pour les cancers du rectum (bas et moyen rectum).

Le pronostic varie en fonction du stade tumoral au moment du diagnostic : de 90 % de survie à 5 ans (pour le stade le plus précoce) à 5 % (quand il existe des métastases), pour une moyenne de 50 % (tableau 3.9).

POINTS CLÉS

1. ▶ Le **rectum** est la dernière portion de l'intestin ; il sert de réservoir et joue un rôle dans le contrôle de l'exonération. Sa situation dans le pelvis, en situation sous-péritonéale, le différencie du reste du côlon : elle rend son exérèse plus délicate et explique le risque élevé de récidive pelvienne en cas de cancer du rectum par rapport au cancer du côlon.
2. ▶ Les **cancers digestifs** représentent environ 1/4 à 1/5ᵉ de l'ensemble des cancers. Le cancer colo-rectal est le cancer le plus fréquent : il représente à lui seul 15 % des cancers (33 500 nouveaux cas par an) et il est le cancer le plus fréquent pour les 2 sexes confondus (2ᵉ cancer chez la femme après le cancer du sein et 2ᵉ cancer pour l'homme après le cancer de la prostate). Tous stades confondus, son taux de survie à 5 ans atteint à peine 50 %.
3. ▶ En dehors des carcinomes épidermoïdes du canal anal (tumeur digestive peu fréquente), le **traitement curatif** des cancers digestifs repose avant tout sur la chirurgie d'exérèse.
4. ▶ La **coloscopie** est l'examen de référence pour l'exploration du côlon. Elle est réalisée le plus souvent sous anesthésie générale et nécessite une très bonne préparation colique (de la même qualité que pour une intervention chirurgicale du côlon) par absorption de « purge » et éventuellement réalisation de lavements.
5. ▶ Une **stomie digestive** peut être iléale ou colique, transitoire ou définitive.

Polypes

Un polype désigne une tumeur développée en saillie sur une muqueuse. Il s'agit d'une définition macroscopique.

LES ADÉNOMES OU POLYADÉNOMES, développés à partir des glandes muqueuses intestinales, sont les polypes recto-coliques les plus fréquents.

Par abus de langage, on restreint souvent le terme de polype à l'adénome, mais il faut savoir que d'autres types de polypes colo-rectaux existent : les polypes muqueux, les polypes inflammatoires, les polypes hyperplasiques… Cependant, ceux-ci ne présentent pas de potentiel dégénératif. Nous nous limiterons donc au cas des polypes adénomateux.

Épidémiologie

Le taux de prévalence est élevé (10 % des adultes de plus de 45 ans asymptomatiques) et augmente avec l'âge pour atteindre environ 30 % au-dessus de 60 ans.

Les polypes sont multiples dans 40 % des cas.

Clinique

La grande majorité des adénomes est *asymptomatique*.

LES SIGNES CLINIQUES, dans les autres cas, peuvent être :

- **des rectorragies,** le plus souvent ;
- **des émissions glaireuses,** surtout dans le cas des polypes villeux de grande taille, pouvant conduire jusqu'à une hypokaliémie et une hypoprotidémie par déperdition ;
- **rarement, des troubles du transit et des douleurs** en cas de volumineux polype.

L'EXAMEN CLINIQUE est pauvre. Le toucher rectal peut retrouver un polype bas situé.

Examens complémentaires

LA COLOSCOPIE est l'examen idéal. Elle permet de voir le(s) polype(s) et de les enlever dans un même temps (voir *infra*). Les polypes se présentent sous forme d'élévation plus ou moins volumineuse, recouverte d'une muqueuse normale (rose) ou rouge, rattachée au plan de la muqueuse soit par un pied individualisable (polype pédiculé) soit par une base d'implantation large (polype sessile).

LE LAVEMENT BARYTÉ en double contraste permet aussi de visualiser les polypes, mais sa rentabilité est bien inférieure et il ne permet pas la réalisation de geste thérapeutique. Ses indications sont donc

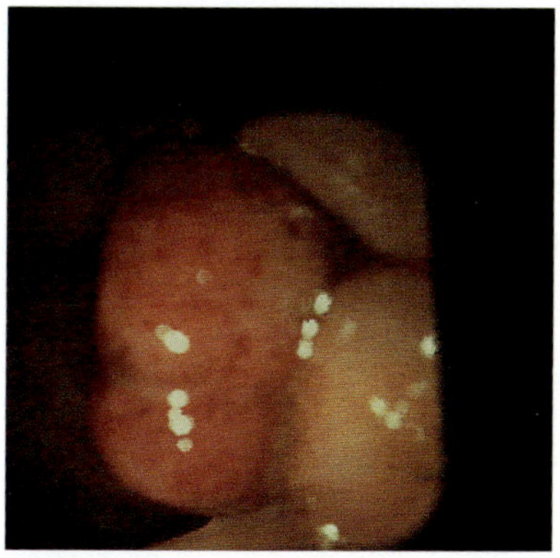

Photo 3.10 Polype pédiculé.

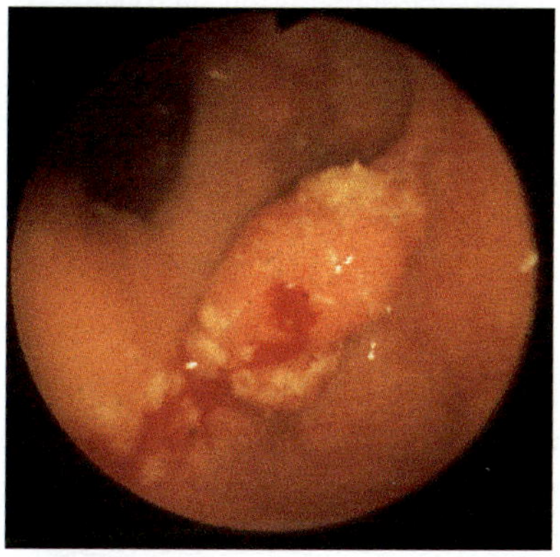

Photo 3.11 Polype sessile (vue endoscopique).

rares et se limitent aux contre-indications de la colostomie.

SEUL L'EXAMEN ANATOMOPATHOLOGIQUE du polype permet d'en affirmer la nature adénomateuse, sa structure et son éventuel degré de dysplasie.

Évolution

Environ 10 % des polypes adénomateux de plus de 1 cm dégénèrent en cancer (adénocarcinome) en quelques années (environ 10 ans). La plupart des adénocarcinomes recto-coliques sont issus d'un polype.

Le risque de dégénérescence maligne augmente avec la taille et le nombre de polypes. De même, la composante villeuse est un facteur de risque. Les étapes vers la malignité passent classiquement par des étapes de dysplasie variant de légère à sévère.

10 % des polypes adénomateux supérieurs à 1 cm dégénèrent en cancer.

Traitement

En raison de leur risque de dégénérescence, les polypes doivent être enlevés.

L'EXÉRÈSE ENDOSCOPIQUE est le traitement idéal (polypectomie). Elle se fait au cours de la coloscopie à condition que l'hémostase soit satisfaisante et elle doit emporter tout le polype. On utilise soit une **pince**, soit une **anse** diathermique permettant

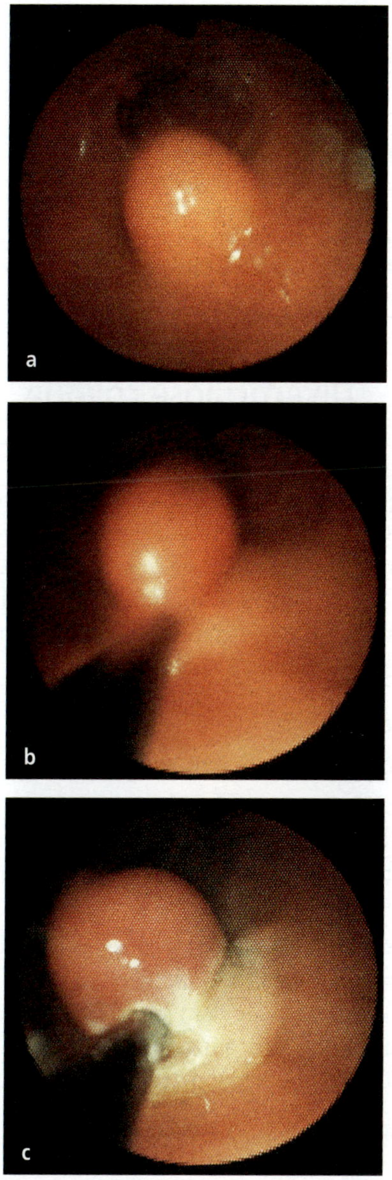

Photo 3.12 Polypectomie endoscopique.
a. Vue du polype.
b. Placement de l'anse autour du polype.
c. Polypectomie.

d'enserrer la base ou le pied du polype et de le couper électriquement tout en coagulant. La pièce d'exérèse doit être récupérée pour être analysée en anatomopathologie.

La découverte d'une dégénérescence maligne lors de l'examen anatomopathologique d'un polype enlevé endoscopiquement nécessite parfois, en fonction de certains critères, un complément thérapeutique par chirurgie (colectomie segmentaire).

L'EXÉRÈSE CHIRURGICALE D'EMBLÉE est nécessaire lorsque la taille du polype est trop importante pour une exérèse complète par voie endoscopique ou dans les cas des tumeurs villeuses du rectum.

La présence de très nombreux (> 100) polypes adénomateux dans le côlon s'observe au cours de pathologies, héréditaires le plus souvent (polypose), qui se transforment inévitablement en cancer et nécessitent une prise en charge spécialisée adaptée (voir Cancer du côlon, page 117).

Diverticulose colique

Les diverticules sont de petites hernies de la muqueuse qui font issue à travers la musculeuse. La diverticulose colique se définit par la présence de plusieurs diverticules sur le côlon. Leur nombre peut être très variable (de 1 à > 100), leur siège préférentiel est le sigmoïde (≈ 80 %), le rectum n'est jamais atteint.

Épidémiologie

Elle touche préférentiellement le sujet âgé, à partir de 60 ans, et son incidence augmente encore avec l'âge (plus de 50 % après 80 ans : la perte de l'élasticité de la paroi musculeuse colique entre en compte).

Sa fréquence est élevée dans les pays où la consommation de fibres alimentaires est pauvre (Occident) et faible dans les pays où la consommation de fibres alimentaires est importante (Afrique, Chine, etc.).

Clinique

La diverticulose est le plus souvent **asymptomatique**.

Elle peut parfois se manifester par des douleurs abdominales, des troubles du transit (constipation, diarrhée ou alternance des deux), en fait souvent liés à une colopathie fonctionnelle.

L'examen clinique est sans particularité dans le cas d'une diverticulose non compliquée.

Elle peut aussi se manifester par des complications.

Complications

LA DIVERTICULITE (SIGMOÏDITE), ou infection des diverticules, se manifeste par :

- **des douleurs de la fosse iliaque gauche**; la palpation abdominale est douloureuse et peut retrouver une défense de la fosse iliaque, parfois une masse au stade de suppuration; le toucher rectal est souvent douloureux;
- **des troubles du transit,** parfois quelques rectorragies;
- **une fébricule ou fièvre constante** en cas de suppuration.

Elle constitue en fait un tableau « d'appendicite à gauche ».

L'évolution peut être une régression spontanée, mais peut aussi se faire vers une véritable abcédation, avec fistulisation dans les organes de voisinage (vessie, grêle), voire vers une perforation avec péritonite. Enfin, une **sténose** peut être séquellaire d'épisodes répétés de diverticulite.

LES HÉMORRAGIES. Elles peuvent être isolées et abondantes, liées à l'érosion d'un vaisseau du collet d'un diverticule.

Examens complémentaires

LE LAVEMENT BARYTÉ est l'examen de choix qui visualise le mieux les diverticules qui apparaissent comme des images d'addition (« boules ») faisant saillie et reliées à la lumière colique par un collet (figure 3.14). Il est contre-indiqué en cas de complication infectieuse (risque de perforation, de diffusion de la baryte dans la cavité péritonéale) et un **lavement aux hydrosolubles** doit être discuté.

Lorsqu'une sigmoïdite est suspectée, l'examen de choix est le lavement baryté (ou aux hydrosolubles).

Au cours d'une coloscopie, seuls les collets des diverticules sont visualisés, le risque de perforation n'est pas négligeable (d'autant plus si la muqueuse est inflammatoire) et nécessite d'être très prudent.

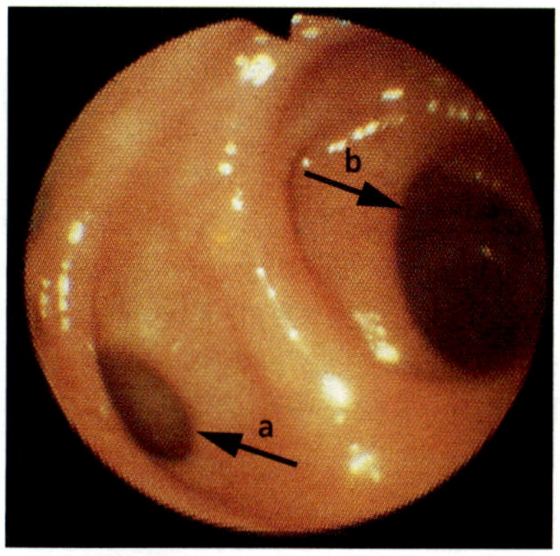

Photo 3.13 Diverticules (a, diverticule ; b, lumière colique).

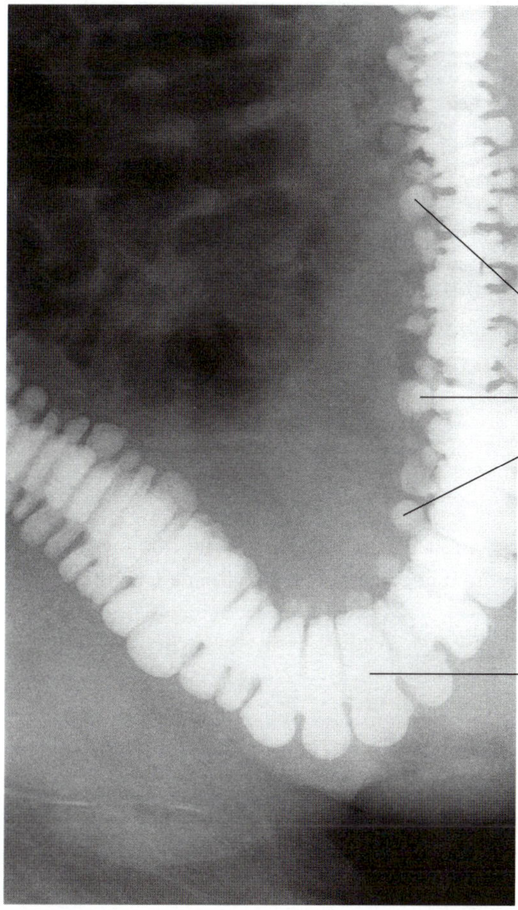

Fig. 3.14 Diverticules du côlon gauche (lavement baryté).

Traitement

La diverticulose non compliquée *ne nécessite pas de traitement*. Le traitement préventif par résection chirurgicale n'est pas indiqué. Un traitement purement *symptomatique* peut être prescrit en cas de constipation (supplémentation en fibres), de douleurs (antispasmodiques), de diarrhée (désinfectants intestinaux).

La diverticulite infectieuse nécessite une surveillance en milieu hospitalier, la mise à jeun, une réhydratation parentérale, une antibiothérapie IV. La chirurgie est indiquée en cas de non-amélioration (1 cas sur 3), d'abcès, de fistule ou de perforation.

L'hémorragie diverticulaire nécessite le plus souvent, en dehors du traitement compensateur de toute hémorragie digestive, un traitement chirurgical.

Enfin, à distance des complications, une résection chirurgicale du segment atteint (si elle n'a pas été réalisée) est préconisée afin d'éviter la récidive.

POINTS CLÉS

1. ▶ La **diverticulose** est une affection bénigne, fréquente avec l'âge, caractérisée par la présence de diverticules dans la paroi colique (des diverticules sont de petites hernies de la paroi dues à une faiblesse de la musculeuse). Aucun traitement n'est nécessaire en l'absence de complication.
2. ▶ La **diverticulite** est une complication de la diverticulose à type d'infection des diverticules, responsable de douleurs abdominales et d'un syndrome infectieux. Un traitement chirurgical (par exérèse du segment atteint) est alors indiqué, après traitement anti-infectieux médicamenteux.

Maladies inflammatoires chroniques du tube digestif

Les atteintes inflammatoires du tube digestif se caractérisent essentiellement par des ulcérations de la muqueuse et se manifestent habituellement par une diarrhée souvent sanglante.

Plusieurs causes peuvent provoquer de telles lésions :

- **infectieuses bactériennes** (*salmonelle*, *shigelle*, *Yersinia*, tuberculose, *Clostridium difficile*), **virales** (CMV, etc.), **ou parasitaires** (amibiase, etc.) ;
- **toxiques** (médicaments, radiothérapie) ;
- **vasculaires** (ischémie, vascularite).

Cependant, les maladies inflammatoires du tube digestif les plus fréquentes sont des pathologies

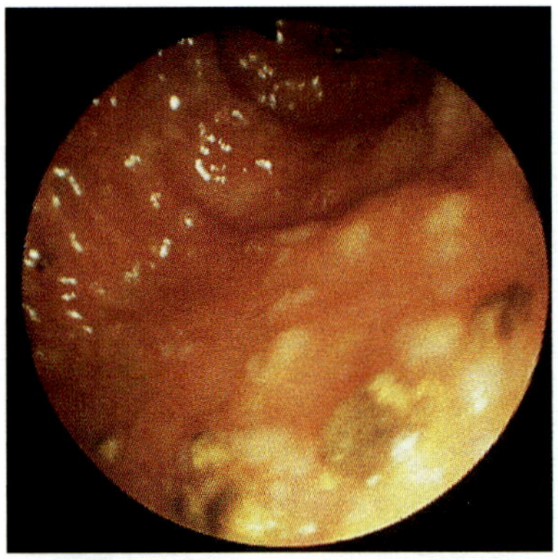

Photo 3.14 Colite infectieuse : colite pseudo-membraneuse à *Clostridium difficile*.

chroniques d'étiologie inconnue nommées **recto-colite hémorragique** et **maladie de Crohn.**

Recto-colite hémorragique (RCH)

Épidémiologie

On dénombre en Europe 50 cas pour 100 000 habitants (taux de prévalence).

La maladie débute souvent tôt (20-30 ans). Il existe une prédisposition familiale.

Clinique

La maladie se caractérise par des poussées entrecoupées de périodes de rémission. Au cours des poussées, les signes sont :

- **une diarrhée** avec présence de **sang**, **glaires** et parfois **pus ;**
- **des douleurs abdominales ;**
- **une asthénie ;**
- **au cours des poussées sévères :** de la **fièvre**, un **amaigrissement**, une **anémie**, une **altération de l'état général ;**
- **des signes extradigestifs** peuvent être associés, tels qu'une atteinte articulaire, cutanée ou ophtalmologique.

L'intensité de la poussée est déterminée par le score de Truelove reposant sur des critères cliniques (fièvre, selles sanglante, tachycardie) et biologiques (anémie, VS).

Le plus souvent, les poussées sont imprévisibles, parfois un facteur déclenchant peut être retrouvé : stress, infection, influence saisonnière, prise médicamenteuse (AINS...).

Examens complémentaires

La coloscopie est le principal examen diagnostique. Elle montre des lésions inflammatoires de la muqueuse : érythème, ulcérations, présence de pus... La répartition de ces lésions est caractéristique puisqu'elle touche le rectum et peut s'étendre en amont plus ou moins haut d'un seul tenant, elle se limite cependant au côlon et n'atteint pas le grêle. La coloscopie permet d'apprécier l'intensité des lésions et d'éventuels signes de gravité. Elle permet aussi de pratiquer des biopsies.

Les signes histologiques, bien que souvent évocateurs de RCH, ne sont pas spécifiques et peuvent se rencontrer au cours d'autres colites inflammatoires (envahissement de la muqueuse par des cellules inflammatoires, polynucléaires neutrophiles surtout).

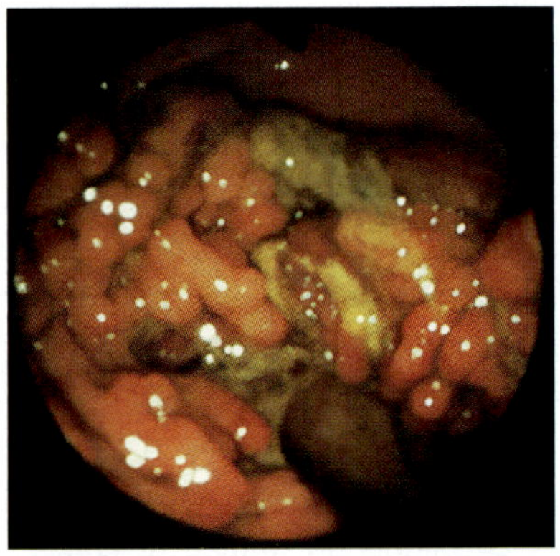

Photo 3.15 Recto-colite hémorragique. Aspect des pseudo-polypes (vue endoscopique).

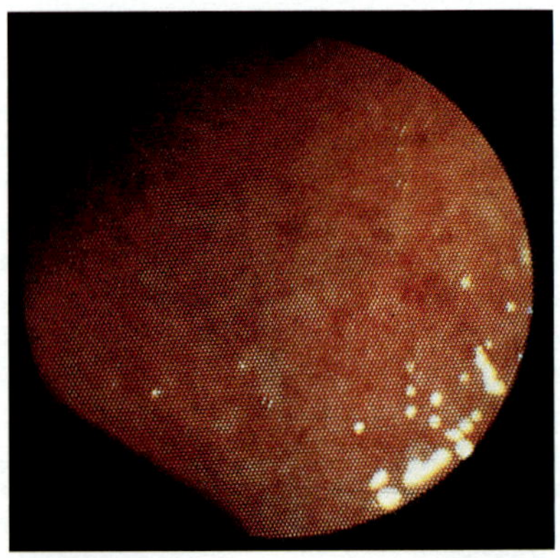

Photo 3.16 Recto-colite hémorragique (muqueuse inflammatoire).

L'ASP recherche une dilatation qui est un signe de gravité (colectasie).

LES EXAMENS BIOLOGIQUES apprécient le syndrome inflammatoire (CRP) et l'éventuelle anémie. Des examens de selles (coproculture, parasitologie) éliminent une cause infectieuse.

Au cours des poussées de RCH, la coloscopie montre un aspect très évocateur : muqueuse fragile, inflammatoire et ulcérée, selon une répartition d'un seul tenant, sans intervalle sain, partant du rectum et remontant plus ou moins haut le long du côlon sans jamais atteindre l'intestin grêle.

Complications

AU COURS DES FORMES GRAVES, d'intensité sévère, les complications suivantes sont à craindre :

- **perforation colique ;**
- **dilatation colique aiguë (colectasie) ;**
- **hémorragies massives.**

Les formes graves sont donc à surveiller très attentivement de façon à décider rapidement d'une chirurgie.

À LONG TERME, la RCH augmente les risques de développement d'un **cancer recto-colique**. Les facteurs de risques sont les formes anciennes (> 10-20 ans) et étendues (pancolite), ainsi que l'association à une cholangite sclérosante primitive. Ces formes doivent donc bénéficier d'un dépistage systématique par coloscopie.

Évolution

L'évolution se fait par **poussées** entrecoupées de **rémissions**. Il est impossible de prédire le rythme de ces poussées.

Traitement

LES POUSSÉES SE TRAITENT :

- **Médicalement**

Par anti-inflammatoires aminosalicylés (salazopyrine, 5-ASA) ou corticoïdes (anti-inflammatoires stéroïdiens), per os ou localement par lavements.

Le choix du mode d'administration, du type d'anti-inflammatoire et de sa posologie dépend de l'extension et de l'intensité des lésions présentes au cours de la poussée. Les aminosalicylés sont employés pour les formes d'intensité mineure et modérée et les corticoïdes pour les formes d'intensité moyenne et sévère.

- **Chirurgicalement**

La chirurgie est nécessaire au cours des poussées graves qui ne répondent pas très rapidement à un traitement médical intense, ou lorsqu'un traitement médical prolongé ne permet pas d'obtenir une rémission durable (≈ 20 %).

Elle consiste à enlever tout le côlon, même s'il n'est pas touché dans sa totalité. En effet, le segment resté en place pourrait à son tour être atteint ultérieurement. Le geste réalisé est donc soit une procto-colectomie (exérèse du côlon et du rectum) avec anastomose iléo-anale, soit une colectomie totale avec conservation du rectum et anastomose iléo-rectale. La conservation du rectum nécessite ensuite sa surveillance, car il peut ultérieurement être le siège de nouvelles poussées.

- **Méthodes non spécifiques**

Réhydratation et renutrition sont parfois nécessaires.

Le repos est un paramètre important dans tous les cas.

EN DEHORS DES POUSSÉES

Un traitement de fond par salazopyrine ou 5-ASA permet de diminuer les risques de récidive.

Comme toute maladie chronique à rechutes, le soutien psychologique et la bonne information du patient sur sa maladie sont des paramètres importants à prendre en compte.

Maladie de Crohn

Comme la RCH, la maladie de Crohn est une maladie inflammatoire chronique du tube digestif qui débute souvent chez le sujet jeune et qui évolue par poussées non prédictibles, entrecoupées de périodes de rémission. Cependant, on note des différences importantes par rapport à la RCH. La différence essentielle est la *répartition de l'atteinte*.

- **Tout d'abord en profondeur,** puisque l'atteinte se fait sur toute l'épaisseur de la paroi digestive, alors que la RCH n'atteint que la couche muqueuse et sous-muqueuse. Ainsi la formation *d'abcès* et de *fistules* est favorisée.
- **Ensuite en longueur,** puisque l'atteinte peut siéger sur tout le tube digestif et notamment le *grêle*. De plus, cette atteinte n'est pas d'un seul tenant et on peut observer des *intervalles de muqueuse saine* entre 2 zones inflammatoires (iléon et côlon gauche par exemple). Enfin, l'atteinte *anale* est caractéristique avec abcès, fissures, fistules.

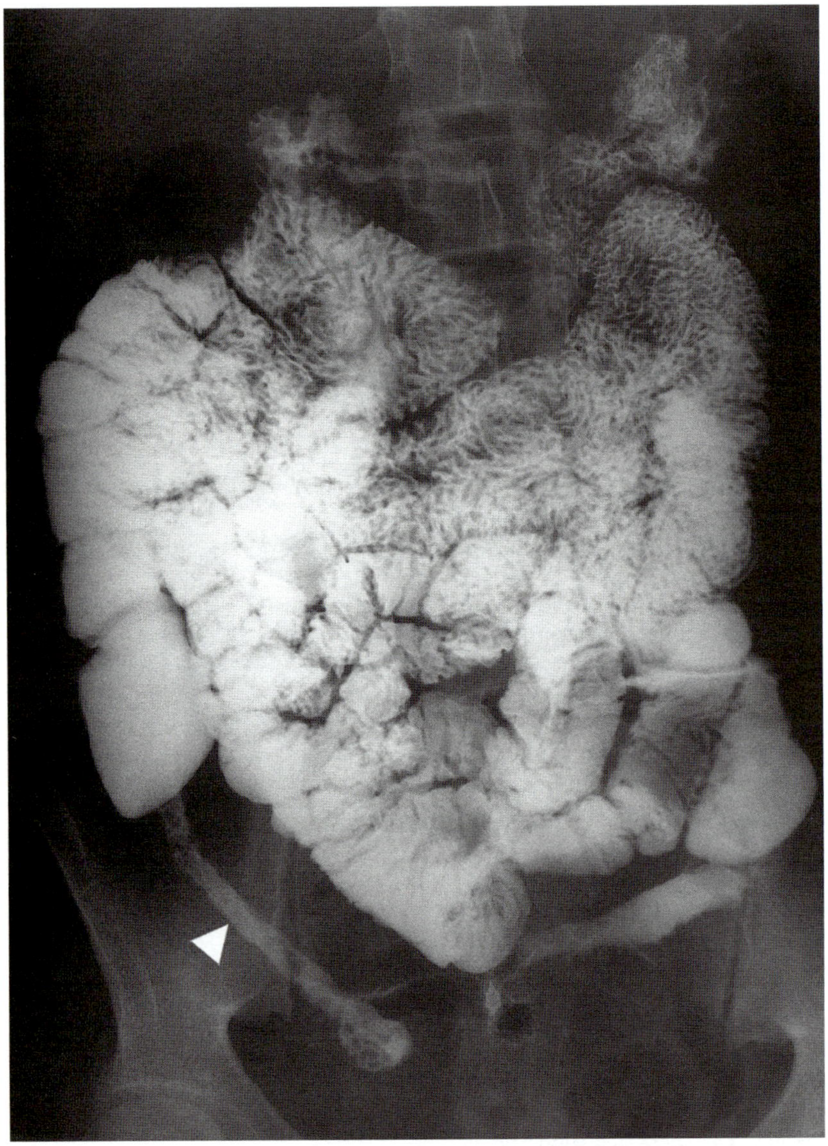

Fig. 3.15 Maladie de Crohn (transit du grêle). Sténose étendue de la dernière anse iléale (▲).

Clinique

Diarrhée glairo-sanglante, douleurs, asthénie... manifestation extradigestives tout comme au cours de la RCH.

Mais aussi : syndrome infectieux en rapport avec un abcès, syndrome de malabsorption en rapport avec une atteinte étendue du grêle.

L'intensité de la poussée est déterminée sur le score de Best reposant sur des critères cliniques (asthénie, diarrhée, manifestations extradigestives, masse abdominale, poids) et un critère biologique (hématocrite).

Examens complémentaires

La coloscopie a, là aussi, une place importante. Elle peut aussi visualiser la dernière anse iléale parfois touchée. Les biopsies peuvent montrer, dans environ 30 % des cas, un signe histologique spécifique permettant d'affirmer le diagnostic (granulome épithélioïde).

Le transit du grêle est aussi important, il visualise l'atteinte éventuelle de l'intestin grêle (figure 3.15).

Les autres examens apprécient le retentissement nutritionnel et général, ils dépendent du stade de l'atteinte.

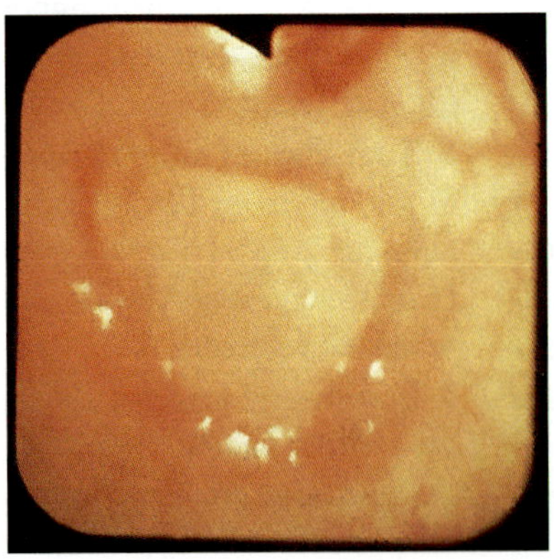

Photo 3.17 Maladie de Crohn : ulcère creusant (vue endoscopique).

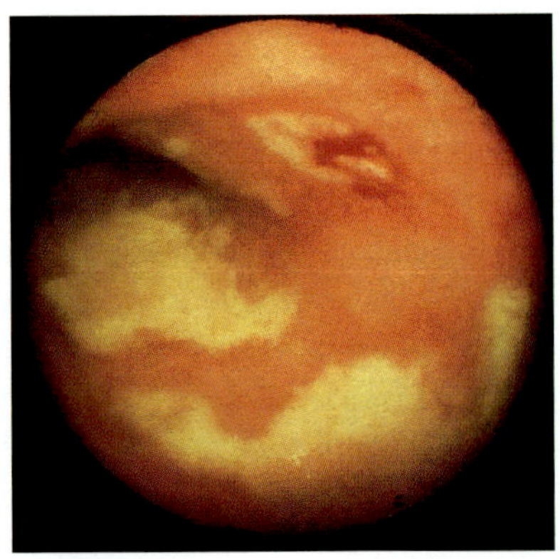

Photo 3.18 Maladie de Crohn : ulcères coliques (vue endoscopique).

Tableau 3.10 Principales caractéristiques différentielles entre recto-colite hémorragique et maladie de Crohn.

	Maladie de Crohn	*Recto-colite hémorragique*
Topographie des lésions digestives	– segmentaires (avec la possibilité d'intervalles de muqueuse saine entre les zones lésées) – côlon et/ou intestin grêle (et rarement œsophage, estomac, duodénum)	– continue et ascendante à partir du rectum (rectum toujours atteint) – rectum avec ou sans côlon – jamais le grêle ni les autres segments
Histologie	inflammation profonde pouvant toucher toute l'épaisseur de la paroi digestive (jusqu'à la séreuse)	inflammation superficielle (ne touchant que la muqueuse et la sous-muqueuse) sauf dans les formes graves
Sténoses	oui	non (ou très rares)
Fistules	oui	non
Lésions anales	oui (fréquentes)	non (ou très rares)
Manifestations extradigestives	oui	oui

PHARMACOLOGIE

ANTI-INFLAMMATOIRES COLIQUES : SULFASALAZINE OU SALAZOPYRIDINE

SULFASALAZINE *Salazopyrine* comp. à 500 mg	En cas de poussée : 4 à 6 g par jour en 3 prises. Traitement d'entretien : 2 g par jour en 2 prises.

ACTIONS

Molécule composée d'acide 5-aminosalicylique (5-ASA ou mésalazine) et de sulfapyridine. C'est la partie 5-ASA qui est la fraction active, elle est libérée de l'autre partie par l'action des bactéries coliques (donc uniquement au niveau du côlon et pas dans le grêle). Son mécanisme anti-inflammatoire est mal élucidé, elle inhibe la formation de molécules responsables de l'inflammation.

INDICATIONS

♥♥♥ Recto-colite hémorragique (RCH) au cours des poussées et en traitement d'entretien.

♥♥♥ Maladie de Crohn de localisation colique au cours des poussées.

CONTRE-INDICATIONS

♠♠♠ Allergie au produit ou aux salicylés et/ou sulfamides.

PRÉCAUTIONS D'EMPLOI

– Interrompre définitivement le traitement en cas de réaction allergique.
– Réduire la posologie en cas d'insuffisance rénale ou hépatique sévère.
– Emploi autorisé au cours de la grossesse.

EFFETS SECONDAIRES

– Réactions allergiques : +++
– Troubles hématologiques : anémie, neutropénie, thrombopénie.
– Intolérance dose dépendante : anorexie, nausées, vomissements, épigastralgies, malaise général (dans 30 à 50 % des cas au-delà de 4 g/j.), carence en acide folique.

INTERACTIONS MÉDICAMENTEUSES

Surveiller les associations avec : antivitamine K et sulfamides hypoglycémiants (potentialisation), digoxine (réduction).

DÉMARCHE INFIRMIÈRE

FACE À UN MALADE ATTEINT D'UNE MALADIE DE CROHN

Une jeune femme de 30 ans est hospitalisée pour une première poussée de maladie de Crohn. Elle a entendu dire qu'il s'agissait d'une maladie qui ne guérissait jamais, elle est de plus très inquiète car elle aurait voulu avoir un enfant rapidement. Quelles explications pouvez-vous lui donner ?

EXPLIQUER CE QU'EST CETTE MALADIE

La maladie de Crohn est une maladie dont on ne connaît pas l'origine, il ne s'agit pas d'une maladie que l'on « attrape » par une infection ou l'ingestion de certains aliments.

Il s'agit d'une maladie qui se manifeste par des poussées liées à la survenue d'une inflammation de l'intestin. Entre ces poussées, il n'existe aucun signe, l'intestin n'est pas « abîmé ».

Ces poussées peuvent être efficacement traitées par les traitements médicamenteux anti-inflammatoires. Les corticoïdes sont parfois nécessaires quand la poussée est intense, ce sont des médicaments efficaces et ils seront arrêtés progressivement dès que la poussée sera guérie (les effets secondaires tant redoutés, sur le faciès par exemple, n'apparaissent que pour les traitements de longue durée et régressent à l'arrêt du traitement). Le rythme de ces poussées est très variable et on ne peut pas prédire à l'avance si une poussée va survenir, ces poussées peuvent être très rares comme plus fréquentes.

Il ne s'agit pas d'une maladie héréditaire transmissible. On sait cependant que le risque de développer une maladie de Crohn chez les parents d'un sujet atteint est supérieur à celui de la population générale.

HYGIÈNE DE VIE

Il n'y a aucun régime particulier à suivre. Aucun aliment n'a pu être incriminé dans les maladies inflammatoires digestives, l'alimentation doit être normale.

L'arrêt du tabac est fortement conseillé car il est bien démontré que le tabac augmente les risques de rechute.

Il faut éviter de prendre des anti-inflammatoires (AINS).

Aucune activité particulière n'est déconseillée si l'état général le permet.

En cas d'apparition d'une diarrhée, de rectorragies, de fièvre, de douleurs abdominales, ou d'autres troubles, il faut consulter son médecin rapidement afin de débuter un traitement rapidement s'il s'agit d'une manifestation de la maladie.

En cas de poussée, il peut y avoir un régime « d'épargne digestive » ou régime sans résidus élargi recommandé par le médecin.

Si un traitement médical par corticoïdes est prescrit, le patient devra veiller à limiter sa consommation de graisses, sucres rapides et éviter le sel.

RASSURER VIS-À-VIS DU PROBLÈME DE LA GROSSESSE

La maladie de Crohn n'entraîne pas de risque supplémentaire de malformation, de prématurité, de stérilité. La grossesse n'augmente pas non plus le risque de poussée.

Une grossesse normale pourra être menée sans souci. Cependant il faut, bien sûr, programmer la grossesse quand la poussée sera guérie.

Il n'y a pas de transmission de la maladie à l'enfant (le risque relatif pour lui d'avoir une maladie de Crohn est cependant augmenté par rapport à la population générale).

Pendant la grossesse, en cas de poussée, certains médicaments sont contre-indiqués (seuls sont autorisés la salazopyrine et les corticoïdes).

Enfin, il existe une association pour les malades à laquelle ils peuvent adhérer (association F. Aupetit).

Complications

EN AIGU :

- **fistules** (vers un autre segment digestif, la vessie, le vagin…) ;
- **abcès ;**
- **perforation, hémorragies massives.**

À MOYEN ET LONG TERME :

- **la cicatrisation** peut se faire vers la sténose de certains segments digestifs ;
- **la fréquence du cancer recto-colique semble augmentée,** mais dans une proportion moindre que pour la RCH.

Traitement

AU COURS DES POUSSÉES

Traitement médical

Le choix du traitement depend de l'intensité de la poussée. On peut proposer :

PHARMACOLOGIE

ANTI-INFLAMMATOIRES COLIQUES : MÉSALAZINE OU 5-ASA

MÉSALAZINE *Pentasa* comp. 500 mg granulés 1 g suspension pour lavement 1 g suppo. 500 mg *Rowasa* *Claversal* *Asacol*	2 à 4 g max par jour en 3 prises 1 lavement au coucher 1 suppo. le soir.
OSALAZINE *Dipentum*	1 à 2 g par jour.

ACTIONS

La mésalazine ou 5-ASA est la fraction anti-inflammatoire active de la sulfasalazine. Elle agit localement par des mécanismes incomplètement élucidés. Dans sa forme orale, elle est contenue dans des enrobages qui permettent sa libération tardive en fin de grêle ou dans le côlon (sinon elle est tout de suite absorbée dans le grêle proximal, ne peut pas atteindre le grêle distal ni le côlon, et ne peut donc pas agir).

L'osalazine est composée de 2 molécules de 5-ASA solidarisées entre elles. C'est l'action des bactéries coliques qui permet la libération des 2 molécules de 5-ASA, son action est donc purement colique.

INDICATIONS

♥♥♥ Poussées aiguës de maladie de Crohn ou de RCH.

♥♥♥ Traitement d'entretien de la RCH (voire du Crohn).

Lavements : pour les formes basses (jusqu'à l'angle gauche maximum). Suppos : pour les rectites.

CONTRE-INDICATIONS

♠♠♠ Grossesse et allaitement.

♠♠♠ Hypersensibilité au produit.

PRÉCAUTIONS D'EMPLOI

Prudence en cas d'insuffisance rénale ++ ou hépatique.

EFFETS SECONDAIRES

Intolérance digestive (nausée, douleur, météorisme, etc., souvent transitoires).

Pancréatite aiguë (très rare).

Allergie (beaucoup moins fréquemment qu'avec la salazopyrine).

– Anti-inflammatoires aminosalicylés (salazopyrine ou 5-ASA) ou corticoïdes. Le choix du mode d'administration, du type d'anti-inflammatoire, et de sa posologie dépend de l'extension et de l'intensité des lésions (voir Démarche infirmière).

– Parfois, la nutrition entérale ou parentérale est utilisée, elle est d'une efficacité équivalente aux corticoïdes, mais elle est bien plus astreignante. Le choix du traitement d'une poussée par nutrition artificielle peut se faire en cas de dénutrition associée importante, de fistules, de sténoses.

– Parfois, des immunosuppresseurs (azathioprine, 6-mercaptopurine) sont employés surtout en cas de cortico-dépendance.

– Les anti TNF (*Remicade*) sont des anti-inflammatoires très puissants, qui permettent d'obtenir des rémissions dans les formes les plus graves.

Traitement chirurgical

La chirurgie est nécessaire pour traiter :

– les abcès et les fistules ;

– les poussées résistantes à un traitement médical maximal prolongé ;

– les poussées graves ne cédant pas très rapidement au traitement médical (urgence).

Cependant, il faut limiter au minimum les résections qui réduisent la longueur de tube digestif. En effet, celles-ci ne mettent pas à l'abri d'une nouvelle poussée (la rechute est fréquente) puisque toute la longueur du tube digestif peut être atteinte.

POINTS CLÉS

1. ▶ La **recto-colite hémorragique** et la **maladie de Crohn** sont des maladies inflammatoires chroniques du tube digestif, de cause inconnue, qui se révèlent souvent à un âge jeune. Elles évoluent par poussées de sévérité variable; caractérisées par la survenue de lésions inflammatoires de la paroi digestive recto-colique et/ou entérique; parfois par des symptômes extradigestifs. Elles nécessitent un **traitement des poussées,** qui repose sur des traitements médicamenteux anti-inflammatoires plus ou moins puissants (en fonction de l'intensité de la poussée), et parfois le recours à un acte chirurgical. Elles peuvent également nécessiter un **traitement d'entretien.**

Pathologie anale

La pathologie anale est dominée statistiquement par la grande fréquence des hémorroïdes et de leurs complications. Cependant la pathologie anale est variée : tumeur, suppuration (abcès, fistule), infection (parasitaire, syphilitique, gonococcique...), etc. Ainsi l'examen doit être attentif afin de ne pas porter par excès un diagnostic abusif « d'hémorroïdes ».

L'EXAMEN CLINIQUE PROCTOLOGIQUE se fait sur un malade installé en position genu-pectorale, après avoir fait un lavement évacuateur (*Normacol* par exemple) et repose sur :

- **l'inspection de la marge anale ;**
- **le toucher rectal ;**
- **l'anuscopie,** par mise en place d'un anuscope, qui permet l'inspection du canal anal;
- **la rectoscopie,** par mise en place d'un rectoscope rigide plus long qu'un anuscope et permet l'inspection du rectum.

Hémorroïdes

LES PLEXUS HÉMORROÏDAIRES sont des structures vasculaires normales comprenant (figure 3.16) :

- **le plexus hémorroïdaire externe,** sous-cutané, peu ou pas visible spontanément;
- **le plexus artério-veineux interne,** sous-muqueux, visible uniquement au cours d'une anuscopie.

LES « HÉMORROÏDES » résultent d'une hypertrophie de ces plexus veineux hémorroïdaires qui entourent le canal anal (figure 3.16). Elles sont formées par la juxtaposition de logettes veineuses regroupées en grappe. Cette hypertrophie est due à l'altération du tissu fibroblastique de soutien des plexus qui devient trop « lâche ».

LES « HÉMORROÏDES » NE SONT NORMALEMENT PAS DOULOUREUSES, mais elles peuvent se compliquer et entraîner des symptômes. On reconnaît comme facteurs prédisposants à ces complications : la grossesse, la constipation, l'hérédité...

LES HÉMORROÏDES EXTERNES ne se compliquent que de thromboses alors que les HÉMORROÏDES INTERNES se compliquent de saignement, prolapsus et thromboses. Elles représentent cependant une affection bénigne dénuée de tout risque de dégénérescence mais ne doivent pas faire méconnaître une pathologie associée.

Saignement

Le saignement d'origine hémorroïdaire est typiquement fait de sang artériolaire, sans caillot, enrobant les selles (mais non mêlées à elles) ou survenant après celles-ci. Son importance est variable : simples traces sur le papier ou éclaboussant la cuvette. Il n'est que très rarement responsable d'anémie.

Tout saignement, même évocateur d'une origine hémorroïdaire, ne doit pas faire méconnaître un cancer colo-rectal voire une autre lésion organique colique.

Prolapsus

Les hémorroïdes internes, normalement situées dans la partie haute du canal anal, peuvent se prolaber et s'extérioriser soit de façon intermittente lors de la selle, soit de façon permanente.

Cliniquement, il peut se manifester par un suintement (lorsqu'il est permanent) et prurit, une sensation de tuméfaction anale à l'effort notamment après les selles. À l'examen clinique, il faut le rechercher en demandant au malade de pousser (parfois seule la position accroupie permet de l'objectiver).

Thrombose hémorroïdaire

Ce sont des manifestations douloureuses.

Des hémorroïdes externes

Elle débute brutalement par une douleur de la marge anale intense, permanente, ne cédant pas même la nuit, indépendante des selles, empêchant parfois la position assise.

À l'examen de la marge anale, on voit une tuméfaction sous-cutanée, bleutée, correspondant au caillot, dure et douloureuse à la pression, parfois associée à un œdème.

L'évolution immédiate se fait vers la disparition des symptômes en quelques jours, avec ou sans ulcération de la peau par où le caillot peut s'évacuer, laissant parfois comme séquelle un repli cutané appelé « marisque ».

Des hémorroïdes internes

Il en existe 2 formes cliniques différentes.

Thrombose hémorroïdaire interne. Rare, elle se manifeste par des douleurs à l'intérieur du canal anal, permanentes, exacerbées par les selles.

L'examen clinique ne retrouve pas de tuméfaction de la marge anale. Le toucher rectal perçoit des indurations douloureuses. L'anuscopie permet de faire le diagnostic.

Thrombose hémorroïdaire interne extériorisée. Il s'agit d'un prolapsus hémorroïdaire thrombosé, irréductible. Il se manifeste par des douleurs anales intenses empêchant le malade de s'asseoir, voire de marcher.

L'examen clinique retrouve dès l'inspection un œdème important, rose pâle avec des zones bleutées centrées sur l'anus (correspondant aux caillots), voire noirâtres (en cas de nécrose). Le toucher anal et l'anuscopie sont inutiles au diagnostic et de toute façon impossibles à pratiquer du fait des douleurs.

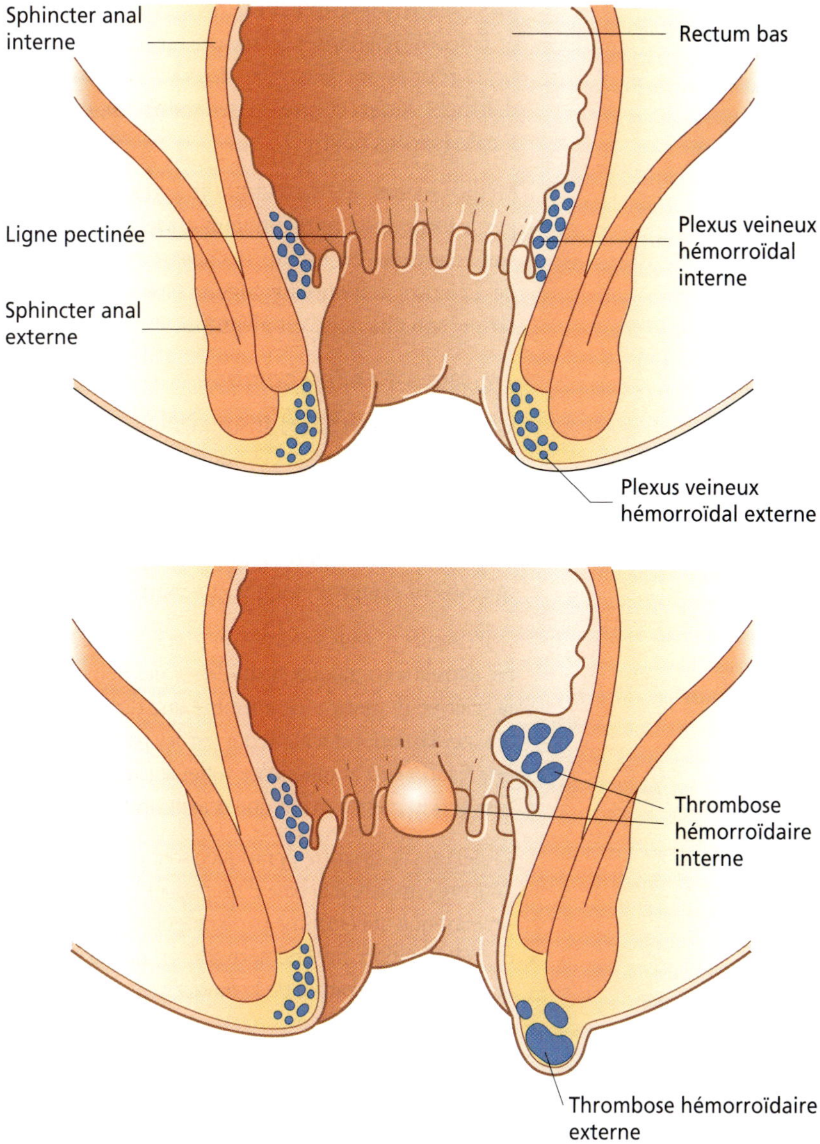

Fig. 3.16 Anatomie schématique du canal anal.

L'évolution se fait soit vers la nécrose des paquets hémorroïdaires concernés soit vers la résolution spontanée en quelques jours.

Traitement

Les moyens thérapeutiques sont nombreux.

Traitement médical

Il s'adresse aux hémorroïdes internes hémorragiques ou prolabées peu fréquemment symptomatiques.

MESURES HYGIÉNO-DIÉTÉTIQUES : éviter les épices et l'alcool, régulariser le transit en luttant contre la constipation (laxatifs doux) ou contre la diarrhée, lutter contre le sédentarisme, hygiène locale (savons neutres).

MÉDICAMENTS ANTI-HÉMORROÏDAIRES : veinotropes à forte dose, anti-inflammatoires, antalgiques par voie orale ou locale. Il s'agit d'un traitement de la crise douloureuse aiguë, sans effet à long terme, son efficacité est aléatoire.

Traitement endoscopique

Ce sont des méthodes instrumentales pratiquées en ambulatoire (ne nécessitant pas d'hospitalisation) au cours de plusieurs séances espacées d'au moins une semaine. Elles s'adressent aux hémorroïdes internes hémorragiques ou prolabées fréquemment symptomatiques et gênantes.

INJECTIONS SCLÉROSANTES : pratiquées sous anuscopie dans la sous-muqueuse au-dessus des hémorroïdes. la sclérose de cette zone entraîne une diminution de la vascularisation locale (effet sur les rectorragies) et une fixation de la muqueuse (effet sur les prolapsus). Son action n'est souvent que transitoire.

LIGATURE ÉLASTIQUE : pratiquée sous anuscopie, elle consiste à mettre à la base d'un paquet hémorroïdaire un élastique qui entraîne par strangulation la nécrose et l'élimination de l'hémorroïde et par la sclérose résultante une fixation de la muqueuse.

LA CRYOTHÉRAPIE : pratiquée sous anuscopie par l'application locale d'azote liquide, elle entraîne une destruction du paquet traité.

Traitement chirurgical

Il permet une hémorroïdectomie. Les techniques chirurgicales sont nombreuses, mais la plus recommandée est celle de Millgan et Morgan. Ce geste nécessite une hospitalisation d'une semaine environ.

INDICATIONS THÉRAPEUTIQUES : la thrombose hémorroïdaire interne extériorisée (urgence), les hémorroïdes volumineuses et gênantes, les hémorragies répétées et abondantes, les échecs des traitements instrumentaux.

Abcès et fistules

Ce sont des suppurations de l'anus (aiguës pour l'abcès, chroniques pour la fistule) dont le point de départ se situe au niveau des cryptes anales (orifices de petites glandes dans le canal anal qui s'enfoncent à travers le sphincter).

Ainsi, initialement, se crée une cryptite (orifice primaire), puis l'infection diffuse le long de la glande (suppuration : abcès), enfin la suppuration s'ouvre à la peau par un orifice externe (ou orifice secondaire) créant une fistule.

En fonction de la hauteur et de la complexité du trajet fistuleux, on distingue plusieurs types de fistules (trans-sphinctérienne, suprasphinctérienne, intrasphinctérienne, intramurale).

Phase aiguë (abcès)

Elle se manifeste par des douleurs croissantes, battantes, vives, insomniantes, accompagnées parfois d'un syndrome infectieux.

L'examen clinique peut retrouver de façon évidente l'abcès à l'inspection sous forme d'une tuméfaction ou alors seulement au toucher rectal, s'il est haut situé, par un bombement très douloureux.

Phase chronique (fistule)

Elle survient soit à la suite de la phase aiguë soit d'emblée (évolution à bas bruit). Elle se révèle généralement par un écoulement purulent, les douleurs de la phase aiguë disparaissent lorsque la collection s'évacue par l'orifice externe.

L'examen clinique retrouve l'orifice externe sous forme d'une petite caroncule par laquelle s'écoule du pus. Il doit rechercher l'orifice interne (cathétérisation du trajet à partir de l'orifice externe par un stylet, ou injection de colorant et repérage en anuscopie).

DIAGNOSTIC DIFFÉRENTIEL

- Les fistules anales dans le cadre d'une **maladie de Crohn** sont rarement des fistules anales vraies à point de départ cryptique mais plus souvent des trajets fistuleux à point de départ rectal bas, à caractère souvent extensif et mutilant. Cependant, ce diagnostic doit être systématiquement évoqué.
- Le **cancer anal** s'infecte fréquemment et peut fistuliser. Son évolution est lente en général. L'examen anatomopathologique s'impose pour toute fistule.

Traitement

Le traitement est toujours chirurgical : un abcès ne se traite pas par antibiotiques, il doit être mis à

LAXATIFS

MUCILAGES *Transilane, Parapsyllium* PSYLLIUM — poudre *Spagulax* ISPAGHULE — granulé *Mulkine, Mucipulgite* GOMME GUAR — granulé *Polykaraya* GOMME KARAYA — sachets	2 à 4 cuil. à café par jour. 3 à 9 cuil. à café par jour. 2 à 3 cuil. à soupe par jour. 3 sachets par jour. Ne pas prendre les mucilages secs : toujours boire.
FIBRES ALIMENTAIRES — SON DE BLÉ OU D'ORGE *Actison, Celluson, Fibroson* — Galettes *All-Bran, Infibran* — Granulé *Cerefibre* — Sablés	2 à 4 ou 6 par jour. 2 à 4 cuil. à soupe par jour. 2 à 4 par jour.
LAXATIFS OSMOTIQUES *Duphalac* FRUCTOSE-GALACTOSE *Lactulose* — sachets à 10 grammes; suspension buvable à 10 g/cuil. à soupe *Importal* SORBITOL-GALACTOSE — sachets à 10 grammes **LAXATIFS LUBRIFIANTS** *Lubentyl, Lansoyl, Laxamalt* HUILE DE PARAFFINE OU DE VASELINE pot de 150 à 300 grammes	10 à 30 g par jour en une prise le soir. 30 à 90 g par jour en 3 prises, quand prescrits dans le cadre d'une encéphalopathie hépatique (effet hypo-ammoniémiant par réduction de l'absorption intestinale de l'ammoniac impliqué dans le développement de l'encéphalopathie hépatique). 1 à 4 cuil. à soupe par jour.
LAXATIFS PAR VOIE RECTALE Dyschelax MANNITOL *Microlax* SORBITOL — microlavements *Eductyl* — suppositoires	1 à 2 tubes par jour. 1 suppo par jour.
LAXATIFS STIMULANTS *Jamylene* DOCUSATE DE SODIUM — comp. à 50 mg *Contalax* BISACODYL *Dulcolax* — comp. à 5 mg *Chlorumagene* MAGNÉSIE HYDRATÉE — poudre à diluer *Purganol* PHÉNOLPHTALÉÏNE — comp. à 250 mg à sucer *Modane* ANTHRAQUINONIQUE *Dragées Fuca, Rex...*	1 à 4 comp. par jour en 1 à 2 prises (max 6/j.). 1 à 2 comp. par jour le soir (max 4/j.). 1 à 2 cuil. à café par jour le soir. 1/4 à 1 comp. par jour le soir. 1 à 2 comp. par jour.

ACTIONS

MUCILAGES ET FIBRES : hydratent le bol fécal dont le volume augmenté stimule le péristaltisme intestinal (délai d'action : quelques jours).
OSMOTIQUES : sucres non résorbés dans le tube digestif à effet osmotique : gardent l'eau (délai d'action : 24 à 48 heures).
LUBRIFIANTS : effet mécanique en lubrifiant le contenu colique et en ramollissant les selles (délai d'action : 8 à 72 heures).
LAXATIFS PAR VOIE RECTALE : provoquent le réflexe de la défécation (délai d'action : 5 à 20 minutes).
STIMULANTS : augmentent la motricité et la sécrétion intestinale d'eau et d'électrolytes.

INDICATIONS

♥♥♥ Constipation.
♥♥ Constipation de courte durée pour les stimulants, constipation par dyschésie rectale pour les laxatifs par voie rectale.
♥ Encéphalopathie hépatique pour les laxatifs osmotiques.

CONTRE-INDICATIONS

♠♠♠ Affection sténosantes des voies digestives.
♠♠♠ RCH, Crohn, grossesse, allaitement, utilisation prolongée (très fréquente bien que souvent niée).
♠ Lésions proctologiques pour les laxatifs par voie rectale.

EFFETS SECONDAIRES

- Météorisme transitoire.
- Diarrhée en cas de forte dose.
- Suintement anal pour les lubrifiants.
- Risque de rectite en cas d'usage continu des laxatifs par voie rectale.
- **Hypokaliémie** parfois sévère +++ et irritation colique **en cas d'usage prolongé des stimulants (maladie des laxatifs).**

INTERACTIONS MÉDICAMENTEUSES

– Pour les **laxatifs stimulants :** médicaments responsables de torsade de pointe interdits (cordarone, certains antiarythmiques); surveiller la kaliémie en cas d'associations hypokaliémiante (diurétiques, corticoïdes, digitaliques).

plat chirurgicalement; une fistule ne se referme pas spontanément, elle nécessite un traitement chirurgical.

Intervention sous **anesthésie générale.**

POUR LES ABCÈS : incision large et mise à plat (avec parfois, si l'abcès est profond, drainage jusqu'à l'orifice cryptique comme pour les fistules).

POUR LES FISTULES : le but est d'enlever tout le trajet fistuleux tout en préservant la fonction sphinctérienne. On repère l'orifice interne et on dissèque le trajet ainsi repéré (en assurant éventuellement un drainage simple dans un premier temps) puis on met en place un gros fil élastique dans le trajet qui permet par striction une section lente des tissus et la mise à plat de la fistule.

C'est pourquoi, après ces types d'interventions, les malades gardent souvent un fil élastique qui restera en place plusieurs semaines (et sera progressivement resserré).

Fissure anale

La fissure est une ulcération superficielle de la partie distale du canal anal. Sa formation est favorisée par une hypertonie du sphincter interne, entraînant la déchirure de la muqueuse au cours d'efforts de défécation. C'est une pathologie bénigne et fréquente, responsable de douleurs anales.

Elle se manifeste par une douleur caractéristique, d'intensité variable, en trois temps : au passage de la selle, puis disparaissant ensuite, pour réapparaître de façon retardée mais prolongée pendant plusieurs heures. Parfois une petite rectorragie survient lors de l'exonération.

L'EXAMEN retrouve l'ulcération (parfois une anesthésie locale sphinctérienne est nécessaire pour bien la voir) et la contracture sphinctérienne.

LE TRAITEMENT repose sur :

- **des mesures hygiéniques :** lutte contre la constipation;
- **des médicaments généraux ou locaux :** antalgiques, décontracturants, cicatrisants;
- **des gestes locaux :** injection sous-fissuraire de produit sclérosant;
- **voire un traitement chirurgical :** sphinctérotomie interne pour supprimer l'hypertonie.

Autres pathologies anales

Maladies sexuellement transmissibles

Elles sont secondaires à une contamination anale ou rectale et s'observent souvent chez les homosexuels. Elles imposent la recherche d'autres maladies vénériennes associées, un traitement rapide et efficace, le traitement des partenaires sexuels.

Elles se manifestent souvent par des fissurations ou ulcérations : herpès, syphilis, gonococcie, chlamydiose, ou par des « verrues » : condylomes.

Cancer anal

Il est rare et ne représente que 3 % des cancers ano-rectaux. Il diffère du cancer rectal à la fois par sa nature histologique et par son traitement. Le principal type histologique est le cancer épidermoïde (pour mémoire, le cancer rectal est un adénocarcinome).

La symptomatologie est souvent banale et trompeuse : douleur, prurit, suintements séro-sanglants, perception d'une masse.

L'examen clinique, avec toucher rectal et anuscopie, met en évidence une tumeur souvent ulcérée qui doit bien sûr être biopsiée. Il recherche des ganglions inguinaux signant une diffusion.

Un bilan local précis doit être fait par l'examen clinique sous anesthésie et par des examens paracliniques (TDM, écho-endoscopie…).

Le traitement repose essentiellement sur la radiothérapie associée ou non à la chimiothérapie, et parfois sur la chirurgie (amputation abdomino-périnéale pour les grosses tumeurs n'ayant pas répondu à la radio-chimiothérapie). Le choix du traitement repose bien sûr sur le stade de la tumeur. Le pronostic est supérieur à celui des autres cancers digestifs en général. Tous stades confondus, on note 75 % de guérison à 5 ans.

Prurit anal

C'est un signe fréquent dont les étiologies sont multiples, locales ou générales :

- **locales :** lésions proctologiques entraînant suppuration, suintement, écoulement, ou lésions dermatologiques allergiques, mycotiques, parasitaires, vénériennes, bactériennes, primitives, etc.;

- **générales :** diabète, obésité, hémopathie, etc. ;
- **et souvent idiopathique.**

Le traitement doit être étiologique dès que possible. Des traitements locaux par des mesures d'hygiène et une corticothérapie locale sont utiles en cas de prurit idiopathique. Dans ce cas, il faut, de plus, rassurer le patient sur l'absence de pathologie.

Risques d'infections en endoscopie digestive

L'acte endoscopique peut être à l'origine de 2 types d'infection pour le sujet examiné :

- **infection par les germes *endogènes*** portés par le sujet lui-même (flore oro-pharyngée ou colique) ;
- **infection par des germes *transmis*** par l'endoscope lui-même contaminé avant son utilisation pour l'examen.

Infection par les germes endogènes (translocation bactérienne)

L'ACTE ENDOSCOPIQUE provoque très souvent un passage des germes de la propre flore bactérienne (oro-pharyngée et colique) du sujet dans sa circulation (translocation bactérienne aboutissant à une bactériémie). À partir de cette bactériémie, une véritable infection peut se développer. Le risque de bactériémie dépend du type de geste endoscopique pratiqué :

- **faible** lors d'une fibroscopie haute ou d'une coloscopie avec ou sans biopsies ou polypectomie ;
- **50 à 100 %** en cas de geste thérapeutique associé à la fibroscopie ou la coloscopie, tel qu'une électrocoagulation par laser ou une dilatation ;
- **10 %** lors d'une CPRE sur voies biliaires non dilatées ;
- **mais 50 %** pour une CPRE lorsqu'il existe une dilatation ;
- **voire supérieur à 50 %** en cas de geste thérapeutique au cours de la CPRE tel que les sphinctérotomies ou la pose de prothèses.

LE RISQUE ESSENTIEL (car très grave) est l'endocardite infectieuse ; cependant, ce risque est très rare et ne concerne en pratique que les sujets prédisposés (porteurs de valves cardiaques artificielles, antécédent d'endocardite infectieuse et à moindre degré porteurs de maladies valvulaires). Les autres risques infectieux sont l'angiocholite (CPRE sur voies biliaires dilatées), l'infection du liquide d'ascite.

Ces risques infectieux sont bien prévenus par un traitement antibiotique préventif donné par voie IV 1 heure avant l'examen et renouvelé 6 heures après par voie orale (antibio-prophylaxie).

Une antibio-prophylaxie est donc obligatoire :

- chez tous les sujets pour une CPRE avec dilatation des voies biliaires ;
- chez les sujets porteurs d'une maladie valvulaire pour dilatation, laser ou CPRE ;
- chez les sujets aux antécédents d'endocardite infectieuse ou porteurs de prothèse valvulaire pour toute endoscopie.

Infection par des germes transmis par les endoscopes

Il s'agit d'une contamination iatrogène qui doit rester une préoccupation essentielle et nécessite une connaissance et une application strictes des méthodes de décontamination et de désinfection des endoscopes.

La contamination par un endoscope peut s'effectuer :

- **d'un patient à un autre :** l'endoscope est contaminé par des germes d'un autre patient (au cours d'un examen antérieur) qui n'ont pas été correctement éliminés ;
- **du milieu extérieur vers le patient par l'intermédiaire de l'endoscope :** dans ce cas l'endoscope a été contaminé par des germes de l'extérieur qui se trouvaient dans les milieux de lavage ou stockage.

Les méthodes actuelles de nettoyage et décontamination des endoscopes sont efficaces et adaptées aux différents germes potentiels même les plus résistants (bactériens, viraux, parasitaires, mycotiques). Elles doivent donc dans tous les cas être correctement appliquées.

Les procédures de décontamination et nettoyage des endoscopes doivent être faites après chaque utilisation de l'appareil quel que soit le statut infectieux du sujet chez qui vient de se faire l'acte endoscopique (sain, infecté ou de statut inconnu) (voir Protocole).

PROTOCOLE DE SOINS

PROCÉDURES DE DÉCONTAMINATION DES ENDOSCOPES

1. Pré-traitement

Essuyer l'endoscope souillé puis réaliser l'aspiration et l'insufflation des canaux.

2. Test d'étanchéité

Il se réalise après avoir démonté les valves, pistons et autres éléments amovibles.

3. Pré-désinfection – 1er nettoyage

L'endoscope et ses accessoires son totalement immergés dans un bain détergent-désinfectant (*Hexanios*) pendant 15 minutes.

Il faut contrôler la vacuité des canaux, nettoyer la gaine externe, brosser les manettes, lentilles, accessoires, et extrémités, écouvillonner tous les canaux (brosser l'extrémité de l'écouvillon avant de le retirer avec une brosse et un écouvillon à usage unique).

Il faut ensuite brancher l'irrigateur tous conduits et irriguer tous les canaux, procéder à un second écouvillonnage si le liquide d'irrigation n'est pas parfaitement limpide.

L'endoscope peut alors être sorti du bain que l'on vide.

4. 1er rinçage gaine et canaux à l'eau froide du réseau

Rincer la partie externe, et irriguer les canaux à l'eau du réseau, puis purger l'eau des canaux.

5. 2e nettoyage

On utilise une nouvelle solution d'*Hexanios* et de nouveaux matériels pour immerger complètement l'endoscope et ses accessoires une seconde fois pendant 5 minutes minimum.

On irrigue tous les canaux selon la même méthode.

6. 2e rinçage gaine et canaux à l'eau froide du réseau

Ce second rinçage se réalise comme le premier, précédemment expliqué.

Il faudra bien purger les canaux à l'air.

7. Désinfection

Il faut avant tout vérifier la validité du bain désinfectant à la bandelette avant chaque utilisation.

L'appareil est ensuite immergé pendant 30 minutes dans l'*Anioxyde* 1000° (désinfectant et sporicide).

Irriguer tous les canaux et purger à l'air les différents canaux pour éliminer le produit désinfectant.

8. Rinçage terminal

Le rinçage se fait à l'eau stérile pour les fibroscopes bronchiques (ou cavités stériles).

Pour les fibroscopes digestifs, le rinçage se poursuit à l'eau du réseau.

Il faut renouveler l'eau à chaque endoscope.

9. Séchage

Sécher soigneusement l'endoscope extérieurement et sécher à l'air médical filtré et détendu à 0,7 bar les valves, pistons et conduits internes.

10. Stockage

Les endoscopes sont stockés suspendus dans une armoire spécifique.

Au-delà de 12 heures d'inutilisation, il faut refaire une désinfection des appareils pendant 10 minutes dans un bain d'*Anioxyde* 1000.

Foie

4

Anatomie

Le foie est un des organes les plus importants et les plus complexes, véritable « usine » chimique de fabrication, transformation et épuration.

Description générale

Le foie est le viscère le plus volumineux de l'organisme. Son poids est d'environ 1,5 kg et il mesure environ 28 cm transversalement, 8 à 10 cm de hauteur et 16 cm d'épaisseur. Sa couleur est rouge brun, sa surface est lisse, sa consistance est ferme mais relativement fragile.

Situé à droite, il s'inscrit presque en totalité dans la cage thoracique sous la coupole diaphragmatique. Seul son bord antérieur croise en écharpe le creux épigastrique avant de disparaître sous le grill costal gauche. Sa forme est globalement ovoïde et on distingue 3 faces :

La face supérieure, convexe et lisse, s'étend sur la ligne axillaire moyenne de la 5e à la 10e côte.

La face postérieure, verticale et en continuité avec la face supérieure, est marquée par la gouttière verticale de la veine cave inférieure qui passe derrière et au contact du foie.

La face inférieure, est marquée par plusieurs dépressions, empreintes des viscères, avec lesquelles elle rentre en contact. Cette face est donc parcourue, dans sa partie médiane, par une structure en forme de lettre H (figure 4.1) :

- **le trait transversal** correspond au hile qui contient la veine porte, l'artère hépatique et la voie biliaire (canal hépatique) ;
- **le trait de gauche** est creusé en un profond sillon contenant les reliquats fibreux de la veine ombilicale se prolongeant par le ligament rond en avant ;

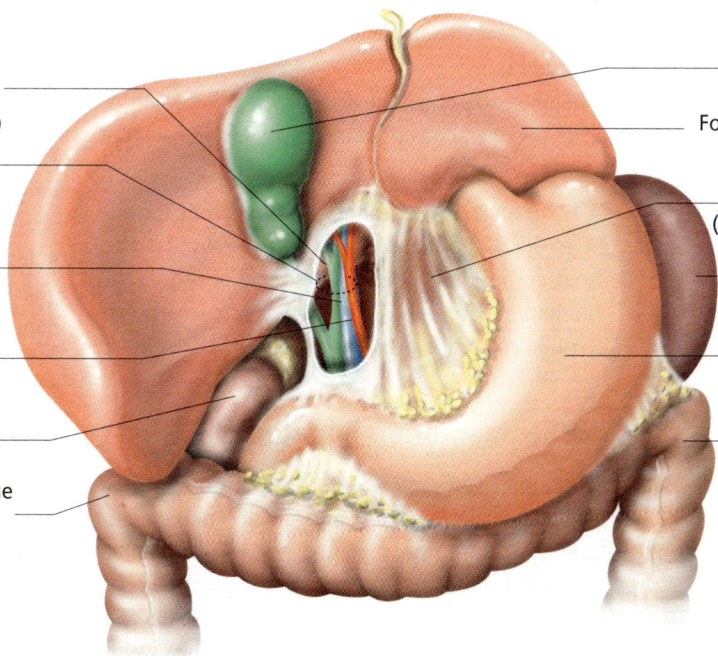

Fig. 4.1 Configuration externe et rapports de la face inférieure du foie. Le foie a été soulevé pour dégager la région et présenter sa face inférieure.

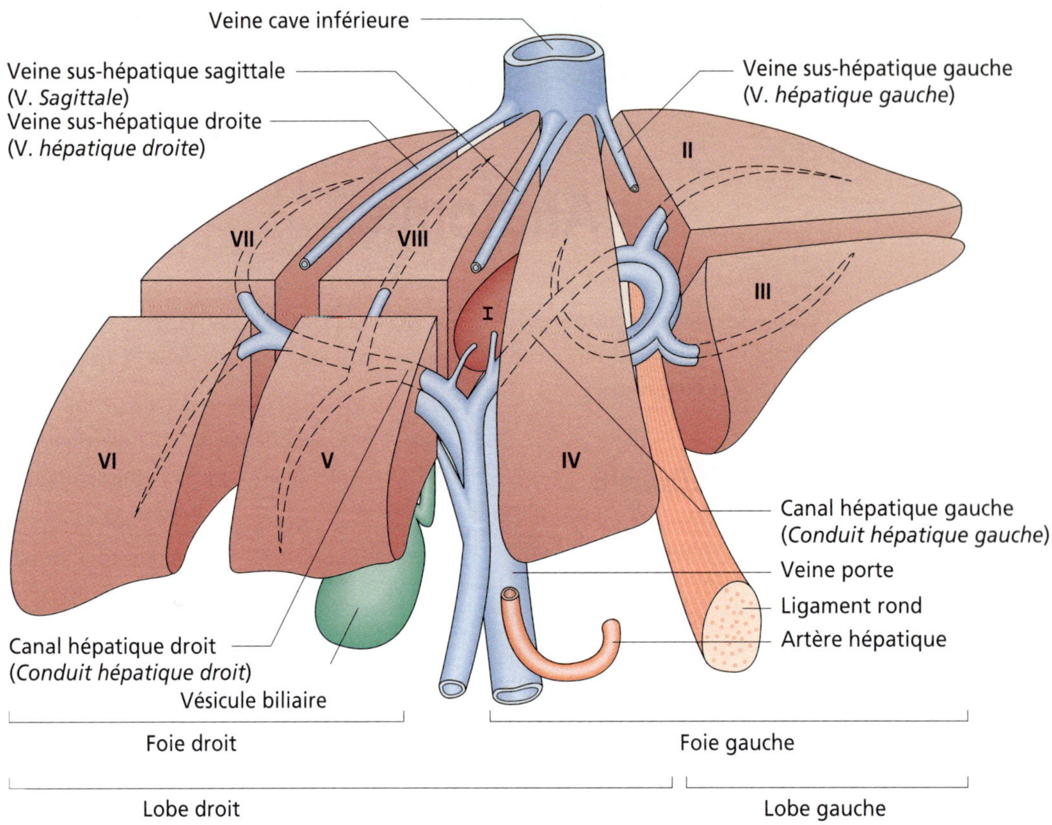

Fig. 4.2 Lobes et segments hépatiques.

- **le trait de droite,** sillon unissant la veine cave en arrière à la vésicule biliaire en avant.

Ainsi se trouvent délimités par le H quatre lobes hépatiques :

- **les lobes droit et gauche,** les plus volumineux, respectivement à gauche et à droite des traits verticaux du H ;
- **le lobe carré et le lobe de Spiegel,** à l'intérieur du H, respectivement en avant et en arrière du trait transversal du H.

LE BORD ANTÉRIEUR, tranchant et palpable dans le creux épigastrique et parfois sous le rebord costal droit, correspond à l'union des faces antérieure et inférieure. Il présente 2 échancrures, la fossette cystique (où se loge la vésicule biliaire) et celle du ligament rond.

Segmentation hépatique

En pratique, on préfère à cette division anatomique du foie, la division chirurgicale en **segments** (correspondant mieux à une topographie fonctionnelle) comprenant 8 segments au total : 4 à gauche et 4 à droite (figure 4.2). Cette segmentation repose sur la distribution des pédicules vasculaires et biliaires : chaque segment est vascularisé et drainé par un pédicule différent.

Ligaments du foie

Les replis du péritoine tapissent presque entièrement le foie et forment les « ligaments » unissant le foie aux organes environnants :

- **le ligament arciforme ou suspenseur ;**
- **le ligament coronaire et les ligaments triangulaires** à la coupole diaphragmatique et la paroi abdominale postérieure ;
- **le petit épiploon** contenant le pédicule hépatique (artère hépatique, veine porte, voie biliaire) dans son bord libre à l'estomac et au duodénum.

Rapports

LA FACE SUPÉRIEURE : le diaphragme et par son intermédiaire les organes intrathoraciques (plèvre, poumon, péricarde, cœur).

LA FACE POSTÉRIEURE : pôle supérieur du rein (et de la surrénale) à droite ; veine cave inférieure, rachis et aorte au milieu ; œsophage à gauche.

LA FACE INFÉRIEURE : à droite, d'arrière en avant, la face antérieure du pôle supérieur du rein, le duodénum (genu superius) et l'angle colique droit ; et à gauche, l'œsophage abdominal et la grosse tubérosité gastrique. La région du centre est occupée par le hile du foie.

Vascularisation

Le foie est un organe très richement vascularisé : le débit sanguin hépatique représente $1/5^e$ du débit cardiaque (soit 1 L/min). La vascularisation du foie est très particulière, car le sang arrive à la fois par une artère (artère hépatique) et une veine (veine porte). Le drainage se fait par des veines (veines sus-hépatiques) qui se jettent dans la veine cave inférieure.

Veine porte

La veine porte apporte 75 % du sang qui arrive au foie. Il s'agit d'une grosse veine de 15 à 20 mm de diamètre et de 8 cm de longueur qui passe derrière la tête du pancréas, en avant de la veine cave inférieure et arrive au foie au niveau du hile.

ELLE EST FORMÉE PAR LA RÉUNION :

- **de la veine mésentérique supérieure** (qui draine une partie du sang intestinal) ;
- **du tronc spléno-mésaraïque** lui-même formé par la réunion de la **veine mésentérique inférieure** (qui draine l'autre partie du sang intestinal) et de la **veine splénique** (qui draine le sang provenant de la rate).

Elle apporte donc au foie les produits de la digestion contenus dans le sang de provenance intestinale.

Le terme « porte » signifie segment entre 2 systèmes capillaires, en l'occurrence ici les systèmes capillaires intestinal et hépatique.

Dans le foie, la veine porte se divise en branches de plus en plus fines (unités segmentaires puis unités lobulaires) pour aboutir aux sinusoïdes intralobulaires (voir *Anatomie microscopique*, page 144).

Artère hépatique

L'artère hépatique apporte 25 % du sang qui arrive au foie, il s'agit de sang oxygéné. L'artère provient du tronc cœliaque, issu lui-même directement de l'aorte. Ses branches de division suivent les trajets portaux jusqu'aux sinusoïdes.

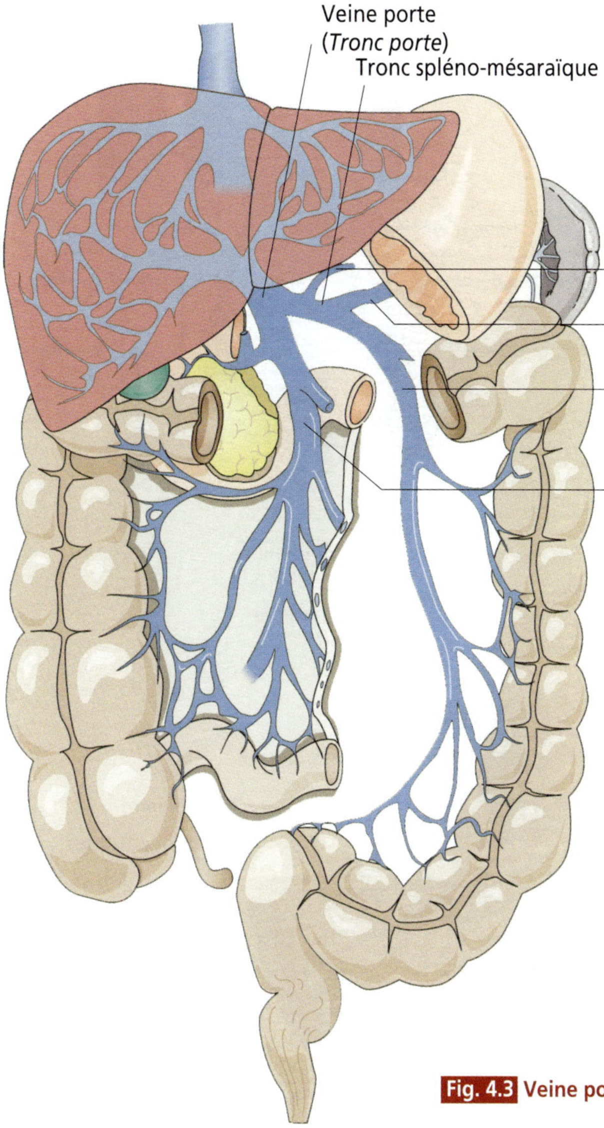

Fig. 4.3 **Veine porte et système porte.**

Le tronc cœliaque, branche de l'aorte abdominale, donne naissance à 3 artères :

- *l'artère hépatique* pour le foie ;
- *l'artère coronaire stomachique* pour l'estomac ;
- *l'artère splénique* pour la rate.

Veines sus-hépatiques

Elles drainent le sang qui repart du foie (une fois passé dans les sinusoïdes). Ses ramifications premières correspondent à la veine centro-lobulaire du lobule (voir *Anatomie microscopique*, page 144).

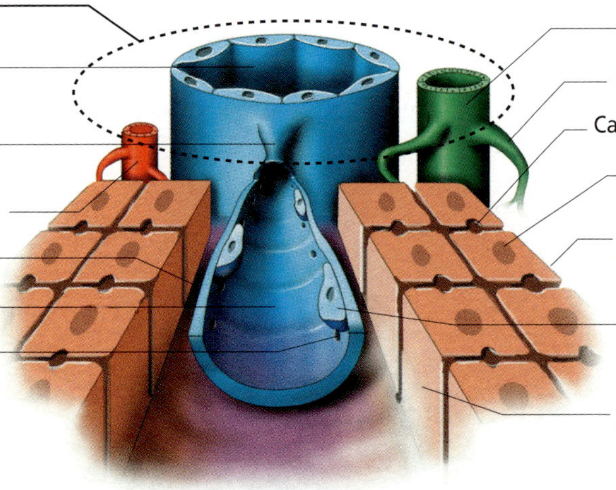

Fig. 4.4 Représentation tridimensionnelle des structures du lobule.

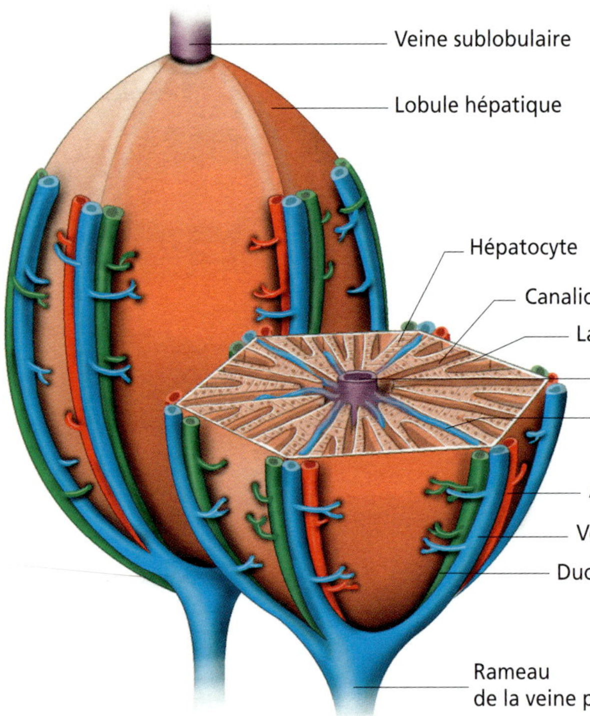

Fig. 4.5 Représentation tridimensionnelle du lobule hépatique.

On distingue, en final, les veines sus-hépatiques qui se jettent dans la veine cave inférieure.

Le sang qui arrive au foie provient :

- de la veine porte (75 % du débit) qui apporte du sang veineux provenant du tube digestif (voies mésentériques) et véhiculant les nutriments absorbés ;
- de l'artère hépatique (25 % du débit) qui apporte le sang oxygéné.

Système biliaire

Il permet l'écoulement de la bile (formée par le foie) jusque dans le duodénum. Les plus fines ramifications de l'arbre biliaire sont les **canalicules biliaires** (voir *Anatomie microscopique*), puis les **canaux biliaires interlobulaires**, convergeant eux-mêmes vers les **canaux segmentaires**, puis les **canaux hépatiques droit et gauche**, formant eux-mêmes le **canal hépatique commun** qui fait partie des voies biliaires extrahépatiques (voir chapitre 5, *Voies biliaires*, page 167).

Anatomie microscopique (histologie)

LE LOBULE HÉPATIQUE est l'unité structurale et fonctionnelle du foie. De forme polyédrique, il est centré sur la veine centro-lobulaire efférente et est limité par les espaces portes. Il contient les hépatocytes disposés en travées radiaires à partir du centre et entourés des sinusoïdes vasculaires (figure 4.5).

- **Les hépatocytes** sont les cellules spécifiques du foie. Elles représentent 60 % du parenchyme hépatique. Elles ont un pôle apical en contact avec le sinusoïde (et donc avec les différents composés apportés par le sang) et un pôle biliaire constituant avec celui de la cellule voisine un **canalicule biliaire** (où la cellule déverse la bile qu'elle forme, qui sera drainée vers le canalicule de l'espace porte).
- **Les sinusoïdes** sont les vaisseaux capillaires du foie interposés entre le système d'apport (unités

lobulaires de la veine porte et artérioles hépatiques) et le système de drainage (veine centrolobulaire, puis veines sus-hépatiques). Ces capillaires ont la particularité d'être « fenêtrés » (larges pores) ce qui facilite les échanges entre le sang et les hépatocytes. L'espace virtuel entre les hépatocytes et les cellules endothéliales formant le sinusoïde est appelé **espace de Disse** et contient quelques cellules de type différent (cellules immunitaires dites cellules de Kupffer, fibroblastes).

- **Les espaces portes** se situent à la périphérie et entre les lobules. Ils contiennent chacun un rameau de la veine porte, de l'artère hépatique et du canal biliaire. Ils participent aussi au drainage lymphatique (qui aboutit au canal thoracique).

Physiologie

En dehors de ses fonctions hémodynamiques (régulation du flux sanguin), le foie assure des fonctions essentielles, vitales et irremplaçables.

Fonctions métaboliques

AVANT TOUT, LE FOIE EST UN ORGANE MÉTABOLIQUE. Il peut être comparé à une vaste usine dont les fonctions seraient :

- **la production d'éléments biologiques indispensables à l'organisme** (protéines, lipides, glucides). Cette fonction peut nécessiter plusieurs étapes : réception, stockage, fabrication ou transformation, redistribution ;
- **le rejet des déchets biologiques et toxiques,** assurant une détoxication et une protection de l'organisme.

Acides aminés et protéines

LE FOIE SYNTHÉTISE ET SECRÈTE DE NOMBREUSES PROTÉINES :

- **protéines plasmatiques** dont l'albumine (10 g/j.). **L'albumine permet le transport dans le sang d'un grand nombre de molécules** (qui se lient à elle pour leur trajet plasmatique) et elle est **le principal régulateur de la pression osmotique plasmatique ;**
- **protéines de structures ;**
- **facteurs de coagulation, protéines de la réaction inflammatoire.**

Il utilise pour cela les acides aminés (composants des protéines), apportés par voie portale, provenant de l'alimentation et de la destruction tissulaire.

LE FOIE PEUT AUSSI PERMETTRE LA DÉGRADATION DES ACIDES AMINÉS. Ils sont alors transformés en urée.

Le foie synthétisant un grand nombre de facteurs de coagulation (facteurs I, II, V, VII, X...). En cas d'insuffisance hépato-cellulaire la synthèse de ces facteurs est diminuée et il existe alors **une baisse du taux de prothrombine (TP).** Par ailleurs, en cas de cholestase, il existe une malabsorption lipidique et donc une malabsorption de la vitamine K qui est liposoluble. La vitamine K étant indispensable à la formation de certains facteurs de coagulation (II, VII, X), ces derniers sont alors abaissés et on observe ainsi une diminution du TP. Le facteur V n'est pas dépendant de la vitamine K : il est donc normal en cas de cholestase et abaissé en cas d'insuffisance hépato-cellulaire.

Lipides

Le foie est le carrefour du métabolisme des lipides.

LE FOIE SYNTHÉTISE LES LIPIDES. Les lipides apportés par le sang ou la lymphe, provenant de l'alimentation, sont captés par le foie. À partir de ces éléments, le foie resynthétise des lipides de plusieurs types (acides gras, cholestérol, acides biliaires). La cellule hépatocytaire redistribue ensuite ces lipides selon 3 possibilités :

- **une partie reste stockée dans le foie ;**
- **une partie est sécrétée dans le sang ;**
- **une partie participe à l'excrétion biliaire** sous forme de phospholipides et d'acides biliaires.

LE FOIE PERMET AUSSI LA DESTRUCTION DE CERTAINS ACIDES GRAS. Ce catabolisme est une source d'énergie.

Glucides

LE FOIE EST UN RÉGULATEUR DU STOCKAGE ET DE LA DISTRIBUTION DES GLUCIDES.

- **En période digestive :** le glucose absorbé par l'intestin est soit utilisé immédiatement pour produire de l'énergie soit stocké sous forme de glycogène dans le foie et dans le muscle. Au-delà d'un certain seuil, il est mis en réserve sous forme de lipoprotéine dans le tissu graisseux.

- **En période interdigestive :** les réserves hépatiques et musculaires sont mobilisées.
- **En période de jeûne :** les réserves hépatiques et musculaires sont épuisées en 48 heures, le glucose est alors fabriqué à partir de lipides ou de certains acides gras (néoglucogenèse).

Le glucose est une source d'énergie majeure pour les tissus, indispensable pour le système nerveux central. Le glycogène stocké dans le foie constitue une forme de réserve. L'insuffisance hépatique aiguë et grave (au cours d'une hépatite fulminante par exemple) peut s'accompagner d'hypoglycémie gravissime.

Métabolisme des médicaments

Comme d'autres substances endogènes plus ou moins toxiques qu'il transforme et élimine, le foie joue un grand rôle dans le métabolisme des médicaments. Son action comporte 3 étapes :

- **la captation hépatocytaire,** inégale selon les substances (de 30 à 70 %) ;
- **la biotransformation dans les hépatocytes** qui rend les molécules hydrosolubles (par réduction ou par conjugaison) ;
- **l'élimination vers le sang ou vers la bile** (induite par la transformation dans les hépatocytes).

Fonction biliaire et excrétion

La bile produite par le foie est une solution hydrique composée de bilirubine conjuguée, de cholestérol, de phospholipides et de sels biliaires. Elle est sécrétée par le foie, stockée dans la vésicule et excrétée dans le tube digestif au moment des repas (voir chapitre 5, *Physiologie des voies biliaires*, page 167). Son rôle est la mise en suspension des lipides alimentaires dans le tube digestif afin que ceux-ci puissent être correctement digérés par les enzymes pancréatiques.

La bilirubine est un produit de dégradation de l'hémoglobine issue des globules rouges détruits. Elle circule dans le plasma, liée à l'albumine (car elle n'est pas soluble dans l'eau), puis elle est captée par l'hépatocyte. Dans l'hépatocyte, elle est conjuguée avec l'acide glucuronique grâce à l'action d'une enzyme, la glucuronyl transférase, ce qui la rend hydrosoluble. Une fois conjuguée, elle est excrétée par l'hépatocyte dans les canalicules biliaires (elle est un des composants de la bile), puis vers les voies biliaires (5 mg/kg/j.).

La captation, la conjugaison et l'excrétion de la bilirubine dans la bile sont des fonctions hépatiques actives. En cas d'insuffisance hépato-cellulaire, ces fonctions sont altérées et un ictère peut survenir.

POINTS CLÉS

1. ▶ Le **foie** est le viscère le plus volumineux de l'organisme.
2. ▶ 75 % du sang qui y arrive provient de la **veine porte**, située entre les capillaires digestifs et hépatiques, et amenant les nutriments absorbés. 25 % du sang provient de l'**artère hépatique** ; c'est le sang oxygéné.
3. ▶ Le **lobule hépatique** est l'unité structurale fonctionnelle du foie. Il est de forme polyédrique, centré par une veine centro-lobulaire et limité par les espaces portes.
4. ▶ Le **foie** assure la **synthèse de nombreuses protéines** indispensables à l'organisme (albumine, facteurs de coagulation...) et permet de **rejeter des déchets biologiques** et toxiques. Il assure également la synthèse des glucides et des lipides. Il **sécrète la bile,** qui va être stockée dans la vésicule.

Pathologie hépatique

Tumeurs hépatiques

On distingue les tumeurs malignes et les tumeurs bénignes.

Les tumeurs malignes peuvent être soit primitives c'est-à-dire d'origine hépatique (développées à partir de cellules normalement présentes dans le foie), soit secondaires : métastases hépatiques d'origine extrahépatique.

Parmi les cancers primitifs du foie, on distingue l'hépatocarcinome, de loin le plus fréquent, le cholangio-carcinome moins fréquent et rarement l'angiosarcome. Ils se développent respectivement à partir des hépatocytes, des cellules des canaux biliaires ou des cellules des vaisseaux intrahépatiques.

Hépatocarcinome (ou carcinome hépato-cellulaire)

Il s'agit du cancer primitif du foie le plus fréquent. Il se développe dans 90 % des cas sur un foie cirrhotique.

Épidémiologie

La fréquence varie en fonction des pays. Il est jusqu'à 5 fois plus fréquent en Afrique et en Asie par rapport aux pays occidentaux.

En France, il représente 1 % des cancers, son incidence est de 10 pour 100 000 chez l'homme et de 3 pour 100 000 chez la femme.

Dans le monde, il est responsable de 1 million de décès par an.

Étiologie

Le principal facteur de risque est la **cirrhose** quelle que soit son origine, il est rare qu'un hépatocarcinome se développe sur un foie « sain ».

Plus de 90 % des hépatocarcinomes se développent sur un foie cirrhotique.

Les cirrhoses d'origine alcoolique, virale (B ou C), ou secondaire à un surpoids sont donc les principaux facteurs de risque et impliquent une surveillance régulière (par échographie et dosage de l'alpha-fœtoprotéine plasmatique) afin de dépister l'apparition d'une telle tumeur.

En Afrique et en Asie, on distingue aussi l'aflatoxine (moisissure se développant sur les céréales) comme facteur de risque. Enfin, certains hépatocarcinomes se développent à partir d'adénomes (tumeurs bénignes au départ) favorisés par la prise d'androgènes et d'anabolisants ainsi que d'œstroprogestatifs à fortes doses.

Clinique

LES CIRCONSTANCES DE DÉCOUVERTE peuvent être :
– fortuites à l'occasion d'une échographie abdominale ;
– à l'occasion d'une surveillance systématique chez un cirrhotique connu ;
– une décompensation de la cirrhose (ascite, hémorragie digestive, encéphalopathie) sans cause apparente ;
– des douleurs, une altération de l'état général ;
– plus rarement, une complication aiguë telle que la rupture de la tumeur entraînant un hémopéritoine, rapidement fatal.

L'EXAMEN CLINIQUE peut retrouver :
– une hépatomégalie tumorale dure et irrégulière ;
– les signes liés à la cirrhose et à son éventuelle décompensation.

Examens complémentaires

L'ÉCHOGRAPHIE ABDOMINALE, LE SCANNER ABDOMINAL ET L'IRM ABDOMINALE mettent en évidence la ou les tumeur(s), précisent la localisation et le retentissement éventuel sur les voies biliaires et les vaisseaux.

LE DOSAGE DE L'ALPHA-FŒTOPROTÉINE PLASMATIQUE, marqueur tumoral, a une valeur à la fois diagnostique et de dépistage lorsqu'il est augmenté ainsi qu'une valeur de surveillance de l'évolution tumorale sous traitement.

LES AUTRES EXAMENS apprécieront le retentissement sur la fonction hépatique (biologie), rechercheront une extension métastatique (radiographie pulmonaire, éventuelle scintigraphie osseuse) ou un envahissement vasculaire et feront le bilan d'opérabilité. Dans certains cas, une biopsie de la tumeur est nécessaire pour affirmer le diagnostic.

Traitement

LA CHIRURGIE représente le traitement de référence. On distingue :

- **la chirurgie d'exérèse** (hépatectomie partielle) :

– elle n'est possible que pour des tumeurs de taille limitée, sans extension vasculaire ou extrahépatique. De plus, la présence d'une cirrhose augmente les difficultés et le risque opératoire : une résection de plus de 25 % du parenchyme n'est possible que chez les malades ayant une insuffisance hépatocellulaire nulle ou modérée, sinon seule une exérèse de 10 à 15 % du parenchyme est envisageable. La présence d'une ascite, d'un ictère ou de facteurs de coagulation < 60 % interdisent la chirurgie,

– le geste consiste, selon les cas, en une exérèse d'un lobe hépatique ou d'un ou plusieurs segments, ou en une simple « tumorectomie » enlevant la tumeur et une tranche de parenchyme sain de 1 cm minimum autour, certaines équipes réalisent ces exérèses par coelioscopie

– les résultats sont malgré tout décevants car la récidive, dans le parenchyme restant, est extrêmement fréquente : 15 à 25 % par an, et quasiment 100 % à 5 ans ;

- **la transplantation hépatique :**

– elle n'est indiquée que pour les tumeurs limitées : < 5 cm de diamètre, pas plus de 4 nodules, sans thrombose portale associée. Elle ne s'adresse donc qu'à une faible proportion de malades,

– ses résultats sont bons (à condition de se limiter aux indications ci-dessus) avec une survie à 5 ans entre 60 et 75 %. En effet, l'ensemble du parenchyme ayant été enlevé, le risque de récidive hépatique est faible, contrairement au traitement par chirurgie d'exérèse ;

LES TRAITEMENTS PERCUTANÉS

- **La radio-fréquence :**

– elle consiste à détruire la tumeur en la « brûlant » par une émission d'ondes électromagnétiques,

– elle se fait le plus souvent sous échographie : on ponctionne la tumeur à brûler. On peut également réaliser une radiofréquence préopératoire ou au cours d'une intervention chirurgicale,

– ses résultats seraient presque équivalents à ceux de la chirurgie.

- **L'alcoolisation**

Elle consiste à injecter sous le contrôle échographique de l'alcool pur dans la tumeur (l'alcool provoque une destruction des tissus) ; elle est indiquée si la tumeur est < 5 cm et unique (ou maximum 3, selon les cas).

LES TRAITEMENTS PALLIATIFS peuvent permettre une moindre croissance tumorale, mais aucun traitement palliatif n'a, actuellement, clairement fait la preuve de son efficacité en terme de survie.

- **La chimio-embolisation intrahépatique** : administration locale par la branche de l'artère hépatique vascularisant la tumeur, en salle de radiologie, de produits chimiothérapiques (permettant l'administration locale de fortes doses de chimiothérapie) et de particules embolisantes (entraînant une ischémie tumorale). La morbidité est élevée et la mortalité n'est pas négligeable. Compte tenu de ces données et de l'absence d'efficacité nettement prouvée, les indications sont à discuter au cas par cas.

- **Les autres traitements** essayés tels que les anti-androgènes, la chimiothérapie par voie générale, la radiothérapie externe, n'ont pas fait non plus la preuve de leur efficacité.

- **Certains nouvelles molécules** faisant partie des thérapies ciblées pourraient être prometteuses. Ainsi le sorafenib, qui a des propriétés antiangiogéniques est bien toléré et améliore la survie des patients ayant un cancer primitif du foie non résécable.

Bien sûr, les traitements symptomatiques et des décompensations de la cirrhose sont nécessaires.

Évolution et pronostic

L'ÉVOLUTION NATURELLE se fait vers l'extension locale avec aggravation de la fonction hépatique et décompensation de la cirrhose. Les métastases sont essentiellement de localisation pulmonaire et osseuse.

LE PRONOSTIC est mauvais, il dépend du stade de la tumeur. En cas d'exérèse chirurgicale, la survie à 5 ans est de 30 % mais le risque de récidive sur le foie restant est quasi inéluctable : 50 % à 2 ans et 100 % à 5 ans. La survie spontanée des tumeurs asymptomatiques (de découverte fortuite ou au cours d'une surveillance spécifique) peut atteindre 2 à 3 ans.

POINTS CLÉS

1. ▶ Le **carcinome hépatocellulaire** (ou hépatocarcinome) est la tumeur primitive du foie la plus fréquente. Il survient dans 90 % des cas sur une cirrhose. Le traitement de choix, lorsqu'il est possible, est la chirurgie. Les autres traitements proposés sont principalement la radiofréquence, l'alcoolisation ou la chimio-embolisation.
2. ▶ **L'exérèse d'une portion**, parfois importante, du foie est possible à condition que la quantité de foie restant soit suffisante pour maintenir une fonction hépatique correcte. Cette quantité de foie dépend à la fois du volume et de la qualité du parenchyme.

Métastases hépatiques

Elles représentent les tumeurs malignes du foie les plus fréquentes. En effet, le foie représente un véritable filtre sur la circulation (la veine porte draine l'ensemble de la circulation mésentérique et splénique) captant ainsi les cellules néoplasiques.

Étiologie

Le cancer primitif à l'origine de ces métastases peut être d'origine :

- **digestive le plus souvent :** œsophage, estomac, grêle, côlon, rectum et pancréas ;
- **bronchique ;**

- **mammaire ;**
- **autre plus rarement :** rein, prostate, ovaire, testicule, thyroïde, lymphome, etc.

Clinique

LES CIRCONSTANCES DE DÉCOUVERTE sont variables :

- **au cours du bilan initial ou de la surveillance d'un patient porteur d'un cancer connu ;**
- **fortuitement,** par une échographie abdominale chez un sujet ne présentant pas de signes évocateurs ;
- **devant des signes cliniques évocateurs :** douleurs, ictère, gros foie tumoral à l'examen clinique.

L'EXAMEN CLINIQUE peut retrouver :

- **une hépatomégalie** irrégulière, nodulaire, suspecte ;
- **une altération de l'état général** et des signes en rapport avec le cancer primitif.

Examens complémentaires

L'ÉCHOGRAPHIE ABDOMINALE permet de visualiser le nombre, la localisation et la taille des métastases qui apparaissent sous la forme de nodules intrahépatiques souvent hypo-échogènes.

LE SCANNER ET/OU L'IRM ABDOMINALE précisent les lésions vues à l'échographie.

Les autres examens dépendent du contexte et du cancer primitif.

LA BIOPSIE de ces masses (pratiquée sous contrôle échographique) permet seule d'affirmer la nature cancéreuse et éventuellement la nature du cancer du primitif si celui-ci est inconnu.

Traitement - Évolution et pronostic

Ils dépendent avant tout de la nature du cancer primitif ainsi que du nombre et de la localisation de la (ou des) métastase(s).

Parfois, l'exérèse chirurgicale à visée curatrice est possible (tumeur unique ou en nombre limité, de petite taille). Elle n'est indiquée, bien sûr, que si le traitement curatif du cancer primitif est possible, en l'absence d'autre localisation métastatique ou d'envahissement vasculaire, lorsque la fonction hépatique est correcte.

En fonction de la nature du cancer primitif, des traitements palliatifs peuvent être proposés : hormonothérapie, chimiothérapie systémique ou intra-artérielle.

La diffusion métastatique signe un stade avancé où la guérison n'est pas envisageable. En général, la survie est courte de l'ordre de quelques mois.

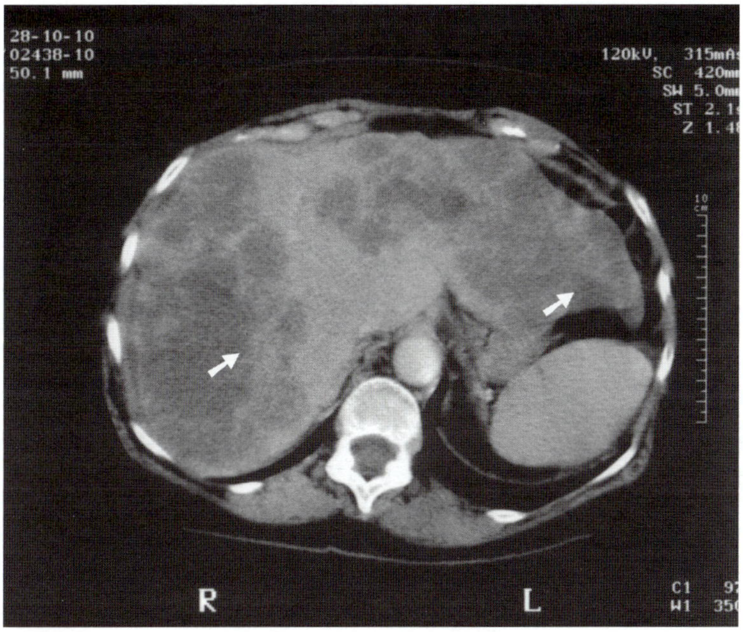

Fig. 4.6 **Métastases hépatiques diffuses d'un cancer colique (scanner).**

Tumeurs bénignes du foie

Toute tumeur du foie n'est pas un cancer. Les tumeurs bénignes du foie ne sont pas rares et méritent d'être reconnues.

On distingue :

- **les kystes biliaires ;**
- **les angiomes ;**
- **les adénomes et les hyperplasies nodulaires focales.**

LEUR CIRCONSTANCE DE DÉCOUVERTE est le plus souvent fortuite à l'occasion d'une échographie abdominale, très rarement à l'occasion d'une expression clinique telle qu'une douleur.

DIAGNOSTIC

L'aspect peut être spécifique sur les examens radiologiques tels que l'échographie, le scanner voire l'IRM abdominale. Dans le cas contraire, il faut obtenir une confirmation par biopsie. S'il persiste un doute diagnostique malgré ces examens, une chirurgie d'exérèse doit se discuter.

TRAITEMENT

La plupart de ces tumeurs restera asymptomatique et ne nécessite aucun traitement ni surveillance si le diagnostic est établi de façon certaine. Seul l'adénome doit être enlevé en raison de son risque hémorragique et de dégénérescence (ce dernier étant très faible).

- Enfin, il faut connaître l'existence **d'abcès hépatiques infectieux ou parasitaires** (amibiens, hydatiques) pour lesquels le contexte clinique est souvent évocateur et qui nécessitent un traitement infectieux spécifique et parfois un drainage, voire une exérèse.

Hépatites virales

On distingue actuellement 5 types d'hépatites virales (A, B, C, D et E) dues à différents virus. Nous détaillerons les 4 principales hépatites virales : A, B , C et E.

Étiologie - Virologie

Hépatite A

Le virus de l'hépatite A est composé de matériel génétique de type ARN contenu dans une « coque » (capside) porteuse de l'antigène reconnu par les anticorps : Ac anti-VHA.

Le virus se développe dans le foie et est excrété, par l'intermédiaire de la bile, dans les selles.

Sa transmission se fait donc essentiellement par voie digestive, **sur le mode féco-oral :**

- **direct** par ingestion d'eau ou d'aliments contaminés par les matières fécales;
- **indirect** (le virus peut rester infectieux plus de 4 heures sur les mains, plusieurs mois dans l'eau fraîche).

La transmission de l'hépatite A se fait facilement par voie oro-fécale.

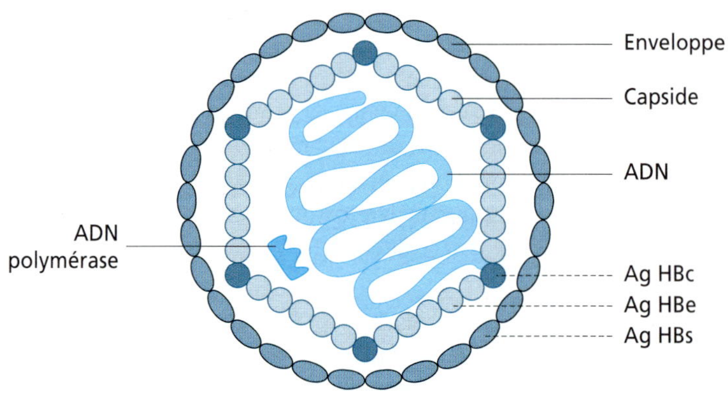

Fig. 4.7 Virus de l'hépatite B.

La présence du virus dans le sang est éphémère au début de la maladie. La présence du virus dans les selles commence environ une semaine avant l'ictère et persiste quelques jours, elle détermine la période de contagiosité. Il n'existe pas de passage à la chronicité.

Hépatite B

Le virus de l'hépatite B (figure 4.7) est composé de matériel génétique de type ADN contenu dans une capside (porteuse des antigènes HBe et HBc reconnus par des anticorps spécifiques : Ac anti-HBe et Ac anti-HBc). Outre l'ADN, la capside renferme aussi une enzyme : l'ADN polymérase. La capside est elle-même entourée d'une enveloppe (porteuse de l'antigène HBs, reconnu par des anticorps spécifiques : Ac anti-HBs).

Le virus est retrouvé dans le sang et les sécrétions (sécrétions sexuelles, salive, sueur). On ne le retrouve pas dans les selles (car son enveloppe est détruite par les sécrétions digestives).

Sa transmission se fait par voie **sanguine** ou **sexuelle**. Les facteurs de risque sont donc les antécédents de transfusion, la toxicomanie, l'homosexualité, les piqûres accidentelles par le matériel souillé (personnel médical et paramédical), les tatouages, l'acupuncture, etc. La contamination de la mère à l'enfant se fait au moment de l'accouchement par l'intermédiaire des sécrétions et du sang.

La transmission de l'hépatite B se fait par voies sanguine et sexuelle. La transmission salivaire est discutée.

Le virus est présent dans le sang et les sécrétions environ 2 à 4 semaines avant la phase clinique et persiste environ 4 semaines en cas d'infection aiguë ou plusieurs mois ou années en cas d'infection chronique (10 % des cas). La période de contagiosité correspond à la présence du virus dans le sang (et les sécrétions).

Hépatite C

Le virus de l'hépatite C est composé de matériel génétique de type ARN contenu dans une capside, entourée elle-même d'une enveloppe. Ce virus peut présenter des variabilités importantes au niveau de son génome (ARN), réalisant ainsi plusieurs sous-types (génotypes). Les anticorps spécifiques utilisés en pratique reconnaissent des composés de la capside ou de l'enveloppe ou des protéines virales telles que des enzymes.

Le virus est présent dans le sang. Sa présence dans les autres sécrétions n'est pas prouvée, on ne le retrouve pas dans les selles (enveloppe sensible aux sécrétions digestives).

Sa transmission est donc essentiellement **sanguine**. Les facteurs de risque sont donc les antécédents de transfusion, la toxicomanie, les piqûres accidentelles par le matériel souillé. La transmission sexuelle est très faible, voire nulle. La transmission fœto-maternelle est très rare (sauf chez les femmes contaminées aussi par le VIH). Cependant, dans 1/3 des cas d'hépatite C, le mode de transmission n'est pas retrouvé.

La transmission de l'hépatite C se fait par voie sanguine essentiellement.

Hépatite E

Le virus de l'hépatite E est composé d'ARN, sans enveloppe. Sa transmission est oro-fécale, comme l'hépatite A.

Épidémiologie

Hépatite A

La prévalence de l'infection par le virus A diminue avec l'amélioration des conditions d'hygiène collective et le contrôle de la qualité des eaux alimentaires. On distingue donc dans le monde des zones d'endémie forte (Afrique, Inde où 100 % des sujets sont infectés), intermédiaire (Asie) ou faible (Europe occidentale, Amérique du Nord).

Dans les zones de forte endémie, l'infection se produit dès le jeune âge, contrairement aux zones de faible endémie. La réduction de la transmission dans les zones de faible endémie a entraîné un abaissement du niveau d'immunité collective contre ce virus : ainsi, en France, 80 % des sujets de moins de 20 ans ne sont pas immunisés.

Hépatite B

La prévalence de l'infection par le virus B varie aussi en fonction de la géographie. On distingue des zones de forte (Chine, Asie du Sud-Est et Afrique), moyenne et faible endémie (Europe occidentale, Amérique du nord). Dans ces différentes zones, respectivement 100 %, 50 % et 10 % de la population rencontrent le virus au cours de son existence.

La prévalence des hépatites A et B varie beaucoup en fonction des pays.

Hépatite C

La prévalence de l'infection par le virus de l'hépatite C est importante en France, liée au mode de contamination transfusionnel. On estime la prévalence à 1 %, soit 600 000 individus infectés, ce qui pose un important problème de santé publique. Depuis 1990 l'application des mesures de sécurité transfusionnelle a drastiquement diminué l'incidence annuelle.

Hépatite E

Les épidémies ont lieu en Afrique, en Asie (Inde, Chine, Pakistan, Indonésie) et en Amérique du Sud. Des formes sporadiques sont possibles en Europe. Un foyer a notament été décrit près de Toulouse.

Clinique

Elle est commune à toutes les hépatites virales.

DANS 80 À 90 % DES CAS, L'INFECTION AIGUË PASSE TOTALEMENT INAPERÇUE.

LA FORME SYMPTOMATIQUE TYPIQUE est la forme ictérique commune composée de différentes phases :

- **La phase d'incubation silencieuse.** Elle dure environ 1 mois (15 à 45 jours) pour l'hépatite A, 1,5 à 4 mois pour la B, 1 à 3 mois pour la C.
- **La phase pré-ictérique ou prodromique** qui est inconstante et aspécifique. Elle se manifeste par une asthénie, de la fièvre, une anorexie, des myalgies et arthralgies (syndrome pseudo-grippal). Elle dure à peu près une semaine.
- **La phase ictérique** caractérisée par l'installation rapide d'un ictère d'intensité variable, les urines sont foncées, les selles sont normales ou décolorées, il existe une asthénie parfois intense. L'examen clinique peut retrouver en outre un gros foie douloureux. Elle dure environ 2 semaines.
- **La phase de convalescence** pendant laquelle les différents signes disparaissent progressivement. Elle dure 2 à 6 semaines, mais l'asthénie peut persister plus longtemps.

Tableau 4.1 Principales caractéristiques virales et cliniques des hépatites virales A, B et C.

	Hépatite virale A	*Hépatite virale B*	*Hépatite virale C*	*Hépatite virale E*
Incubation	courte : 0,5 à 1 mois	longue : 1,5 à 4 mois	courte ou longue : 1 à 3 mois	courte : 1 mois (0,5 à 2,5 mois)
Mode de contamination	voie orale : par ingestion d'eau ou d'aliments souillés (fécal-oral)	– par le sang et les dérivés du sang (transfusions, injections, toxicomanie, tatouages, acupuncture...) = voie parentérale – par les sécrétions biologiques (sécrétions vaginales, sperme, lait, salive...) = voie sexuelle, contamination mère-enfant	– par le sang et les dérivés du sang = voie parentérale – autres voies discutées et minoritaires	voie orale : par ingestion d'eau ou d'aliments souillés (fécal-oral)
Contagiosité	pendant la période où le virus est excrété dans les selles : 10 jours (1 semaine avant l'éventuel ictère et quelques jours après)	pendant la période où le virus persiste dans le sang et les sécrétions : – transitoire : 1,5 mois (4 semaines avant l'ictère et 2 semaines après), en cas d'infection aiguë avec guérison – permanente en cas d'infection chronique	– pendant la période où le virus persiste dans le sang – transitoire en cas d'infection aiguë évoluant vers la guérison – permanente en cas d'infection chronique	pendant la période où le virus est excrété dans les selles (9e au 30e jour après le contage, parfois plus)
Clinique	– asymptomatique dans 80 à 90 % des cas – n'évolue jamais vers la chronicité	– asymptomatique dans 80 à 90 % des cas – peut évoluer vers la chronicité dans 10 % des cas	– asymptomatique dans presque tous les cas – évolue vers la chronicité dans plus de 70 % des cas	asymptomatique le plus souvent. N'évolue jamais vers la chronicité
Mortalité				0,5 à 4 % dans la population générale et jusqu'à 20 % chez la femme enceinte

L'HÉPATITE FULMINANTE est redoutable.

Elle correspond à une nécrose massive des cellules hépatiques et se caractérise par l'apparition d'une encéphalopathie. Dans 90 % des cas, l'évolution est mortelle en l'absence de transplantation en urgence (les 10 % d'évolution favorable se retrouvent surtout chez les sujets jeunes < 30 ans). Heureusement elle est rare : 0,01 % des hépatites A (cependant au-delà de 40 ans sa fréquence peut atteindre 1 % !), 0,1 % des B, < 0,01 % des C. En revanche, l'hépatite E peut être observée dans une forme fulminante chez plus de 1 % de la population générale et chez 20 % des femmes enceintes.

D'AUTRES FORMES CLINIQUES peuvent survenir :

- **forme prolongée** où l'ictère persiste plus de 6 semaines voire 3-4 mois pour ensuite évoluer vers la guérison ;
- **forme à rechute ;**
- **hépatite chronique :** elle n'existe que pour l'hépatite B ou C, jamais pour la A ni pour la E.

L'hépatite A ne devient jamais chronique.

Il faut noter que pour l'hépatite A, l'âge influence le mode de présentation clinique : les formes symptomatiques sont rares chez l'enfant mais bien plus fréquentes chez l'adulte, de même pour les formes fulminantes et compliquées (à rechute ou prolongées) (voir tableau 4.1).

Évolution - Pronostic

LA GUÉRISON SPONTANÉE est la règle (en dehors des rares cas d'hépatite fulminante) pour l'hépatite A qui n'évolue jamais vers la chronicité. Pour les hépatites B et C la guérison spontanée est possible (et même fréquente pour la B) mais un passage vers la chronicité peut survenir dans :

– 10 % des cas d'hépatite B; le risque de chronicité est beaucoup plus important si la contamination se fait à la naissance (plus de 70 %) ;

– plus de 50 % des cas d'hépatite C (ce fort taux constitue toute la gravité potentielle de l'infection par le virus C).

L'HÉPATITE CHRONIQUE se définit par des lésions nécrotiques et inflammatoires hépatiques d'évolution chronique (> 6 mois) liées à la présence persistante du virus. Les lésions histologiques résultantes sont une infiltration inflammatoire, une nécrose des hépatocytes et une fibrose.

Cliniquement, il peut exister une asthénie, un ictère ou des signes en rapport avec les complications (cirrhose, carcinome hépato-cellulaire). De plus, il peut exister des manifestations extrahépatiques (de type dysimmunitaire).

Biologiquement, il existe une cytolyse hépatique (souvent fluctuante et intermittente pour le virus C), et les sérologies montrent la présence des marqueurs viraux et d'éventuels signes de réplication virale active (tableau 4.2).

Le risque de l'hépatite chronique est l'évolution vers la **cirrhose** (3 % pour l'hépatite B et 20 % pour la C) et encore secondairement le développement d'un **hépatocarcinome** (1 % pour l'hépatite B et 2 à 5 % pour la C). L'incidence de l'hépatocarcinome est de 5 % par an sur un foie de cirrhose.

Une surveillance régulière est donc nécessaire ainsi que, bien sûr, un traitement de l'hépatite chronique quand il est possible.

Les hépatites B et C peuvent évoluer vers l'hépatite chronique, secondairement vers la cirrhose puis l'hépatocarcinome.

Évaluation de l'atteinte hépatique

Elle peut se faire par la biopsie hépatique. On précise le degré d'activité et de fibrose (score METAVIR).

On peut également proposer des tests biologiques d'activité et de fibrose (*Actitest*, *Fibrotest*).

- **L'elastrographie** (ou élastométrie) impulsionnelle ultrasonore (*Fibroscan*). Cet examen indolore dure 5 minutes, et permet de mesurer la fibrose hépatique.

Examens complémentaires

LES EXAMENS SANGUINS BIOLOGIQUES : l'anomalie la plus importante est l'augmentation des transaminases — ASAT et ALAT (cytolyse hépatique) — de 10 à 100 fois la normale. Elle débute avant l'ictère. Les gamma-GT et phosphatases alcalines sont aussi augmentées. La fonction hépatique est appréciée sur le taux de prothrombine, (et le facteur V de coagulation) fortement abaissés en cas d'hépatite fulminante.

LES SÉROLOGIES VIRALES sont indispensables pour préciser le virus responsable.

Hépatite A

Présence d'anticorps IgM anti-VHA qui apparaissent dès le début de l'ictère et persistent pendant 3 mois. Les IgG anti-VHA apparaissent plus tardivement, persistent définitivement et témoignent, à distance, d'une infection ancienne et guérie.

Hépatite B

– *L'infection aiguë* par le virus B est reconnue par la présence de l'antigène HBs (qui apparaît environ 4 semaines avant l'ictère et disparaît en 2 mois) et par la présence de l'anticorps anti-HBc de type IgM (qui apparaît à la même date et persiste 3 mois). La guérison est affirmée par la négativation de

Tableau 4.2 Signification des différents marqueurs sérologiques de l'hépatite B.

	Ag HBs	*Ac HBs*	*Ac HBc*	*Ag HBe*	*Ac HBe*	*ADN VHB*
HVB aiguë	+	–	+ (Ig M et Ig G)	+	–	+
HVB guérie	–	+, si ancienne – parfois, si récente	+ (Ig G) + (Ig M et G)	–	+	–
HBV chronique active	+	–	+ (Ig G)	+	–	+
Porteur inactif	+	–	+ (Ig G)	–	+	–
Sujet vacciné	–	+	–	–	–	–
Hépatite B chronique à virus mutant	+	–	+ (Ig G)	–	+	+

Ig : immunoglobulines ou anticorps
Ig M : anticorps produits précocement (infection récente)
Ig G : anticorps produits plus tardivement (infection ancienne)

l'Ag HBs et l'apparition des Ac anti-HBs. Les autres antigènes et anticorps permettent de déterminer plus précisément la date de l'infection (anti-HBc IgM ou IgG) et son stade d'activité (Ag HBe mais aussi présence d'ADN viral).

– *L'infection chronique B* se caractérise par la persistance de l'Ag HBs et de l'Ag HBe (signe de réplication du virus) et l'absence d'apparition des Ac correspondants. Certains virus VHB sont mutants, c'est-à-dire que le système Ag-Ac anti-HBe ne fonctionne pas normalement : dans ce cas d'hépatite chronique, l'Ag HBe est négatif, alors l'Ac anti-HBe et l'ADN VHB sont positifs (tableau 4.2). Ces virus mutants sont de traitement difficile.

Hépatite C

L'infection par le virus C sera reconnue par l'apparition d'anticorps anti-VHC qui ne sont que le témoin d'une rencontre avec le virus sans préjuger de la guérison ou de la chronicité. La détection de l'ARN du virus se fait par des méthodes de biologie moléculaire (PCR). La positivité de la PCR du VHC signe la réplication virale.

Hépatite E

On pratique une sérologie VHE pour rechercher des anticorps dirigés contre le virus et en particulier des IgM qui témoignent d'une infection récente. On peut également rechercher directement le génome viral par PCR dans le sang et dans les selles.

Les sérologies virales permettent de détecter la présence de particules virales spécifiques (antigènes) ou d'anticorps spécifiques dirigés contre les virus. Ce sont les témoins de l'infection virale hépatique actuelle ou passée.

LE RESTE DU BILAN recherchera des infections concomitantes et autres causes possibles d'hépatites en dehors des virus. Les examens morphologiques (échographie hépatique) ne sont pas indiqués dans le cadre d'une hépatite aiguë sauf cas particulier. La biopsie n'est pas indiquée en cas d'infection aiguë.

Traitement

Préventif

C'est une étape primordiale et indispensable pour toutes les hépatites. Il repose sur l'amélioration des conditions d'hygiène.

HÉPATITE A

Le vaccin contre l'hépatite A (*Havrix*) nécessite 1 injection intramusculaire, suivie d'un rappel à 6 mois, puis tous les 10 ans. Son indication devrait dans le futur se généraliser à la population non immunisée; en attendant, il peut être proposé aux sujets exposés (personnel de crèche, voyageurs en zone d'endémie, militaires...).

La séroprophylaxie (injection d'immunoglobulines polyvalentes) permet d'assurer une protection immédiate en cas de contamination récente ou de risque imminent, pendant une durée de 2 mois environ, et elle doit être suivie d'immunisation active par vaccination.

Enfin, l'amélioration des conditions d'hygiène représente une prévention primordiale à l'échelle de la population et des collectivités.

HÉPATITE B

Le vaccin contre l'hépatite B (obligatoire pour les professions de santé) nécessite 2 injections intramusculaires à 1 mois d'intervalle suivies d'un rappel à 6 mois, puis tous les 5 à 10 ans (*Genhevac*, *Engerix*, *Recombivax*). Il permet la production d'anticorps protecteurs chez plus de 95 % des sujets. Il est nécessaire à tous les groupes à risque et à l'entourage familial des sujets porteurs du virus; il devrait s'étendre à l'ensemble de la population.

Le vaccin contre l'hépatite B a été incriminé dans la survenue de maladies neurologiques démyélinisantes, comme la sclérose en plaques. Toutefois, les études épidémiologiques n'ont pas confirmé cette hypothèse; de plus aucune complication n'a été rapportée chez les enfants vaccinés avant l'âge de 1 an.

En pratique, le vaccin contre l'hépatite B ne doit être déconseillé qu'aux patients atteints de sclérose en plaques et à leur famille.

Par conséquent, l'association française pour l'étude du foie recommande :

– de promouvoir la vaccination universelle des nourrissons chez lesquels aucun cas d'atteinte démyélinisante n'a été rapporté;

– de mettre en place un programme temporaire de rattrapage de la vaccination à destination des enfants et des adolescents jusqu'à ce que les nourrissons ayant bénéficié de la vaccination universelle aient atteint la pré-adolescence; cette recommandation se justifie au vu des bénéfices individuels et collectifs attendus et des résultats négatifs des études épidémiologiques publiés à ce jour pour cette tranche d'âge ;

– de vacciner les personnes ayant un risque élevé d'exposition au virus de l'hépatite B, en particulier les professionnels de santé et les sujets exposés en raison d'une situation ou d'un comportement à risque (usagers de drogue par voie parentérale [intraveineuse ou pernasale], personnes adeptes du tatouage ou du piercing, personnes en contact avec un sujet porteur de l'AgHBs [en famille ou en collectivité], personnes infectées par le VIH ou le VHC, patients hémodialysés chroniques, patients transfusés chroniques, patients et personnels des structures accueillant des handicapés mentaux, personnes hétéro- ou homosexuelles, ayant des partenaires sexuels multiples et/ou une maladie sexuellement transmissible récente, voyageurs en pays de forte endémie, détenus, candidats à une greffe).

- **La séroprophylaxie** (injection d'immunoglobulines spécifiques) permet d'assurer une protection immédiate en cas de contamination récente (piqûre accidentelle par exemple) ou de risque imminent, mais de courte durée (4 semaines) et doit être suivie d'immunisation active par vaccination.

L'entourage d'un patient porteur du virus doit se protéger par des mesures d'hygiène préventives pour éviter une possible contamination sanguine (pas de prêt de brosse à dent, rasoir, coupe-ongles...), salivaire (vaisselle...) ou sexuelle (préservatifs) et doit se faire vacciner.

- **Enfin,** l'information des groupes à risques, la généralisation du matériel à usage unique, la qualité de la stérilisation... représentent autant de préventions indispensables.

Hépatite C

Aucun vaccin n'est actuellement disponible et la recherche se heurte à de grandes difficultés du fait de la grande variabilité du virus.

Les méthodes d'information des groupes à risque et la sécurité transfusionnelle sont donc indispensables. En ce qui concerne l'entourage, il faut proscrire le prêt de brosse à dents ou de rasoir, du fait du risque de transmission sanguine. Pour les rapports sexuels, si le couple est stable, on conseille de ne rien changer aux pratiques habituelles, mis à part des rapports protégés pendant les règles. Si le couple n'est pas stable, on conseille des rapports protégés, principalement pour éviter les infections par d'autres virus.

Curatif

Hépatite aiguë

Il n'y a en général aucun traitement spécifique de l'hépatite virale aiguë. Les mesures se limitent :

- **au repos,** inutile qu'il soit strict et prolongé, limité à la période ictérique ;
- **à l'abstention de prise d'alcool** jusqu'à normalisation des transaminases. Il n'y a pas de régime alimentaire associé (notamment les régimes pauvres en graisses n'ont pas montré d'intérêt) ;
- **à l'arrêt de tous les médicaments qui ne sont pas indispensables,** l'arrêt des corticoïdes et l'adaptation des doses ou si possible l'arrêt des médicaments métabolisés par le foie.

Toutefois, un traitement associant interferon alpha et ribavirine peut être proposé en cas d'hépatite aiguë.

Une surveillance clinique et biologique (dosage des transaminases et du TP) est faite de façon hebdomadaire. L'évolution (très rare) vers une aggravation des fonctions hépatiques doit imposer un transfert en milieu spécialisé.

Hépatite chronique

Le risque évolutif des hépatites chroniques actives justifie un traitement qui a pour objectif d'arrêter la multiplication virale (médicaments antiviraux). Les indications et contre-indications d'un tel traitement sont bien établies et l'obtention d'une biopsie hépatique est nécessaire pour décider de la mise en route du traitement. Les mesures générales, citées pour l'hépatite aiguë, concernant l'emploi des médicaments et l'arrêt de l'alcool, restent valables dans tous les cas.

Une évaluation de l'importance de l'atteinte hépatique doit être le plus souvent faite avant de débuter un traitement. On peut la faire par biopsie du foie, mais également pour l'hépatite C par le dosage sanguin des marqueurs biologiques d'activité et de fibrose (*actitest, fibrotest*).

Hépatite B

Le but du traitement est d'obtenir un arrêt de la multiplication virale avec l'apparition d'anticorps anti-HBe et si possible anti-HBs. L'arrêt de la réplication virale permet de limiter l'évolution des lésions hépatiques vers la cirrhose et le carcinome hépatocellulaire. Sous interféron, l'apparition d'Ac anti-HBe intervient dans 30 à 40 % des cas.

DÉMARCHE INFIRMIÈRE

FACE À UN MALADE PRÉSENTANT UNE HÉPATITE B CHRONIQUE

Mme H., 33 ans, est hospitalisée pour faire le bilan d'une hépatite B chronique. Ses antécédents sont marqués par une toxicomanie de 18 à 21 ans dont elle est totalement sevrée. Elle est actuellement mariée et mère d'un enfant, elle désire avoir un 2e enfant. Une analyse sanguine récente dans le cadre d'un « bilan de santé » montrait une cytolyse modérée, l'antigène HBs demandé par la suite s'est avéré positif. Elle a apporté d'autre part des résultats d'examens plus anciens fait 1 et 5 ans auparavant qui retrouvaient aussi une cytolyse modérée n'ayant pas attiré l'attention à l'époque. Elle est inquiète et veut savoir si son foie est très touché, si elle est contagieuse et s'il y a des précautions à prendre, si on va la traiter tout de suite.

EXPLIQUER LA MALADIE

L'hépatite B est due à la présence persistance du virus B dans l'organisme (qui survient dans 10 % des cas après une contamination) entraînant une réaction inflammatoire au niveau du foie. Cette réaction peut provoquer une fibrose du foie, voire une cirrhose. Le degré des lésions hépatiques peut être apprécié par une ponction biopsie hépatique ou, dans certains cas, par des tests sanguins (fibrotest) ou par élastométrie impulsionnelle.

La contamination par le virus est très certainement liée aux injections intraveineuses faites au cours de la période de toxicomanie. Le virus se transmet par voie sexuelle et sanguine.

Une prise en charge médicale est nécessaire pour affirmer le type d'hépatite chronique et son degré. Il faut éliminer d'autres étiologies associées possibles, compléter le bilan pour savoir quel est le degré d'activité du virus et faire une biopsie du foie pour savoir quelle est l'intensité de l'hépatite. La décision d'un traitement ne pourra se prendre qu'en fonction de ces résultats.

LES PRÉCAUTIONS À PRENDRE DANS LA VIE DE TOUS LES JOURS

Le mode de vie ne doit pas être perturbé.

Il n'y a pas de repos obligatoire, au contraire, il est fonction de l'asthénie si elle existe, et il est souhaitable de maintenir une activité physique régulière (le sport est tout à fait autorisé).

Les voyages sont permis, il faut bien sûr respecter les mesures d'hygiène usuelles afin d'éviter une contamination infectieuse surajoutée (prévention vis-à-vis de l'eau).

La grossesse n'aggrave pas l'hépatite et il n'y a pas de risque supplémentaire de malformation. Tout au plus, l'existence d'une hépatite chronique peut augmenter le risque de prématurité. Le traitement antiviral est classiquement contre-indiqué en période de grossesse. Enfin, il existe, bien sûr, un risque de contamination du nouveau-né à la naissance qui implique la mise en œuvre systématique de mesures telles que l'injection d'immunoglobulines spécifiques au nouveau-né ainsi qu'une vaccination.

• ***Les mesures de prévention vis-à-vis de l'entourage proche (enfants, famille vivant sous le même toit, partenaires sexuels, etc.)***

Il faut faire une sérologie de l'hépatite B aux membres de l'entourage afin de voir s'ils sont porteurs eux-mêmes de l'hépatite B, ou s'ils sont immunisés (présence d'anticorps témoignant d'une infection ancienne actuellement guérie), ou enfin s'ils ne sont ni porteurs ni protégés.

Dans l'attente des résultats, les mesures d'hygiène préventives doivent être appliquées pour éviter une possible contamination sanguine (pas de prêt de brosse à dent, rasoir, coupe-ongles, etc.), salivaire (vaisselle, etc.), ou sexuelle (préservatifs).

Tous les sujets non immunisés devront être vaccinés. Les mesures d'hygiène seront maintenues pendant au moins les deux mois suivants le début de la vaccination.

Les dons de sang ne sont pas acceptés.

EXPLIQUER LES POSSIBILITÉS DE TRAITEMENT

Le traitement n'est indiqué que si l'hépatite existe depuis au moins 6 mois, si le virus B est non seulement présent mais aussi se multiplie dans l'organisme (marqueurs sérologiques), si les lésions au niveau du foie constatées à l'examen histologique de la biopsie hépatique sont « suffisantes » (les hépatites minimes ne justifient pas un traitement).

L'objectif du traitement est d'arrêter la multiplication du virus et au mieux d'éliminer définitivement le virus de l'organisme (mais ce résultat est moins fréquent). L'efficacité n'est pas constante : environ 40 %. Le but est d'éviter une évolution des lésions hépatiques vers une fibrose plus intense et une cirrhose si elle n'existe pas déjà.

Quelle que soit la décision de traiter ou pas, un suivi médical régulier et espacé est nécessaire.

En l'an 2005, 3 types de médicaments sont utilisés :

– L'***interféron alpha*** **:** on utilise l'interféron alpha pégylé qui permet de ne pratiquer qu'une seule injection par semaine, à la posologie de 0,5 à 1,5 µg/kg/semaine. L'arrêt de la multiplication virale est obtenu dans 30 à 40 % des cas mais la disparition complète du virus de l'organisme est rarement obtenue.

– L'***adéfovir dipivoxil*** *(Hepsera)* : antiviral qui n'entraînerait pas de sélection de virus mutants. Il est actif en cas de résistance à la *Lamivudine*.

– La ***lamivudine*** (*Zeffix*) : antiviral utilisé par voie orale, elle permet d'obtenir une négativation de la virémie dans près de 100 % des cas. Le problème est le risque d'émergence de virus mutants sélectionnés et on évite donc cette molécule en monothérapie (plus de 50 % des patients après 3 ans de traitement) dont on ne connaît pas le risque à long terme.

– L'entécavir (*Baraclude*) et le ténofovir (*Viread*) sont également efficaces.

Dans tous les cas, on conseille un arrêt de l'alcool et de la prise de médicaments hépatotoxiques.

La durée du traitement et l'interêt des associations ne sont pas encore codifiés. Le traitement doit être prolongé pendant plusieurs mois.

Hépatite C

Le but du traitement est d'obtenir un arrêt de la multiplication virale afin de prévenir le risque

DÉMARCHE INFIRMIÈRE

FACE À UN MALADE PRÉSENTANT UNE HÉPATITE C CHRONIQUE

M. Z., 33 ans, est hospitalisé en hôpital de jour pour le bilan d'une hépatite C chronique.

On note dans les antécédents, en 1986, un accident de moto compliqué d'une fracture du fémur. Une intervention chirurgicale, au cours de laquelle le patient avait été transfusé, avait été pratiquée. Il est marié et père d'une fille de 3 ans. Une analyse sanguine dans le cadre d'un bilan de santé, réalisé il y a 3 mois, a révélé une élévation des transaminases et une sérologie VHC positive. Depuis que M. Z. a été informé de cette sérologie positive, il a arrêté toute consommation de boissons alcoolisées.

EXPLIQUER LA MALADIE

L'hépatite C est due à la présence persistance du virus de l'hépatite C (VHC) dans l'organisme (dans 75 % des cas, le mode de contamination est connu) entraînant une réaction inflammatoire au niveau du foie. Cette réaction peut provoquer une fibrose du foie, voire une cirrhose. Le degré des lésions hépatiques peut être évalué par des méthodes non invasives comme le fibrotest ou par élastométrie. Dans certains cas, la biopsie du foie reste nécessaire.

La contamination par le virus est très certainement liée à la transfusion sanguine. Le virus n'a été découvert qu'en 1989 et il n'était donc pas dépisté dans les dons de sang en 1986.

Une prise en charge médicale est nécessaire pour quantifier l'activité du virus et le degré de fibrose. Il faut éliminer d'autres étiologies associées possibles, compléter le bilan pour savoir quels sont le degré d'activité et le type (génotype) du virus et faire une biopsie du foie pour apprécier l'intensité de l'hépatite. En fonction des résultats de la biopsie, un traitement médicamenteux sera éventuellement indiqué.

LES PRÉCAUTIONS À PRENDRE DANS LA VIE DE TOUS LES JOURS

Le mode de vie ne doit pas être perturbé.

Il n'y a pas de repos obligatoire et il est d'ailleurs souhaitable de maintenir une activité physique régulière (le sport est tout à fait autorisé).

Les voyages sont permis. Il faut bien sûr respecter les mesures d'hygiène usuelles afin d'éviter une contamination infectieuse surajoutée (prévention vis-à-vis de l'eau).

Le traitement (ribavirine) est tératogène. Si un traitement était mis en route chez M. Z., il faudrait éviter toute grossesse chez sa femme pendant le traitement et les 7 mois suivants. Si la femme de M. Z. est enceinte, il faut éviter tout contact entre le sperme de M. Z. et le vagin de sa femme. (NB. : si une femme est traitée, il faut éviter toute grossesse pendant le traitement et les 4 mois suivants; une femme enceinte ne peut pas être traitée).

• ***Les mesures de prévention vis-à-vis de l'entourage proche (enfants, famille vivant sous le même toit, partenaires sexuels, etc.)***

Il faut faire une sérologie de l'hépatite C aux membres de l'entourage afin de voir s'ils sont porteurs eux-mêmes du virus de l'hépatite C. Les mesures d'hygiène préventives doivent être appliquées pour éviter une possible contamination sanguine (pas de prêt de brosse à dent, rasoir, coupe-ongles, etc.). M. et Mme Z. étant des partenaires sexuels fidèles et le virus ne se transmettant pas (ou exceptionnellement) par voie sexuelle, il n'y a pas lieu de changer leurs rapports habituels. On conseille simplement des rapports sexuels protégés (préservatifs) pendant les règles ou en cas de rapports anaux.

Les dons de sang ne sont pas acceptés.

EXPLIQUER LES POSSIBILITÉS DE TRAITEMENT

Le traitement repose sur la bithérapie associant interféron alpha pégylé et ribavirine.

L'objectif du traitement est d'arrêter la multiplication du virus et au mieux d'éliminer définitivement le virus de l'organisme. L'efficacité n'est pas constante : 40 % pour les virus de génotype 1 et 80 % pour les virus de génotype 2 ou 3. Le but est d'éviter une évolution des lésions hépatiques vers une fibrose plus intense et une cirrhose si elle n'existe pas déjà.

Quelle que soit la décision de traitement ou non, un suivi médical régulier est nécessaire.

d'évolution vers la cirrhose et le carcinome hépatocellulaire.

En l'an 2005, le traitement antiviral repose sur une bithérapie associant :

– L'***interféron alpha pégylé*** **:** en une injection par semaine (*Pegasys*, *Viraferon-Peg*).

– La ***ribavirine*** (*Rébétol*, *Copégus*) : en association à l'interféron, cet antiviral permet d'augmenter fortement le taux de réponse au traitement.

Schématiquement, le taux de réponse atteint 40 % pour les patients infectés par un virus de génotype 1 et 80 % pour les virus de génotype 2 ou 3.

Dans tous les cas, on conseille un arrêt de l'alcool et de la prise de médicaments hépatotoxiques.

Risques de contamination par piqûre accidentelle (à partir d'un sujet présentant une virémie : présence de virus dans le sang et non pas seulement d'un marqueur sérologique) :

Virus de l'hépatite B : 30 %.

Virus de l'hépatite C : 10 % (dans 90 % de ces cas, il n'y a pas d'évolution vers le mode chronique).

NB : virus VIH : 0,5 %.

Autres hépatites

Autres hépatites virales

L'HÉPATITE D OU DELTA. Cette infection rare, ne survient que chez les sujets atteints par le virus de l'hépatite B (le plus souvent chez les toxicomanes). Elle favorise l'évolution vers la cirrhose.

DÉMARCHE INFIRMIÈRE

MISE EN ROUTE D'UN TRAITEMENT PAR INTERFÉRON POUR HÉPATITE VIRALE CHRONIQUE

M. V., 51 ans, est hospitalisé pour la mise en route d'un traitement par interféron dans le cadre d'une hépatite C chronique post-transfusionnelle. Il a bien compris les raisons et le but attendu du traitement mais vous demande des explications sur les modalités de ce traitement et les risques éventuels.

EXPLIQUER LE SCHÉMA GÉNÉRAL DU TRAITEMENT

Le traitement consiste en l'administration une fois par semaine d'*Interféron alpha pégylé* (médicament antiviral) par voie sous-cutanée pendant une période prolongée (12 mois); on associe une prise médicamenteuse de ribavirine tous les jours matins et soirs.

Les injections sous-cutanées seront faites par le patient lui-même après qu'on lui ait enseigné la technique au cours de la brève hospitalisation prévue ou par une infirmière à domicile. Il faut aussi rappeler que les seringues doivent être jetées dans une boîte spéciale.

PRÉCISER LES EFFETS SECONDAIRES POSSIBLES ET LES PRÉCAUTIONS À PRENDRE

Les effets secondaires sont fréquents mais le traitement ne présente pas de danger si les contre-indications ont étés respectées (existence d'une cirrhose décompensée, pathologie neurologique ou rénale grave, antécédent récent de dépression sévère, dysthyroïdie).

Dans les premières semaines, les effets secondaires quasi inéluctables sont l'apparition, environ 6 heures après l'injection, d'un syndrome pseudo grippal, c'est-à-dire : de la fièvre, des frissons, une asthénie, des courbatures. Cependant, ces effets sont bien prévenus par la prise de paracétamol (2 comp. de *Doliprane* ou *Efferalgan*) avant l'injection et 1 heure après. Ce traitement peut être renouvelé quelques heures après si besoin. De plus, il faut faire l'injection le soir pour que le maximum des troubles surviennent pendant le sommeil et soient moins gênants. Cet effet secondaire s'atténue spontanément après 2 ou 3 semaines de traitement.

L'asthénie est aussi un effet secondaire fréquent mais non obligatoire. Elle apparaît progressivement et peut dans certains cas imposer une baisse de l'activité.

Les autres effets secondaires peuvent être des manifestations cutanées, des troubles de l'humeur (irritabilité, voire dépression), un dysfonctionnement thyroïdien.

Ces effets devront bien sûr être précisés au médecin au cours du suivi, afin éventuellement de modifier le traitement.

EXPLIQUER LA NÉCESSITÉ DE LA SURVEILLANCE

Un contrôle biologique est nécessaire pour surveiller le taux de l'hémoglobine et des globules blancs qui peuvent diminuer, ainsi que pour suivre l'effet du traitement sur les taux de transaminases.

Une NFS sera faite à J 8, J 15, à la fin du 1er mois, puis mensuellement. Les doses d'interféron seront adaptés aux résultats.

Une consultation avec le médecin aura lieu tous les mois jusqu'à la fin du traitement. L'ordonnance faite pour une durée de 1 mois sera renouvelée au cours de ces consultations.

• Ce traitement donne droit à une prise en charge à 100 % par la Sécurité sociale.

L'HÉPATITE E. Les épidémies ont lieu en Afrique, en Asie (Inde, Chine, Pakistan, Indonésie) et en Amérique du Sud. Des formes sporadiques sont possibles en Europe.

ENFIN D'AUTRES VIRUS, bien que non préférentiellement à tropisme hépatique, peuvent donner des hépatites aiguës (jamais chroniques) : virus de l'herpès, cytomégalovirus, Epstein-Barr virus, etc.

Hépatites non virales

En dehors des virus, il faut savoir que de nombreux agents peuvent être responsables de lésions inflammatoires hépatiques. Ces hépatites peuvent être tout aussi graves et peuvent aussi évoluer sur le mode chronique si la cause persiste. Les principaux agents responsables sont :

- **des médicaments** (la liste est longue) ;
- **des toxiques,** dont l'alcool bien sûr ;
- **l'auto-immunité ;**
- etc.

POINTS CLÉS

1. ▶ Il existe 5 **types d'hépatite virale** : A, B, C, D (ou delta) et E, les plus fréquentes étant les 3 premières.
2. ▶ L'**hépatite A** se transmet par voie oro-fécale, l'hépatite B par voie sanguine ou sexuelle et l'hépatite C par voie sanguine exclusivement.
3. ▶ Dans 80 % des cas, l'**hépatite aiguë** passe inaperçue. Lorsqu'elle est symptomatique, le risque est l'évolution vers l'hépatite fulminante.
4. ▶ 10 % des **hépatites B** et 75 % des **hépatites C** deviennent chroniques. Dans ce cas, le risque est l'évolution vers la cirrhose et le carcinome hépatocellulaire. Une biopsie hépatique est souvent nécessaire avant d'instaurer un traitement.
5. ▶ Le **traitement de l'hépatite B** repose sur l'**interféron pégylé**, la **lamivudine** ou **l'adéfovir**. Il est efficace dans 30 % des cas. Le traitement de l'hépatite C repose sur l'**interféron pégylé**, et la **ribavirine**. Il est efficace entre 40 et 80 % des cas en fonction des types de virus.
6. ▶ Il existe des **vaccins** très efficaces contre l'hépatite A et l'hépatite B.

Cirrhose

La cirrhose est une maladie chronique du foie due à une agression prolongée du foie entraînant :

- **une altération des hépatocytes ;**
- **un développement exagéré de tissu fibreux ;**

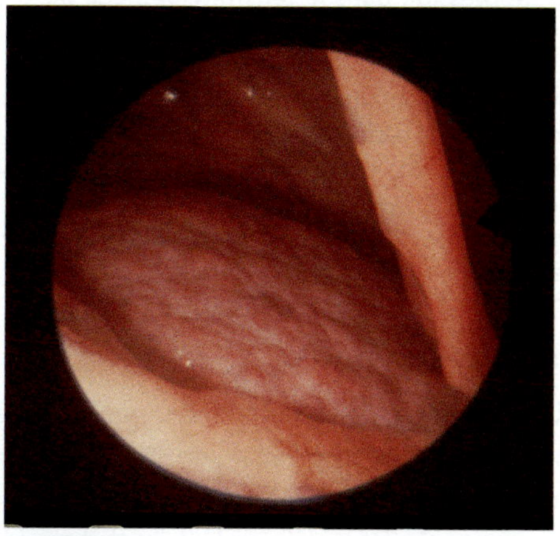

Photo 4.1 Foie de cirrhose nodulaire (flèche), vue laparoscopique.

- **et une régénération anarchique des cellules restantes pour compenser la destruction hépatocytaire.**

LA DÉFINITION DE LA CIRRHOSE EST DONC HISTOLOGIQUE.

Ses causes peuvent être multiples mais les conséquences sont identiques.

Étiologies

Elles sont nombreuses, bien que largement dominées par l'origine alcoolique dans nos pays, viennent ensuite les causes virales (hépatites chroniques évoluées).

ÉTHYLIQUE : l'alcool est responsable en France de plus de 80 % des cirrhoses. Il n'existe pas de dose seuil, car la dose moyenne d'alcool pouvant entraîner des lésions hépatiques est variable en fonction des individus. Globalement, on estime que le risque de cirrhose commence à une consommation quotidienne de 60 grammes d'alcool chez l'homme et 40 g chez la femme. La nature de la boisson n'est pas en cause, seule compte la quantité d'alcool pur ingérée.

Pour information : 1 litre de vin à 10° contient 80 g d'alcool pur.

VIRALE : les hépatites chroniques B et C peuvent conduire à une cirrhose.

SURCHARGE PONDÉRALE : surtout lorsqu'elle est associée à un diabète, peut entraîner une « stéatohépatite non alcoolique », voire une cirrhose. On estime actuellement que la surcharge pondérale, en dehors de toute consommation d'alcool, est la troisième cause de cirrhose.

ON RETROUVE AUSSI PLUS RAREMENT :

- **l'hémochromatose :** maladie héréditaire caractérisée par une surcharge en fer (le fer s'accumule dans différents organes, notamment le foie qu'il lèse) ;
- **la maladie de Wilson :** maladie héréditaire rare caractérisée par un défaut de transport du cuivre (qui s'accumule notamment dans le foie qu'il lèse) ;
- **la cirrhose auto-immune :** elle est due à des anticorps dirigés contre le foie ;
- **la cirrhose biliaire primitive :** maladie auto-immune touchant le plus souvent des femmes (la réaction auto-immune détruit les canalicules biliaires dans le foie puis les cellules hépatocytaires) ;
- **la cirrhose biliaire secondaire :** conséquence d'un obstacle chronique sur les voies biliaires (entraînant une souffrance des hépatocytes d'amont) ;
- **et encore plus exceptionnellement :** certains médicaments, un obstacle sur le système de drainage veineux hépatique (syndrome de Budd-Chiari), des maladies métaboliques (glycogénolyse, mucoviscidose, déficit en alpha-1-antitrypsine).

Bien que responsable de la grande majorité des cirrhoses en France, l'alcool n'est pas la seule cause de cirrhose. Les étiologies sont nombreuses mais les conséquences identiques.

Épidémiologie

La prévalence de la cirrhose en France est de 3 000 cas par million d'habitants. La cirrhose est responsable de 3 % des décès.

Clinique

Elle est très variable en fonction du stade de la cirrhose. En effet, on distingue essentiellement deux situations différentes :

LA CIRRHOSE COMPENSÉE : malgré les lésions anatomopathologiques hépatiques, les fonctions hépatocellulaires sont assurées. La cirrhose peut alors passer inaperçue ou être découverte de façon fortuite à l'examen clinique ou sur des examens biologiques. Cette période peut durer plusieurs mois ou années.

LA CIRRHOSE DÉCOMPENSÉE : les hépatocytes restants ne peuvent plus assurer les fonctions hépatiques et une **insuffisance hépato-cellulaire** patente apparaît; de plus le développement excessif du tissu fibreux formant un « bloc » sur la circulation entraîne une **hypertension portale**.

L'EXAMEN CLINIQUE recherche, en dehors des signes liés à l'étiologie (alcool : érythrose faciale, couperose, hypertrophie des parotides, tremblements, polynévrite des membres inférieurs) :

– *un foie dur à la palpation*, augmenté de volume, insensible. Parfois, à un stade évolué, il est au contraire atrophique;

– *une asthénie, un amaigrissement* avec amyotrophie;

– *des signes d'insuffisance hépato-cellulaire* : ictère, angiomes stellaires (petites anomalies vasculaires cutanées rouges en forme d'étoile), érythrose palmaire, ongles blancs, hippocratisme digital (déformation arrondie des ongles et des extrémités des doigts), hypogonadisme. Parfois même, une encéphalopathie hépatique avec confusion, ralentissement idéo-moteur pouvant aller jusqu'au coma, astérixis (chute du tonus des muscles extenseurs des doigts), fœtor hepaticus (haleine caractéristique).

L'encéphalopathie hépatique est un signe d'insuffisance hépato-cellulaire grave (le foie n'assure plus sa fonction « d'épuration » de l'organisme et les toxines s'accumulent). Elle se caractérise par des troubles de la conscience allant de la simple confusion jusqu'au coma.

Tableau 4.3 Classification de Child-Pugh.

	1	2	3
Encéphalopathie	non	confusion	coma
Ascite	non	modérée	importante
Bilirubinémie	< 35 µM	35 à 50 µM	> 50 µM
TP	> 50 %	40 à 50 %	< 40 %
Albumine	> 35 g/L	28 à 35 g/L	< 28 g/L

Chaque item est coté de 1 à 3 points, l'addition des 5 items permet de définir la classe A (5 et 6 points), B (7 à 9) et C (10 à 15) de gravité croissante de A à C (avec, par exemple, un taux de mortalité respectif après un épisode de décompensation hémorragique de 0 à 30 %, 10 à 40 %, 50 à 90 %).

– *Des signes d'hypertension portale* : splénomégalie, ascite (présence d'un épanchement liquidien dans la cavité abdominale se traduisant par une augmentation du volume et une matité abdominale), œdèmes, circulation veineuse collatérale abdominale.

L'hypertension portale se définit par une augmentation de pression dans le territoire veineux porte : le foie remanié par la cirrhose forme, en effet, un bloc qui « résiste » à la circulation porte. Des voies de dérivation se constituent afin de contourner ce bloc et rejoindre le système veineux d'aval. Ces voies de dérivations sont, entre autres, les varices œsophagiennes qui dirigent le sang portal vers le territoire cave inférieur, puis vers le cœur, sans passer par le foie.

Évolution - Pronostic

- **L'évolution** se fait vers la stabilisation ou l'aggravation; l'aggravation est marquée par des épisodes de décompensation.
- **Le pronostic** dépend du stade de la cirrhose (évalué par le score de Child-Pugh, tableau 4.3).

LES ÉPISODES DE DÉCOMPENSATION peuvent être liés :

- **À des poussées d'insuffisance hépato-cellulaire (IHC) :** encéphalopathie hépatique allant du simple ralentissement ou confusion jusqu'au coma.

L'insuffisance hépato-cellulaire s'accompagne d'une baisse de production des facteurs de coagulation. L'hémostase est donc abaissée et le risque hémorragique augmenté. **Les gestes invasifs** (prélèvements, pose de sonde, etc.) doivent donc se faire avec **prudence.**

- **À des poussées d'hypertension portale (HTP) :**

– *Décompensation œdémato-ascitique*, avec parfois infection d'ascite. L'ascite est un épanchement développé dans la cavité abdominale. Cliniquement, l'abdomen est augmenté de volume, parfois de façon très importante (l'épanchement peut atteindre plus de 10 litres), il est rénitent à la palpation et mat à la percussion. Une ponction à travers la paroi dans la fosse iliaque gauche ramène un liquide souvent jaune clair qui doit être analysé (voir chapitre 2, *Ascite*, page 47).

– *Hémorragie digestive* par rupture de varices œsophagiennes ou gastriques.

Les varices œsophagiennes (ou plus rarement gastriques) constituent des voies de dérivations veineuses qui permettent de contourner le « bloc » hépatique, constitué par le foie cirrhotique, qui fait obstacle sur le retour veineux de la région mésentérique par la veine porte. Elles existent chez 60 % des cirrhotiques (10 % de risque annuel d'apparition). Leur risque est la rupture responsable d'hémorragie digestive grave. Globalement, le risque de survenue d'une 1re rupture est de 20 % par an, le risque de récidive à 1 an est de 50 % et la mortalité à la 1re rupture est de 50 %

- **Au développement d'un hépatocarcinome** (voir *Tumeurs hépatiques*, page 146).

Ce risque évolutif justifie un dépistage systématique par dosage de l'alpha-fœto-protéine plasmatique et échographie hépatique tous les 6 mois..

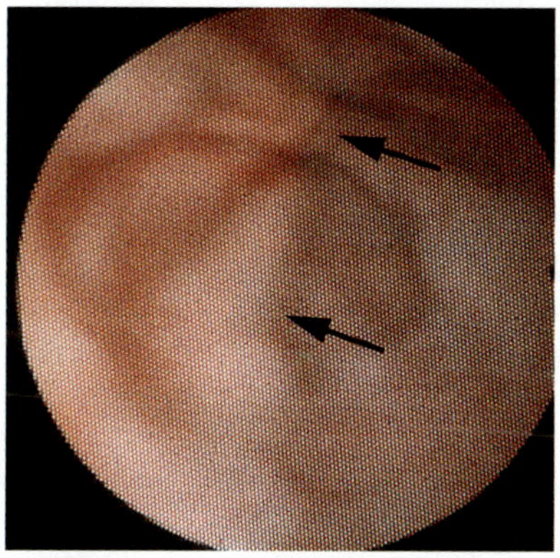

Photo 4.2 Varices œsophagiennes.

La survenue d'une complication aiguë doit toujours faire rechercher un facteur déclenchant : reprise de l'intoxication alcoolique, prise médicamenteuse hépatotoxique, épisode infectieux. Dans le cas de la cirrhose éthylique, un facteur d'aggravation important est l'hépatite alcoolique surajoutée. Chez un cirrhotique qui continue à boire, la survie varie de 60 à 65 % à 1 an et de 20 à 30 % à 5 ans alors que chez ceux qui ont arrêté de boire elle est de 50 à 70 % à 1 an et de 35 à 60 % à 5 ans.

Examens complémentaires

LES EXAMENS BIOLOGIQUES recherchent :

- **des anomalies** variables de la bilirubine, des transaminases, des phosphatases alcalines et des GGT ;
- **des stigmates d'insuffisance hépato-cellulaire :** baisse du TP (et du facteur de coagulation V), hypo-albuminémie ;
- **des stigmates d'hypertension portale :** thrombopénie ± neutropénie ;
- **une orientation étiologique en cas de cause inconnue :** sérologies virales B et C, fer sérique, auto-anticorps ;
- **un dépistage du carcinome hépato-cellulaire** par l'alpha-fœto-protéine ;
- **des stigmates d'infection d'ascite** en analysant le contenu en globules blancs du liquide d'ascite ponctionné.

LA BIOPSIE HÉPATIQUE est indispensable si l'on veut affirmer formellement la cirrhose. Elle se fait par voie transpariétale si la coagulation le permet ou par voie transjugulaire (en cas de troubles de l'hémostase ou ascite). L'examen histologique de la biopsie montre : une altération des hépatocytes, de la fibrose et des nodules de régénération.

LES EXAMENS MORPHOLOGIQUES

- **L'échographie hépatique** permet d'apprécier la taille et les contours du foie, la perméabilité de la veine porte. Elle recherche aussi une lésion nodulaire dans le cadre du dépistage du CHC. Parfois le scanner peut être utile.
- **La fibroscopie œso-gastro-duodénale** recherche des signes d'HTP : varices œsophagiennes (parfois gastriques) et/ou cardio-tubérositaires, gastrite en mosaïque.

Traitement

LES MESURES GÉNÉRALES

- **Arrêt impératif de l'alcool** (quelle que soit la cause de la cirrhose). En cas d'étiologie éthylique, l'abstinence peut être suivie d'une amélioration spectaculaire même si les lésions histologiques persistent au niveau du parenchyme hépatique.
- **Une corticothérapie** peut être proposée en cas d'hépatite alcoolique aiguë sévère surajoutée.
- **Régime sans sel** pour éviter les décompensations œdémato-ascitiques. Apport calorique adapté en cas de dénutrition associée.
- **Arrêt de tous les médicaments non indispensables** (les médicaments peuvent en effet être hépatotoxiques et aggraver les lésions ou être non métabolisés par le foie défaillant et provoquer des complications graves : encéphalopathie par exemple).
- **Éventuellement, vaccination contre l'hépatite B** en cas de non-immunisation préalable (en dehors bien sûr des cirrhose post-B).
- **Il n'existe pas de médicament protecteur du foie** ayant fait la preuve de son efficacité.

PROTOCOLE D'EXAMEN

PONCTION BIOPSIE HÉPATIQUE (PBH) PAR VOIE TRANSPARIÉTALE

Préparation du patient

Explications à fournir au patient

Cet examen, effectué par le médecin, est pratiqué dans un but diagnostique et permet de décider d'un éventuel traitement. Il consiste à prélever, à l'aide d'une aiguille et sous anesthésie locale, un petit fragment de foie pour analyse microscopique.

Examens à faire avant la PBH

- **Nécessité absolue d'une hémostase correcte pour faire une PBH par voie transpariétale.**

– Bilan d'hémostase complet : temps de saignement, TP, TCA, plaquettes.
– NFS, carte de groupe sanguin Rhésus.
– Échographie abdominale récente. Une dilatation des voies biliaires, une ascite, la présence d'une lésion vasculaire sur le trajet de la ponction sont des contre-indications à la voie transpariétale.

Préparation du patient

– Le rassurer (explications).
– S'assurer de l'arrêt d'éventuels traitements anticoagulants ou antiagrégants (aspirine).
– À jeun ou non selon les habitudes de l'opérateur.
– Éventuelle prémédication pour diminuer l'anxiété sur prescription médicale (1/2 h avant l'examen).

Préparation du matériel

– Désinfection locale type *Bétadine* (vérifier si allergie à l'iode).
– Anesthésie locale (*Xylocaïne* 1 %).
– Gants stériles pour l'opérateur.
– Kit de biopsie avec aiguille spéciale (*Hépafix* par exemple).
– Pansement compressif.
– Tubes pour prélèvements anatomopathologiques (liquide de Bouin ou formol) et éventuellement bactériologiques ou autres.
– Demandes d'examen remplies avec identification du patient, du service, renseignements cliniques.

Surveillance après examen

– Décubitus latéral droit strict pendant les 2 premières heures qui suivent la ponction. Puis décubitus dorsal les 4 heures suivantes. Maintien de la perfusion ou du cathéter périphérique obturé et lever interdit pendant ces 6 heures.
– Vessie de glace localement, antalgiques sur prescription médicale (informer le médecin en cas de douleur importante).
– Surveillance hémodynamique rapprochée (TA, pouls) tous les 1/4 d'heure pendant la 1re heure qui suit l'examen, puis toutes les 1/2 heure pendant la 2e heure et enfin toutes les heures pendant les 4 dernières heures de repos. Appeler le médecin en cas de chute de TA, tachycardie, douleur abdominale ou thoracique violente.
– Alimentation possible 2 heures après l'examen.
– Le lever est autorisé au-delà des 6 heures de repos strict respectées par le patient et sous condition d'une bonne tolérance hémodynamique.
– Recommandations à la sortie : éviter tout exercice physique violent pendant 1 semaine.

Complication possible :
– hémorragie : signes de choc tensionnels, tachycardie, douleurs abdominales importantes ;
– pneumothorax : douleur thoracique, dyspnée.

Traitement étiologique

Il est, bien entendu, dépendant du type d'étiologie et permet d'éviter la pérennisation de l'agression hépatique et l'aggravation des lésions. En revanche, il ne peut pas permettre une régression des lésions.

▶ **En fonction des étiologies,** on distingue :

– soutien psychologique et sevrage en cas d'éthylisme ;
– saignées pour diminuer la charge en fer en cas d'hémochromatose ;
– chélateurs du cuivre en cas de maladie de Wilson ;
– corticothérapie ou immunosuppresseurs en cas de cirrhose auto-immune ;

PHARMACOLOGIE

INTERFÉRONS α : ANTIVIRAUX EN HÉPATOLOGIE	
Viraféron-PEG 1 fl. 150 µg stylo prérempli 1 fl. 120 µg stylo prérempli 1 fl. 100 µg stylo prérempli 1 fl. 80 µg stylo prérempli 1 fl. 50 µg stylo prérempli *Pégasys* 2 fl. 180 µg	*Hépatite chronique C :* 1,5 µg /Kg / sem. SC *Hépatite chronique C :* 180 µg / sem. SC
Copegus 42 comp. à 200 mg 168 comp. à 200 mg *Rébétol* 84 gél. à 200 mg 140 gél. à 200 mg 168 gél. à 200 mg 1 aérosol 20 mg/mL	*Hépatite chronique C :* – < 75 kg 2 comp. matin + 3 comp. le soir – ≥ 75 kg 3 comp. x 2 / j en association avec l'**interféron** *Hépatite chronique C :* – < 65 kg 2 gél. x 2 / j – 65-85 kg 2 gél. matin + 3 gél. le soir. – > 85 kg 3 gél. x 3 / j en association avec l'**interféron** **Rébétol** aérosol

ACTIONS

Activité antiproliférative.
Activité immunomodulatrice.
Activité antivirale.

CONTRE-INDICATIONS

♠♠♠ Allergie au produit.
♠♠♠ Cardiopathie sévère, antécédent d'épilepsie, insuffisance rénale hépatique ou médullaire sévère, cirrhose décompensée, antécédents de dépression sévère.
♠ Grossesse.

PRÉCAUTIONS D'EMPLOI

Surveillance biologique avant et en début de traitement (NFS, bilan hépatique).
Reconstituer le produit immédiatement avant l'injection dans le cadre du stylo.
Conserver les injections au réfrigérateur.

EFFETS SECONDAIRES

+++ Syndrome pseudo-grippal (prévenu et traité par l'administration de paracétamol) = fièvre, asthénie, myalgies.
++ Troubles du système nerveux central : troubles de la vigilance (difficultés de concentration) et troubles psychiques.
Cardio-vasculaires : troubles du rythme et modifications tensionnelles (après 60 ans).
Biologiquement : leuconeutropénie, thrombopénie, élévation des enzymes hépatiques, troubles de l'hémostase.

INTERACTIONS MÉDICAMENTEUSES

Analgésiques salicylés, AINS : risque d'inhibition de l'action de l'interféron (préférer les non-salicylés).
Glucocorticoïdes : risque d'inhibition de l'action de l'interféron

– acide ursodesoxycholique en cas de cirrhose biliaire primitive.

PRÉVENTION ET TRAITEMENT DES COMPLICATIONS

Hémorragie digestive par rupture de varices œsophagiennes :

– *Traitement préventif par bêta-bloquants* pour diminuer le risque de rupture.

– *Ligature des varices par voie endoscopique* en cas d'hémorragie active (associée à des médicaments diminuant la pression dans les varices : somatostatine, vasopressine) et ensuite pour éradiquer ces varices.

La ligature élastique consiste à mettre en place un élastique sur une varice : celle-ci va alors se thromboser puis disparaître.

– *Plus rarement chirurgie* (anastomose porto-cave) ou mise en place d'une anastomose portocave par voie transjugulaire (TIPS).

Syndrome œdémato-ascitique : régime sans sel, repos, diurétiques (si l'état ionique le permet), ponctions évacuatrices d'ascite.

– *À plus long terme, surveillance par dépistage régulier* d'un CHC par échographie et dosage de l'alpha-fœto-protéine sanguine tous les 4 à 6 mois.

Le seul traitement spécifique et « définitif » de la cirrhose est la transplantation hépatique qui doit s'envisager chez les malades de moins de 60 ans, ayant une cirrhose grave dont le pronostic est défavorable à court terme (et sevrés s'il s'agit d'une origine éthylique). La survie est de 80 % à 5 ans.

POINTS CLÉS

1. La **cirrhose** est une maladie chronique du foie. Les causes principales sont l'alcool et les infections chroniques par les virus des hépatites B et C. D'autres causes existent. Lors de la décompensation apparaissent des signes d'**insuffisance hépatique** et d'**hypertension portale**. Les risques majeurs de la cirrhose sont l'**hémorragie digestive** et le **carcinome hépatocellulaire**.

Transplantation hépatique

La transplantation hépatique a été pratiquée pour la première fois chez l'homme en 1963. Actuellement, les progrès des techniques chirurgicales, médicales (avec les traitements immunosuppresseurs) et de réanimation en ont fait une thérapeutique d'intérêt croissant. **Le taux de survie à 1 an des patients transplantés est supérieur à 80 %.**

LES INDICATIONS DE TRANSPLANTATION HÉPATIQUE sont les affections hépatiques irréversibles mettant en jeu le pronostic vital et au-delà des autres ressources thérapeutiques, soit :

Les hépatites fulminantes : lorsque les signes de gravité extrême sont présents au cours d'une hépatite, l'indication s'impose en urgence (encéphalopathie hépatique et TP < 20 % témoignant d'une insuffisance hépato-cellulaire gravissime). L'étiologie d'une telle hépatite peut être variée : virale, toxique (intoxication à l'amanite phalloïde), médicamenteuse, métabolique (maladie de Wilson).

Les maladies chroniques hépatiques en fin d'évolution : lorsque qu'il existe des signes d'insuffisance hépato-cellulaire chronique, graves et irréversibles avec ou sans hypertension portale. L'indication doit être posée lorsque le pronostic vital est engagé à court/moyen terme sans, bien sûr, attendre le dernier moment, ce qui reste toujours difficile à évaluer.

Les indications sont donc les cirrhoses quelle que soit leur étiologie : virale, éthylique, auto-immune, métabolique, cirrhose biliaire primitive, biliaire secondaire à une cholangite sclérosante primitive ou secondaire à une atrésie des voies biliaires.

Cependant des réserves sont faites : 1) pour les cirrhoses virales B avec réplication active du virus, car la récidive de l'infection sur le greffon est quasi systématique et grave ; une transplantation est donc contre-indiquée en règle générale dans ce cas ou précédée par un traitement antiviral ; 2) pour les cirrhoses d'origine éthylique où une période de sevrage d'au moins 6 mois est souvent exigée.

Enfin, les tumeurs malignes primitives du foie ne sont pas considérées comme de bonnes indications de la transplantation, en raison du risque élevé et précoce de récidive tumorale. Ces indications sont réservées aux tumeurs de petite taille (< 5 cm) et en faible nombre (< 3).

Actuellement la pénurie de greffons pose un grave problème. Elle allonge les listes d'attente et impose une restriction des indications.

LES CONTRE-INDICATIONS sont :

– une infection en cours ;
– une pathologie néoplasique extra-hépatique évolutive ;
– une sérologie VIH+ (mais des protocoles sont en cours pour transplanter ces patients) ;
– une pathologie cardio-pulmonaire ou rénale sévère sans relation avec l'hépatopathie ;
– un âge avancé (> 65 ans) ;
– et de façon plus relative : des antécédents de laparotomies multiples, une thrombose de la veine porte.

Enfin, ce geste ne s'adresse qu'aux patients psychologiquement prêts à accepter les contraintes imposées par l'acte chirurgical et le suivi à long terme avec maintien à vie d'un traitement immunosuppresseur.
En effet, la greffe d'un organe étranger impose un traitement immunosuppresseur à vie afin d'en éviter le rejet. Ce traitement repose essentiellement sur la ciclosporine qui nécessite un ajustement de la posologie aux taux sanguins (ciclosporinémie) afin d'être efficace tout en réduisant les effets secondaires (HTA, insuffisance rénale, complications neurologiques, hirsutisme, hypertrophie gingivale).

Complications

REJETS : les rejets sont surtout fréquents en période postopératoire précoce et peuvent répondre favorablement à un renforcement du traitement immunosuppresseur par les corticoïdes et/ou des anticorps antilymphocytaires (OKT3).

PARMI LES COMPLICATIONS PRÉCOCES (< 3 mois) on note aussi :
- les complications infectieuses ;
- le dysfonctionnement primaire du greffon ;
- les thromboses des axes vasculaires et biliodigestifs anastomosés.

PLUS TARD LES COMPLICATIONS POSSIBLES sont :
- le rejet chronique, les infections (liées au traitement immunosuppresseur) ;
- les récidives de la maladie initiale (hépatite virale, cirrhose biliaire primitive, par exemple).

Cependant, la qualité de vie à moyen terme est bonne, la réhabilitation est complète chez plus de 80 % des adultes et 90 % des enfants.

Voies biliaires

5

Anatomie

Description générale

Les voies biliaires comportent deux parties distinctes : les voies biliaires intrahépatiques (étudiées dans le chapitre 4, Foie, page 141) et les voies biliaires extrahépatiques qui font l'objet de ce chapitre.

LES VOIES BILIAIRES EXTRAHÉPATIQUES sont constituées par deux ensembles de canaux (figure 5.1).

- **La voie biliaire principale** qui draine directement la bile du foie au duodénum.
- **La voie biliaire accessoire,** réservoir branché sur la voie biliaire principale.

Voie biliaire principale

Forme et dimensions

La voie biliaire principale est constituée de haut en bas par le confluent biliaire supérieur, le canal hépatique, le confluent biliaire inférieur et le canal cholédoque.

Canal hépatique

Les canaux biliaires intrahépatiques se groupent dans le hile du foie pour former le confluent biliaire supérieur, origine du canal hépatique. Le canal hépatique débute par l'union des deux canaux hépatiques droit et gauche et descend en bas et à gauche sur 3 à 4 cm. Le confluent biliaire inférieur est constitué par l'union du canal cystique (voir *Voie biliaire accessoire*, page 168) et du canal hépatique.

Canal cholédoque

Le canal cholédoque débute au niveau du confluent biliaire inférieur en prolongeant le canal hépatique. Il descend obliquement en bas et à droite pour s'aboucher dans une cavité, l'ampoule de Vater (figures 5.1 et 5.2). Celle-ci est située à la partie moyenne du deuxième duodénum. Dans l'ampoule de Vater s'abouche un autre canal : le canal de Wirsung (canal du pancréas : voir chapitre 6, *Pancréas*, page 181). La terminaison des canaux est munie d'un sphincter : le sphincter d'Oddi. Ce sphincter fait saillie dans le duodénum et forme la papille.

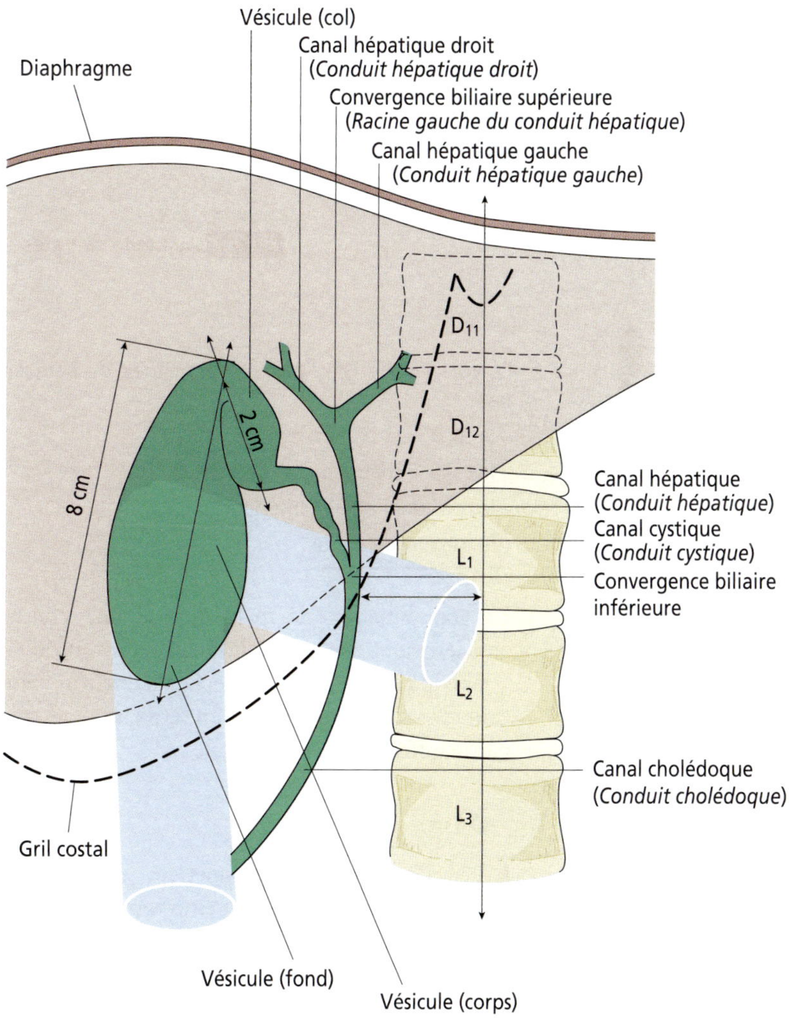

Fig. 5.1 Voies biliaires principale et accessoire.

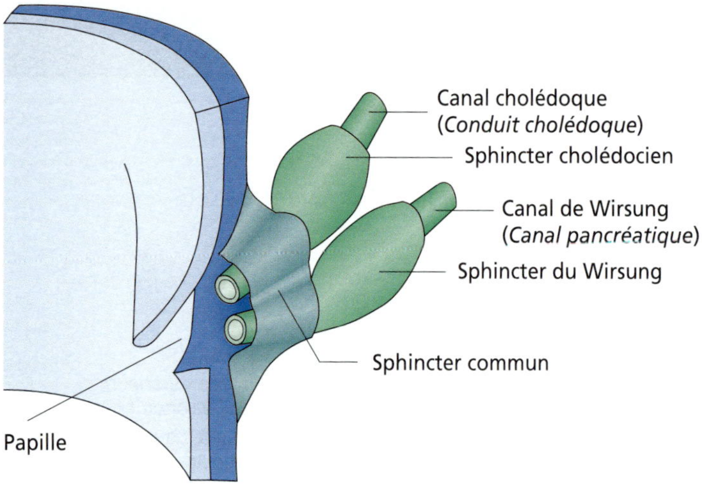

Fig. 5.2 Ampoule de Vater.

La voie biliaire principale est constituée de haut en bas par :
- le confluent biliaire supérieur;
- le canal hépatique;
- le confluent biliaire inférieur;
- le canal cholédoque.

La voie biliaire principale dessine une courbe grossièrement concave à droite et en avant ou en S plus ou moins allongé de 8 cm environ. Son calibre est de 5 à 6 mm avec un rétrécissement à la partie inférieure du cholédoque.

Rapports

- **Le confluent biliaire supérieur** est situé en avant de la bifurcation de la veine porte.
- **Le canal hépatique** est situé à gauche du canal cystique et à droite de l'artère hépatique propre.
- **Le canal cholédoque** est situé en arrière du premier duodénum qu'il croise avant de descendre à la face postérieure de la tête du pancréas.

Voie biliaire accessoire

Forme et dimensions

La voie biliaire accessoire est constituée par la vésicule biliaire et le canal cystique.

Vésicule biliaire

La vésicule biliaire a la forme d'une poire avec trois parties (figure 5.1) :
- **le fond** qui est arrondi;
- **le corps,** oblique en haut, en arrière et à gauche qui mesure 8 cm de long environ;
- **le col,** long de 2 cm, oblique en avant et à gauche, qui forme avec le corps un angle aigu ouvert en avant.

Canal cystique

Le canal cystique fait suite au col de la vésicule. Il fait communiquer la vésicule biliaire au canal cholédoque qu'il rejoint au niveau du confluent biliaire inférieur. Il est donc oblique en bas, en arrière et à gauche et mesure environ 3 cm. Son diamètre est de 2 à 4 mm.

Rapports

- **Le fond et le corps de la vésicule** constituent la partie fixe de la voie biliaire accessoire. En revanche, le col de la vésicule et le canal cystique sont mobiles.
- **Le corps de la vésicule** est en rapport en bas avec le côlon transverse et au-dessus avec le duodéno-pancréas.
- **Le col de la vésicule** est situé à droite du pédicule hépatique.
- **Le canal cystique** se trouve à gauche du canal hépatique qu'il rejoint.

Vaisseaux et nerfs

Vaisseaux

Les artères viennent des troncs situés à gauche de la voie biliaire : artères hépatique et gastro-duodénale, arcade pancréatico-duodénale.

Les veines forment une arcade veineuse parabiliaire et rejoignent les branches de la veine porte.

Nerfs

L'innervation est double : sympathique et parasympathique.

Certaines fibres de la sensibilité montent avec le nerf phrénique droit et expliquent les douleurs scapulaires rencontrées au cours des affections biliaires.

Physiologie

La fonction essentielle de la vésicule biliaire est de stocker la bile en dehors des repas et de la concentrer. La quantité de bile produite par le foie est environ de 0,7 L/j.

DANS L'INTERVALLE DES REPAS, le sphincter d'Oddi reste fermé ; le foie sécrète la bile qui s'accumule alors par reflux dans la vésicule où elle se concentre du fait d'un retrait d'eau : sa concentration est multipliée par un facteur allant de 5 à 10. Ceci aboutit à un concentré qui, sous un faible volume, fournit pour la digestion de grandes quantités de constituants biliaires. En revanche, cette concentration facilite la formation de calculs biliaires.

LORS DES REPAS, la vésicule se contracte. L'hyperpression force le sphincter d'Oddi et la bile se déverse dans l'intestin au niveau du deuxième duodénum. Cette contraction est sous la double dépendance d'une hormone, la cholécystokinine, et du parasympathique. La sécrétion de cette hormone par la muqueuse duodénale est déclenchée par la présence de lipides dans le duodénum.

L'ablation de la vésicule (cholécystectomie) est sans conséquence pathologique sur le processus de digestion.

Lithiase vésiculaire non compliquée

- **Calcul :** concrétion solide formée accidentellement dans un canal ou une voie excrétrice ou un organe creux.
- **Lithiase :** présence d'un ou plusieurs calculs.

Épidémiologie

On estime qu'en France, 10 à 15 % de la population adulte présente une lithiase vésiculaire. La fréquence de cette affection augmente avec l'âge.

Physiopathologie

Formation des calculs

On distingue 2 types de calculs : les calculs cholestéroliques et les calculs pigmentaires.

Calculs cholestéroliques

Ce sont les plus fréquents : ils représentent 80 % des calculs dans les pays occidentaux. Les calculs peuvent être cholestéroliques purs mais, le plus fréquemment, ils sont mixtes, c'est-à-dire qu'ils sont également composés de pigments biliaires.

Les facteurs principaux qui favorisent la formation de calculs cholestéroliques sont le sexe féminin (2 femmes pour 1 homme), l'obésité, la contraception orale, la grossesse et les facteurs génétiques et raciaux.

Normalement, le cholestérol de la bile est solubilisé par les autres constituants de la bile : les phospholipides et les acides biliaires. Lorsqu'il y a un excès de cholestérol dans la bile, le cholestérol précipite en cristaux et forme les calculs.

Calculs pigmentaires

Ils sont de deux types : noirs ou bruns.

CALCULS PIGMENTAIRES NOIRS

Composés de bilirubine non conjuguée, ils se forment lorsque la sécrétion dans la bile de la bilirubine non conjuguée augmente de façon anormale. On les rencontre surtout lors des hémolyses (drépanocytose, thalassémie, etc.) et des cirrhoses.

CALCULS PIGMENTAIRES BRUNS

Ils sont la conséquence de l'hydrolyse de la bilirubine conjuguée dans la bile par les bactéries. C'est pourquoi on les observe principalement dans la voie biliaire principale et les voies biliaires intrahépatiques en cas de stase et d'infection biliaire chronique (sténose des voies biliaires, dilatation congénitale des voies biliaires, etc.).

Les caractéristiques principales des différents types de calculs sont regroupées dans le tableau 5.1.

Tableau 5.1 Caractéristiques principales des différents types de calculs biliaires.

Caractéristiques	*Calculs cholestéroliques*	*Calculs pigmentaires* *Noirs*	*Bruns*
Couleur	Blanc, jaune pâle	Noir	Brun
Localisation	Vésicule	Vésicule	Voie biliaire principale Voie biliaires intrahépatiques
Géographie	Occident	Occident Orient	Orient
Constituant principal	Cholestérol	Bilirubine non conjuguée	Bilirubinate de calcium
Facteurs favorisants	Sexe féminin Âge Obésité Multiparité Contraception orale Antécédents familiaux	Âge Cirrhose Hémolyse	Stase biliaire Infection biliaire

Histoire naturelle de la lithiase vésiculaire

Dans 80 % des cas, la lithiase vésiculaire reste asymptomatique. Elle va provoquer des symptômes ou des complications lorsqu'un ou plusieurs calculs vont migrer et obstruer les voies biliaires.

Blocage du calcul dans le canal cystique

LORSQU'UN CALCUL SE BLOQUE À LA SORTIE DE LA VÉSICULE (dans le canal cystique ou l'infundibulum), il peut provoquer :

- **une douleur biliaire :** colique hépatique ;
- **une infection de la vésicule :** cholécystite aiguë ;
- **une cholécystite chronique** lorsque l'obstruction est prolongée ;
- **beaucoup plus rarement une obstruction de la voie biliaire principale** par un calcul enclavé dans le collet vésiculaire (syndrome de Mirizzi) : c'est une compression extrinsèque de la voie biliaire principale.

Blocage du calcul dans la voie biliaire principale

LORSQU'UN CALCUL SORT DE LA VÉSICULE BILIAIRE PUIS SE BLOQUE DANS LA VOIE BILIAIRE PRINCIPALE, il peut provoquer :

- **une douleur biliaire :** colique hépatique ;
- **un ictère cholestatique par obstruction ;**
- **une infection de la voie biliaire principale :** angiocholite ;
- **une pancréatite aiguë** par obstruction du canal de Wirsung du fait d'un calcul enclavé dans l'ampoule de Vater. Une migration d'un calcul à travers l'ampoule de Vater peut également être à l'origine d'une pancréatite aiguë.

Clinique : la colique hépatique

La colique hépatique est une douleur qui correspond à la distension aiguë transitoire des voies biliaires due à un calcul dans le canal cystique ou dans le canal cholédoque.

Signes fonctionnels

La douleur de la colique hépatique a un début brutal et siège dans l'hypocondre droit ou l'épigastre. Elle est intense, à type de spasme. La douleur a une irradiation postérieure (épaule droite, pointe de l'omoplate droite) et inhibe la respiration. Elle dure quelques minutes à quelques heures. Les signes associés à la douleur peuvent être des nausées, des vomissements.

Signes physiques

La palpation de l'hypocondre droit reproduit la douleur spontanée et entraîne ainsi un blocage inspiratoire : c'est le signe de Murphy.
Les signes négatifs sont l'absence d'ictère et de fièvre.

Caractéristiques de la douleur de colique hépatique :

- Début : brutal.
- Siège : hypocondre droit; épigastre.
- Type : spasme.
- Intensité : intense.
- Irradiations : épaule droite; pointe de l'omoplate droite.
- Durée : quelques minutes à quelques heures.
- Signes associés : nausées, vomissements, inhibition inspiratoire.
- Signes physiques : signe de Murphy.
- Signes négatifs : absence d'ictère; absence de fièvre.

Examens morphologiques

Échographie hépato-biliaire

C'est l'examen à réaliser en première intention : sa performance dépasse 90 %.
Elle permet de visualiser les calculs : ceux-ci apparaissent comme une image claire (blanche), mobile, renforcée par un cône d'ombre postérieur, au sein d'une zone anéchogène (la vésicule). Elle doit préciser leur nombre, leur taille et leur mobilité. Elle précise le calibre de la voie biliaire principale (une dilatation serait en faveur d'un calcul dans la voie biliaire principale) et l'état des organes avoisinants (foie, pancréas).

Écho-endoscopie vésiculaire

Elle donne les mêmes renseignements que l'échographie habituelle (transpariétale) mais elle est plus performante, surtout en ce qui concerne la recherche de calcul dans la voie biliaire principale. Elle n'est utile qu'en cas d'échec de l'échographie transpariétale. Elle nécessite une anesthésie générale.

Cholangio-IRM

C'est une IRM des voies biliaires.
Elle est aussi performante que l'écho-endoscopie et est moins invasive. Elle est utile principalement pour visualiser les calculs de la voie biliaire principale.

Radiographie d'abdomen sans préparation (ASP)

Elle permet parfois de visualiser les calculs radio-opaques au niveau de l'hypocondre droit.

Examens biologiques

Ils sont normaux au cours la lithiase vésiculaire. En cas de lithiase de la voie biliaire principale, on peut observer une élévation de la bilirubine, des phosphatases alcalines et des transaminases.

Traitement de la lithiase vésiculaire non compliquée

Lithiase vésiculaire asymptomatique

L'abstention thérapeutique est la règle.
Une cholécystectomie prophylactique est exceptionnellement indiquée chez les individus vivant pendant de longues périodes dans les régions démédicalisées.

Lithiase vésiculaire symptomatique non compliquée

À partir du moment où la lithiase biliaire devient symptomatique, l'indication opératoire est la règle. Cette règle doit être modulée en fonction du risque opératoire et du terrain.

Traitement de la colique hépatique

Le traitement de la colique hépatique symptomatique doit comporter le repos au lit, l'arrêt de l'alimentation, les antispasmodiques par voie veineuse (*Spasfon* par exemple) et les antiémétiques (*Primpéran*).
La prévention des récidives repose sur la cholécystectomie.

Cholécystectomie

On distingue deux méthodes chirurgicales : la cholécystectomie sous cœlioscopie et la cholécystectomie « classique » par laparotomie.

Cholécystectomie sous cœlioscopie

Elle est devenue actuellement le traitement chirurgical de référence de la lithiase vésiculaire non compliquée.
Elle a pour but de réaliser une cholécystectomie sans ouvrir la cavité abdominale. Après avoir réa-

lisé un pneumopéritoine, on met en place des trocarts et on introduit dans la cavité abdominale (par le trocart ombilical) une caméra miniaturisée qui permet de visualiser sur un écran de télévision l'intérieur de la cavité abdominale. La dissection est assurée par des instruments (ciseaux, pinces) introduits par les trocarts latéraux.

Il est parfois nécessaire de convertir cette intervention, en cas de difficultés techniques (problèmes d'hémostase, de dissection, etc.), en une chirurgie classique. Ce risque est inférieur à 5 %, mais le patient doit toujours en être informé avant la cœlio-chirurgie.

- **Cette technique est contre-indiquée** en cas :

– d'insuffisance respiratoire, à cause du pneumopéritoine ;
– d'antécédent de chirurgie au niveau de l'étage sus-mésocolique, à cause du risque d'adhérences post-opératoires ;
– de grossesse.

- **Les avantages de la cholécystectomie sous cœlioscopie sont :**

– raccourcissement de la durée d'hospitalisation. Certains font même cette intervention en hôpital de jour ;
– diminution des douleurs ;
– reprise rapide de l'activité ;
– disparition du risque d'éventration.

CHOLÉCYSTECTOMIE « CLASSIQUE » PAR LAPAROTOMIE. Elle est réalisée par voie sous-costale. La mortalité à froid, tous âges confondus, est inférieure à 1 % (inférieure à 0,01 % chez le sujet en bon état général). La durée d'hospitalisation varie entre 5 jours et une semaine et la reprise de l'activité a lieu 1 mois environ après l'intervention.

Autres traitements

LES TRAITEMENTS MÉDICAUX DISSOLVANTS.

LA DESTRUCTION DES CALCULS PAR UNE ONDE DE CHOC (lithotritie extracorporelle).

Ces traitements ne sont plus utilisés car leur efficacité est faible et la récidive systématique.

Lithiase vésiculaire compliquée

Cholécystite aiguë lithiasique

Définition - Physiopathologie

C'est une complication grave de la lithiase biliaire provoquée par l'enclavement d'un calcul dans l'infundibulum vésiculaire ou le canal cystique. Ce phénomène provoque une rétention biliaire en amont du calcul qui favorise une infection du contenu vésiculaire, puis de la vésicule elle-même : c'est la cholécystite aiguë lithiasique.

Clinique : la cholécystite

- **Le terrain typique** est souvent une femme obèse.
- **L'interrogatoire** permet souvent de retrouver un antécédent de lithiase biliaire et/ou de colique hépatique.
- **Les signes fonctionnels** sont ceux de la colique hépatique. Cependant, au lieu de s'amender, la crise laisse place à un tableau douloureux plus sourd et s'accompagne de vomissements alimentaires, puis bilieux.
- **Il existe une fièvre** entre 38° et 38,5 °C, mais en principe, il n'y a pas de frissons.
- **L'examen physique** retrouve un signe de Murphy net, une défense sous-costale et parfois une grosse vésicule tendue et douloureuse.

Biologie

- **La numération** révèle une hyperleucocytose à polynucléaires neutrophiles.
- **Le bilan hépatique** est normal.
- **Des hémocultures** doivent être pratiquées avant la mise en route de l'antibiothérapie.

Imagerie

Échographie

L'échographie est l'examen clef pour confirmer le diagnostic de cholécystite aiguë.

Elle montre une vésicule distendue dont la paroi est épaissie ; le calcul peut être visible dans l'infundibulum avec son cône d'ombre, mais cette image est inconstante.

Radiographie d'abdomen sans préparation (ASP)

Elle permet parfois de retrouver un calcul calcifié radio-opaque situé dans l'aire vésiculaire.

Le seul examen morphologique à pratiquer pour confirmer le diagnostic de cholécystite aiguë lithiasique est l'échographie hépato-biliaire.

Évolution

Forme résolutive

L'évolution peut être favorable spontanément ou plus souvent sous traitement. En l'absence de traitement, des complications peuvent survenir.

Formes avec diffusion de l'infection

Plastron

Il s'agit d'une péritonite plastique localisée : les organes voisins (duodénum, côlon, épiploon) vont venir s'agglomérer autour du foyer inflammatoire. À l'examen, les signes locaux sont particulièrement sévères. L'évolution peut être favorable sous traitement médical ou défavorable vers les formes suivantes.

Abcès périvésiculaire

L'infection dépasse la vésicule et forme un abcès qui reste cloisonné. Les signes sont ceux d'une cholécystite grave avec fièvre élevée et frissons. L'échographie et le scanner permettent de visualiser l'abcès. Le traitement chirurgical est urgent pour éviter que l'abcès ne se rompe dans les organes voisins ou la cavité abdominale.

Péritonite généralisée

C'est l'extension de l'infection vésiculaire vers l'ensemble de la cavité abdominale. Elle peut apparaître d'emblée ou bien faire suite à un plastron et/ou à un abcès (péritonite en 2 ou 3 temps). Le tableau est sévère : il existe un syndrome infectieux important et la palpation de l'abdomen retrouve une contracture abdominale; le toucher rectal est douloureux. Il s'agit d'une extrême urgence chirurgicale.

Formes compliquées de fistule

Les fistules sont consécutives à la perforation de la vésicule du fait d'une ulcération mécanique ou d'une collection suppurée. Il peut s'agir d'une fistule bilio-digestive (le plus souvent cholécysto-duodénale) ou bilio-biliaire (entre l'infundibulum et le canal hépatique).

La fistule cholécysto-duodénale entraîne le plus souvent une guérison spontanée de la maladie biliaire par drainage des voies biliaires infectées dans le tube digestif. Parfois, le calcul migre dans le tube digestif, se bloque et provoque une occlusion mécanique : c'est l'**iléus biliaire.**

Formes graves

- **Cholécystite gangréneuse :** elle donne un tableau grave et est souvent due à des germes agressifs anaérobies.
- **Cholécystite emphysémateuse :** elle est caractérisée par la présence de gaz dans la paroi vésiculaire.
- **Cholécystite toxique :** elle est gravissime en réalisant un tableau de choc septique avec des signes infectieux au premier plan.

Traitement de la cholécystite aiguë lithiasique

Traitement de la colique hépatique

C'est le même traitement que celui de la lithiase vésiculaire symptomatique non compliquée : repos au lit, diète absolue, glace sur la région sous-costale droite et antispasmodiques par voie veineuse.

Traitement de l'infection

Une antibiothérapie par voie parentérale intraveineuse est prescrite. On utilise un antibiotique qui diffuse dans les voies biliaires, type fluoroquinolone (*Oflocet*) ou céphalosporine de 3e génération (*Rocéphine*).

Ce traitement médical permet de faire régresser la crise aiguë. Il doit, en théorie, être suivi d'une cholécystectomie. Ce geste dépend cependant du terrain.

Intervention chirurgicale

L'intervention consiste en une cholécystectomie et en une vérification radiologique peropératoire de la voie biliaire principale (recherche de calculs).

Elle est habituellement pratiquée dans les 48 heures qui suivent le début de la crise.

L'intervention peut être réalisée sous cœlioscopie. Elle est néanmoins plus difficile qu'une cholécystectomie à froid sous cœlioscopie (pour lithiase non compliquée) du fait des lésions inflammatoires. Le taux de conversion en chirurgie classique se situe entre 20 et 40 %.

Lithiase de la voie biliaire principale - Angiocholite

Physiopathologie

La lithiase de la voie biliaire principale (cholédoque) résulte habituellement de la migration d'un ou de plusieurs calculs vésiculaires. Plus rarement, les calculs proviennent des voies biliaires intrahépatiques. Exceptionnellement, ils sont formés *in situ* dans le cholédoque.

LORSQUE LES CALCULS SE BLOQUENT DANS LA VOIE BILIAIRE, habituellement au niveau de l'ampoule de Vater, ils entraînent :

- **une distension des voies biliaires** et par suite une douleur biliaire (colique hépatique) ;
- **un ictère** dû à une cholestase par obstruction de la voie biliaire principale ;
- **une infection bactérienne de la voie biliaire principale** (angiocholite) par stase de la bile.

L'ANGIOCHOLITE est une maladie générale qui peut facilement se compliquer d'une septicémie alors que la cholécystite reste une maladie loco-régionale puisque la stase biliaire se fait dans un cul-de-sac.

DÉMARCHE INFIRMIÈRE

CHOLÉCYSTITE AIGUË LITHIASIQUE

Mme K. est hospitalisée en urgence pour une fièvre à 38 °C et des douleurs de l'hypocondre droit apparues brutalement il y a 2 heures. Celles-ci irradient à l'épaule droite et s'accompagnent de nausées. La patiente vous dit qu'elle ne peut pas respirer « à fond » car l'inspiration profonde est douloureuse. Le médecin a retrouvé une douleur à la palpation de l'hypocondre droit et une défense modérée.
À votre avis, quel diagnostic médical peut être proposé ?
Quelle est votre attitude en urgence ?

DIAGNOSTIC

Il s'agit d'une cholécystite aiguë lithiasique car :
– la patiente souffre d'une colique hépatique : douleurs de début brutal, siégeant dans l'hypocondre droit et irradiant à l'épaule droite associées à une inhibition respiratoire et à des nausées. La douleur à la palpation de l'hypocondre droit est le signe de Murphy, évocateur du diagnostic ;
– il existe un syndrome infectieux modéré avec une fièvre à 38 °C sans frissons et une défense peu importante au niveau de l'hypocondre droit.

La fièvre élimine une simple colique hépatique non compliquée.

Au cours d'une angiocholite, la fièvre est plus élevée et s'accompagne de frissons ; de plus, l'obstruction de la voie biliaire principale est responsable d'un ictère qui est absent chez Mme K.

EXAMENS

Il faut réaliser une radiographie d'abdomen sans préparation (comme pour tout syndrome douloureux abdominal). Il faut de plus réaliser une radiographie thoracique dans le cadre d'un bilan préopératoire. Le radiologue pratiquera une échographie.

Le bilan préopératoire doit comprendre en plus les examens suivants : groupage sanguin avec Rhésus (2 déterminations) et recherche d'agglutinines irrégulières ; NFS, plaquettes, ionogramme sanguin, glycémie, urémie, créatininémie, TP, TCA, électro-cardiogramme.

Il faut prélever un bilan hépatique complet avec : ALAT, ASAT, gamma-GT, phosphatases alcalines, bilirubine totale et conjuguée. En cas de doute avec une pancréatite aiguë, on prélève une amylasémie et une lipasémie. Enfin, lorsque la douleur fait hésiter avec un infarctus du myocarde, on doit prélever les enzymes cardiaques : CPK, LDH et ASAT.

Gestes

Mettre en place :
– une voie veineuse périphérique avec les perfusions prescrites ;
– un pot pour recueillir les urines doit être donné afin de pouvoir surveiller la diurèse ;
– si des vomissements importants apparaissent, une sonde naso-gastrique pour aspiration digestive douce.

Les antibiotiques et les antalgiques prévus seront injectés.

La patiente doit rester à jeun.

EXPLICATION DE LA MALADIE À LA PATIENTE

• Il faut d'abord rassurer la patiente en lui expliquant qu'elle a des calculs dans sa vésicule. Ceux-ci se sont enclavés dans une partie des voies biliaires qui se sont alors infectées. L'échographie permet de voir ces calculs.
• En fonction de la décision du médecin :
– le traitement peut être dans un premier temps médical pour contrôler le processus infectieux avant la réalisation d'une cholécystectomie ;
– une cholécystectomie en urgence peut être réalisée.

Quoi qu'il en soit, la vésicule de la patiente doit être enlevée pour éviter les récidives.

SURVEILLANCE

– Évaluer la douleur du patient
– On apprécie le retentissement général en notant la température, et toutes les heures : la fréquence cardiaque, la tension artérielle, l'état d'hydratation, les vomissements (quantité, couleur).
– Il est nécessaire de noter la quantité et la couleur du liquide gastrique ramené en cas de pose d'une sonde gastrique.
– La courbe de diurèse doit être faite.

Si une décision opératoire est prise :
– Avertir la malade.
– Faire un champ opératoire.
– Revêtir la patiente d'une chemise fendue, de bottes et d'un bonnet.
– Prémédiquer la malade selon les prescriptions de l'anesthésiste.
– Faire transporter la patiente au bloc opératoire à l'heure prévue avec le dossier ; accompagner la malade pour la rassurer.

Clinique : l'angiocholite

Le tableau d'angiocholite associe :

- **des douleurs de l'hypocondre droit** à type de colique hépatique ;
- **une fièvre élevée** à 39,5 °C, voire 40 °C avec frissons et sueurs ;
- **un ictère rétentionnel,** d'abord cutané puis muqueux, associé aux autres signes de rétention biliaire (urines foncées, selles décolorées).

La succession chronologique sur quelques heures de la douleur de l'hypocondre droit, puis de la fièvre et enfin, de l'ictère, est un argument majeur pour le diagnostic d'angiocholite.

L'examen clinique retrouve un signe de Murphy mais il n'y a pas de défense.

Biologie

- **La numération** révèle une hyperleucocytose à polynucléaires neutrophiles.
- **Le bilan hépatique** montre un ictère cholestatique modéré : élévation de la bilirubine à prédominance conjuguée, des phosphatases alcalines et des gamma-GT ; les transaminases sont parfois augmentées. L'amylase peut s'élever de façon transitoire.
- **Le bilan rénal** est normal.
- **Des hémocultures** doivent être pratiquées avant la mise en route de l'antibiothérapie.

Imagerie

Échographie

C'est le premier examen à réaliser. Elle permet de mettre en évidence :

- **une dilatation des voies biliaires intrahépatiques ;**
- **une dilatation du cholédoque ;**
- **des calculs dans la voie biliaire principale** (30 % des cas) ;
- **des calculs vésiculaires.**

Radiographie d'abdomen sans préparation

Elle est réalisée de façon systématique devant tout syndrome douloureux abdominal, mais n'apporte ici aucune aide au diagnostic.

Écho-endoscopie

Elle est très performante car elle permet une très bonne visualisation de la voie biliaire principale et de la vésicule biliaire. Elle nécessite une anesthésie générale et n'est donc utile que si les examens précédents n'ont pas été contributifs.

Cholangio-IRM

Elle est aussi performante que l'échoendoscopie. Elle est indiquée si l'échographie n'est pas contributive.

Cholangiographie rétrograde endoscopique (CRE)

Elle consiste à aborder la papille par voie endoscopique et à opacifier directement la voie biliaire principale par voie rétrograde (figure 5.3). Le calcul apparaît comme une image lacunaire dans une voie biliaire dilatée.

Cet examen permet de réaliser un **geste thérapeutique** (sphinctérotomie endoscopique de la papille et extraction du calcul).

Le risque infectieux est minime si le geste est pratiqué sous antibiotiques et si les voies biliaires sont correctement drainées (drain naso-biliaire si besoin). Elle est indiquée en cas d'ictère obstructif.

La cholangiographie rétrograde endoscopique n'a presque plus d'intérêt diagnostique depuis le développement de l'écho-endoscopie qui est un examen moins invasif. En revanche, la CRE garde un intérêt thérapeutique puisqu'elle permet de pratiquer une sphinctérotomie endoscopique et d'extraire des calculs de la voie biliaire principale. Elle est donc indiquée en cas d'ictère obstructif.

Formes cliniques

Les formes cliniques sont nombreuses.

Forme à symptomatologie tronquée

- **30 % des calculs de la voie biliaire principale sont asymptomatiques.**
- **Les formes douloureuses se traduisent par une colique hépatique sans autre signe ;** elles sont dues à une évacuation spontanée du calcul de la voie biliaire principale dans le duodénum par la papille.
- **Certaines formes ne se traduisent que par de la fièvre** sans autre signe.
- **D'autres formes peuvent au contraire ne se révéler que par un ictère cholestatique isolé.** Parfois, la cholestase peut n'être que biologique et il n'existe alors aucun signe clinique de lithiase.

Formes compliquées

- **La forme grave ictéro-urémigène** est une angiocholite où domine la composante septique.

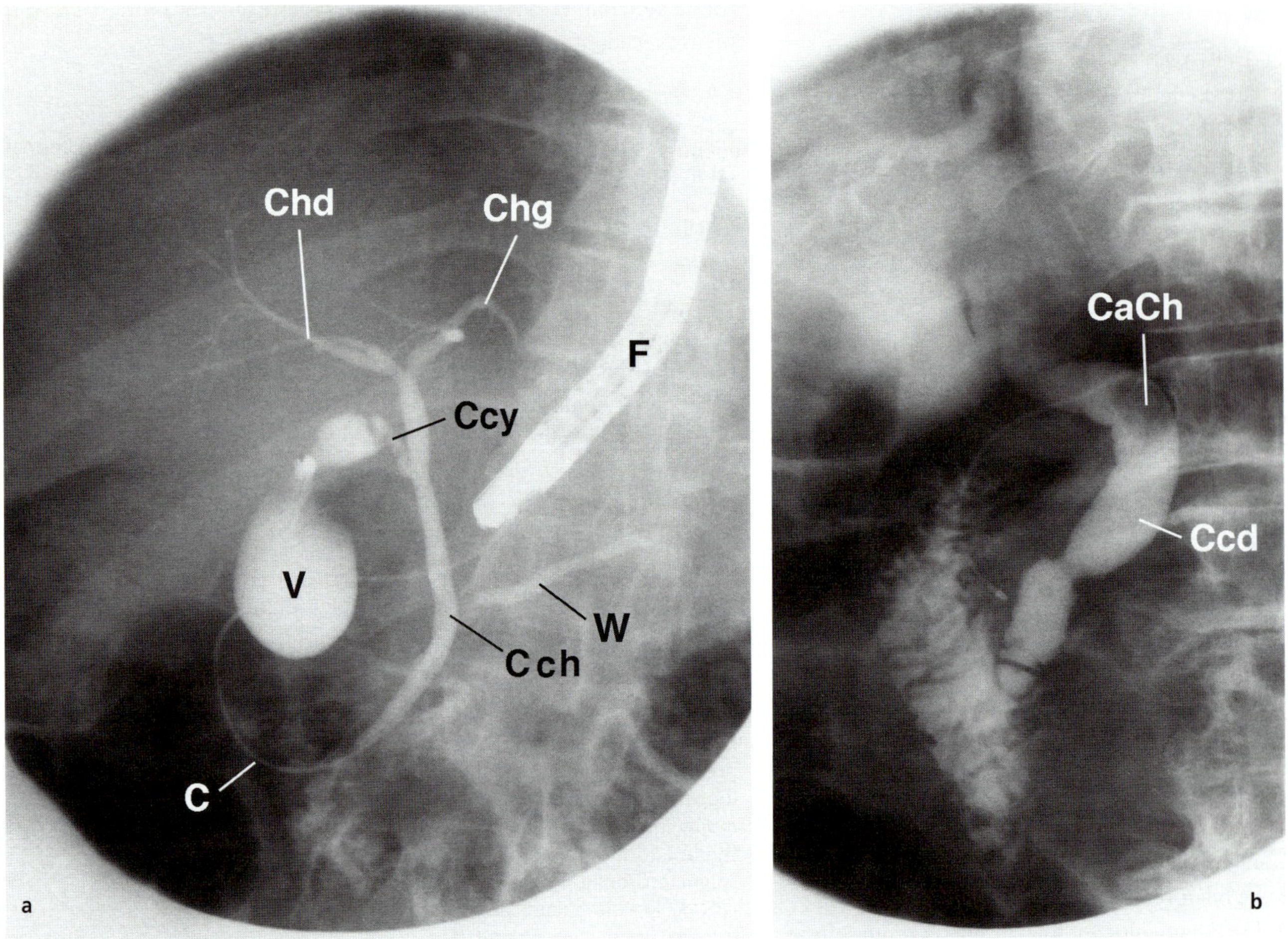

Fig. 5.3 Cholangio-pancréatographie rétrograde endoscopique (CPRE).
a. Voies biliaires normales (*Chd,* canal hépatique droit; *Chg,* canal hépatique gauche; *Ccy,* canal cystique; *F,* fibroscope; *Cch,* canal cholédoque; *V,* vésicule; *C,* cathéter; *W,* Wirsung).
b. Calcul du cholédoque. Image lacunaire dans un cholédoque dilaté (*CaCh,* calcul cholédocien; *Ccd,* canal cholédoque dilaté).

Le tableau est celui d'une septicémie avec ictère cholestatique. Il existe une chute de la diurèse par insuffisance rénale : l'urée et la créatinine sont augmentées.

La forme avec empierrement du cholédoque pose des problèmes particuliers car, par définition, plus de 10 calculs se trouvent dans le cholédoque.

La pancréatite biliaire (voir *Pancréatite aiguë*, page 181) se rencontre lorsqu'un calcul enclavé dans l'ampoule de Vater entraîne une rétention dans le canal de Wirsung. Elle peut également apparaître lorsque de petits calculs migrent de façon itérative à travers l'ampoule de Vater.

Traitement de l'angiocholite

Traitement de la colique hépatique

C'est le même traitement que celui de la lithiase vésiculaire symptomatique non compliquée : repos au lit, diète absolue, glace sur la région sous-costale droite et antispasmodiques par voie veineuse.

Traitement de l'infection

C'est le même que celui de la cholécystite aiguë. Une antibiothérapie par voie parentérale intraveineuse est prescrite.

Ce traitement médical permet de faire régresser la crise aiguë. Il doit, en théorie, être suivi d'une

PROTOCOLE D'EXAMEN

CHOLANGIO-PANCRÉATOGRAPHIE RÉTROGRADE ENDOSCOPIQUE (CPRE)

Buts

La CPRE est un examen à visée diagnostique et thérapeutique. Il a pour but d'opacifier le canal cholédoque (avec ou sans la voie biliaire accessoire) et/ou le canal de Wirsung et de pratiquer des examens radiographiques. Au cours de la CPRE, on peut :
- pratiquer une sphinctérotomie endoscopique pour drainer les voies biliaires et extraire d'éventuels calculs;
- mettre en place un drain naso-biliaire pour drainer et laver les voies biliaires;
- mettre en place une endoprothèse biliaire pour rétablir le flux biliaire vers le duodénum (en cas d'obstacle néoplasique par exemple).

L'examen

Préparation du malade

Chez une femme, il faut s'assurer de l'absence de grossesse en cours (contraception efficace, dosage des β-HCG).

L'examen a lieu sous anesthésie générale.

Expliquer au patient le déroulement de l'examen et son but.

Le malade doit être à jeun depuis 12 heures et ne pas avoir fumé.

La prémédication doit être faite selon les indications de l'anesthésiste.

Le patient se rend en salle de radiologie :
- allongé;
- perfusé au bras droit;
- revêtu d'une chemise américaine;
- sans bijou ni prothèse (ôter le vernis à ongles si besoin).

Le dossier et le bilan préopératoire doivent être amenés avec le patient : NFS, hémostase, bilan hépatique, carte de groupe, électrocardiogramme, échographie abdominale, radiographie pulmonaire.

Déroulement de l'examen

L'examen se déroule dans une salle de radiologie.

Le fibroscope est introduit doucement. L'appareil est poussée sous contrôle de la vue jusqu'à la papille. Un cathéter permettant d'opacifier la voie biliaire et/ou le Wirsung est introduit et le produit de contraste injecté. On suit sous contrôle scopique la progression du produit de contraste et des clichés radiographiques sont pratiqués. Si besoin, l'opérateur pratique une sphinctérotomie endoscopique; des calculs peuvent éventuellement être extraits des voies biliaires. Dans certains cas, on met en place une prothèse biliaire.

Au total, l'examen dure entre 30 min et 2 heures.

Après l'examen, l'appareil doit être stérilisé.

Surveillance après l'examen

- ***Surveillance du réveil :***
- température, fréquence cardiaque, tension artérielle;
- douleurs;
- état de conscience.
- ***Patient à jeun :***
- attendre les prescriptions médicales pour la réalimentation;
- antibiothérapie et antalgiques selon la prescription médicale.
- ***Surveillance du drain naso-biliaire*** (le cas échéant) :
- drain à la poche;
- quantifier le débit journalier;
- compensation volume pour volume selon la prescription médicale (Ringer-Lactate le plus souvent).

Complications

Elles sont favorisées par les gestes thérapeutiques tels que la sphinctérotomie endoscopique. Les complications les plus fréquentes sont :
- angiocholite;
- pancréatite aiguë;
- hémorragie digestive;
- perforation.

cholécystectomie. Ce geste dépend cependant du terrain.

Intervention chirurgicale

Traitement chirurgical

C'est le traitement classique. L'intervention comprend :

- **une cholécystectomie ;**
- **une incision du cholédoque** (cholédochotomie) pour extraction des calculs;
- **une vérification radiologique** peropératoire du cholédoque;
- **un drainage biliaire,** le plus souvent externe, réalisé à l'aide d'un drain en T appelé drain de Kehr. Celui-ci permet la cicatrisation de l'incision du cholédoque et la vérification radiologique de la voie biliaire principale 10 jours après l'intervention chirurgicale (recherche d'un calcul résiduel).

Traitement endoscopique

C'est le traitement de choix chez les sujets âgés à risque opératoire élevé. On lui associe une cholécystectomie sous cœlioscopie. C'est également le traitement de référence en cas d'angiocholite aiguë lithiasique.

Le traitement endoscopique comprend les temps suivants :

- **une endoscopie** est réalisée sous anesthésie générale;
- **la papille est cathétérisée** avec un petit drain descendu par le canal opérateur de l'endoscope;

DÉMARCHE INFIRMIÈRE

ANGIOCHOLITE AIGUË

Mme B., 60 ans, est hospitalisée en urgence pour fièvre à 40 °C, frissons, ictère cutanéo-conjonctival et douleurs de l'hypocondre droit qui sont apparus brutalement il y a 2 heures. L'interrogatoire vous apprend que les douleurs sont apparues brutalement; la température est montée la nuit et le matin, la patiente s'est découvert des yeux jaunes. De plus, les urines de Mme B. sont anormalement foncées alors que ses selles sont devenues blanches. Le médecin a retrouvé une douleur à la palpation de l'hypocondre droit inhibant l'inspiration profonde ainsi qu'une défense modérée.

Quel est votre diagnostic ?

Quelle est votre attitude en urgence ?

DIAGNOSTIC

Il s'agit d'une angiocholite aiguë car :
- la patiente souffre d'une colique hépatique (voir Démarche infirmière, *Cholécystite aiguë lithiasique*, page 174);
- il existe un syndrome infectieux net avec une fièvre à 40 °C qui s'accompagne de frissons, ainsi qu'une défense au niveau de l'hypocondre droit;
- l'ictère rétentionnel (coloration jaune de la peau et des conjonctives, urines foncées et selles décolorées) témoigne de l'obstruction de la voie biliaire principale (cholédoque);
- la chronologie d'installation des symptômes : l'apparition de douleurs, puis de fièvre, puis d'ictère, dans cet ordre, sur quelques heures, est un argument majeur en faveur du diagnostic.

EXAMENS - GESTES

Voir Démarche infirmière, *Cholécystite aiguë lithiasique*.

EXPLICATION DE LA MALADIE AU PATIENT

• Il faut expliquer à la patiente qu'elle a des calculs qui ont bouché ses voies biliaires. Comme la bile ne s'écoule plus normalement :
- elle s'accumule dans la peau, les yeux et les urines, ce qui explique leur coloration jaune anormale; les selles sont blanches car la bile n'y est plus présente;
- elle stagne et s'infecte.

• Le traitement comporte 2 ou 3 temps :
- un temps médical pour contrôler le processus infectieux par des antibiotiques;
- un temps endoscopique pour enlever les calculs après une sphinctérotomie, suivi d'un 3e temps : cholécystectomie sous cœlioscopie au cours d'une cholangiographie retrograde endoscopique.

SURVEILLANCE

Voir Démarche infirmière, *Cholécystite aiguë lithiasique*.

- **les voies biliaires sont opacifiées :** c'est une cholangiographie rétrograde qui permet de visualiser le nombre et la taille des calculs et de mesurer le diamètre du cholédoque;
- **une sphinctérotomie** (sphincter d'Oddi) est pratiquée; elle consiste à élargir l'orifice de la voie biliaire pour faciliter l'évacuation des calculs;
- **les calculs sont extraits** à l'aide de sondes spéciales (sonde de Dormia).

La sphinctérotomie protège contre une récidive de lithiase de la voie biliaire principale. Cependant, la vésicule restant en place, le patient est exposé au risque de cholécystite. Ainsi, l'extraction endoscopique des calculs est souvent suivie dans un second temps, après contrôle du phénomène infectieux, d'une cholécystectomie sous cœlioscopie.

POINTS CLÉS

1. ▶ La **lithiase vésiculaire** touche 10 à 15 % de la population, mais elle est asymptomatique dans 80 % des cas. **La colique hépatique est la manifestation principale de la lithiase vésiculaire.** L'échographie est l'examen à réaliser en première intention. Le traitement repose sur la cholécystectomie par voie cœlioscopique. Il n'est indiqué qu'en cas de lithiase symptomatique. Les complications principales sont la cholécystite aiguë lithiasique (infection de la vésicule) et l'angiocholite (infection du canal cholédoque). Dans ces deux infections, le traitement est médico-(antibiotiques)-chirurgical.

2 ▶ **L'ablation de la vésicule biliaire** (et du canal cystique, constituant la voie biliaire accessoire) est sans conséquence clinique. En revanche le maintien d'une voie biliaire principale fonctionnelle et libre est nécessaire; tout obstacle à ce niveau nécessite d'être supprimé (ou dérivé en cas d'inextirpabilité).

Cancer de la vésicule biliaire

Épidémiologie – Étiologie

Le cancer de la vésicule biliaire est rare.

Dans 90 à 95 % des cas, il survient sur une vésicule lithiasique, surtout :

- **lorsque les calculs sont volumineux ;**
- **après plusieurs années d'évolution** (20 ans minimum) de la maladie lithiasique.

Ainsi, le cancer de la vésicule biliaire est plus fréquent chez la femme et survient généralement après 60 ans.

Circonstances de découverte

Découverte à un stade asymptomatique

C'est le mode de découverte le plus fréquent : le cancer de la vésicule est découvert lors d'une intervention chirurgicale pour cholécystectomie banale.

Découverte à un stade symptomatique

Les signes d'appels ne sont pas spécifiques : douleurs de l'hypocondre droit, anorexie, amaigrissement, nausées, vomissements, ictère, etc.

Examens complémentaires

Examens biologiques

Le bilan biologique peut montrer :

- un syndrome inflammatoire ;
- **une cholestase** en cas d'envahissement locorégional comprimant la voie biliaire.

Examens morphologiques

Échographie hépatobiliaire

Elle peut montrer directement la tumeur sous forme d'une image intravésiculaire n'ayant pas les caractéristiques échographiques d'un calcul.

Parfois, ce sont des signes indirects qui attirent l'attention : dilatation des voies biliaires intrahépatiques, calculs vésiculaires (puisque le cancer complique la lithiase vésiculaire).

Tomodensitométrie hépatobiliaire

Elle met en évidence la tumeur et permet de rechercher des ganglions.

Écho-endoscopie des voies biliaires

Elle donne avec une autre technique des résultats superposables à ceux du scanner.

Cholangiographie rétrograde par voie endoscopique

L'opacification des voies biliaires peut objectiver une déformation ou un envahissement de la voie biliaire principale par la tumeur vésiculaire.

Pronostic

Lorsque le cancer est découvert sur l'examen histologique de la pièce de cholécystectomie (donc de façon fortuite), la survie peut atteindre 60 % à 5 ans.

En revanche, si le cancer est symptomatique, la survie est beaucoup plus faible (12 % de survie à 1 an).

Traitement

Il est chirurgical.

LA CHIRURGIE a pour but d'enlever la tumeur en totalité avec les ganglions satellites. Ainsi, si le cancer a été découvert à un stade asymptomatique sur une pièce d'exérèse de cholécystectomie, une nouvelle intervention peut être indiquée pour enlever les ganglions restants.

Lorsque la tumeur n'est pas resécable (ce qui est souvent le cas), le traitement est palliatif et vise à diminuer les symptômes : ictère et prurit en cas d'envahissement de la voie biliaire principale, douleur.

Plusieurs moyens sont disponibles en fonction du tableau clinique :

- **un drainage biliaire interne** en mettant en place une prothèse biliaire par voie endoscopique permettant à la bile de s'écouler de nouveau vers le duodénum ;
- **un drainage biliaire externe** par voie transcutanée ;
- **un traitement chirurgical** par dérivation biliodigestive ;
- **un traitement médicamenteux** par la cholestyramine (*Questran*) qui est efficace sur le prurit.

Pancréas 6

Anatomie

Description générale et rapports

Organe profond entièrement rétropéritonéal, le pancréas est couché horizontalement en avant des gros vaisseaux prévertébraux (aorte, veine porte…) et du rein gauche depuis le 2e duodénum à droite jusqu'à la rate à gauche (figure 6.1).

D'une couleur blanc rosé et de consistance assez ferme, il mesure 15 à 20 cm de long et pèse 80 g environ. Il s'agit d'un organe en grande partie fixe du fait de son étroite solidarité avec le cadre duodénal et des nombreux vaisseaux de sources variées qui l'entourent.

On distingue 4 parties.

La tête

À droite de la ligne médiane. C'est la partie la plus épaisse et la plus large du pancréas. Elle s'insère dans le cadre duodénal et est traversée par le cholédoque qui pénètre à mi-hauteur de la face postérieure.

Le col ou isthme

Segment intermédiaire entre tête et corps. Au contact du bulbe duodénal en avant et en haut, il est croisé en bas et en arrière par les vaisseaux mésentériques supérieurs (veine et artère mésentérique supérieures).

Le corps

Allongé transversalement vers la gouttière paravertébrale gauche et entièrement sus-mésocolique et rétrogastrique (séparé de l'estomac par l'arrière-cavité des épiploons). Il recouvre en arrière les plexus nerveux coliques et solaires, la surrénale et le rein gauche. Il est longé en arrière et en haut par l'artère splénique très sinueuse.

La queue

Légèrement mobile, constitue l'extrémité gauche du pancréas. Elle se situe dans la région du hile de la rate.

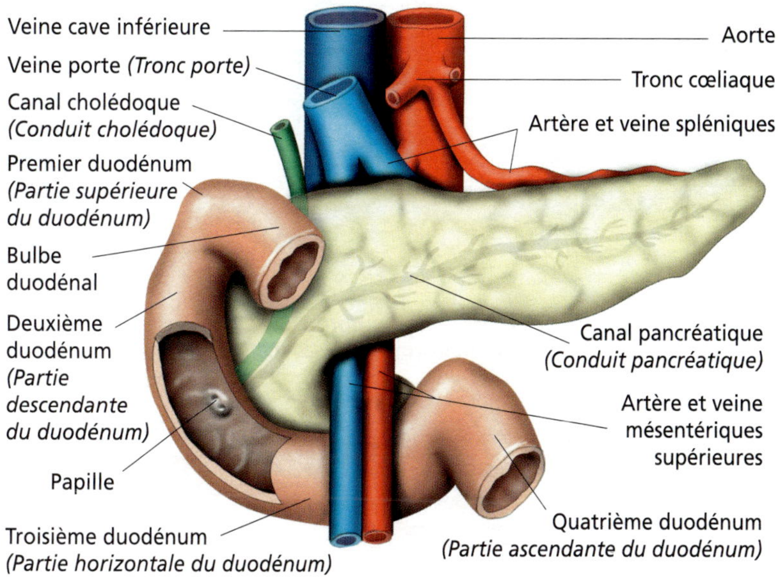

Fig. 6.1 Configuration générale du pancréas et des canaux excréteurs.

Canaux excréteurs

Ils permettent l'écoulement de la sécrétion pancréatique depuis les acini qui la produisent jusqu'au duodénum où elle se déverse. Il s'agit donc d'un système de drainage comprenant de petits canaux secondaires drainant toute la glande et se jetant dans des canaux principaux de plus gros calibre.

Le canal de Wirsung ou canal principal : il parcourt l'organe dans toute sa longueur. Dans la tête, il bifurque et s'incurve vers le bas et, après s'être joint au cholédoque, s'ouvre dans le duodénum dans l'ampoule de Vater. L'abouchement dans le duodénum forme une petite protubérance appelée papille principale (voir *Voies biliaires*, Chapitre 5).

Le canal de Santorini ou voie accessoire : de plus petit calibre se termine dans le duodénum

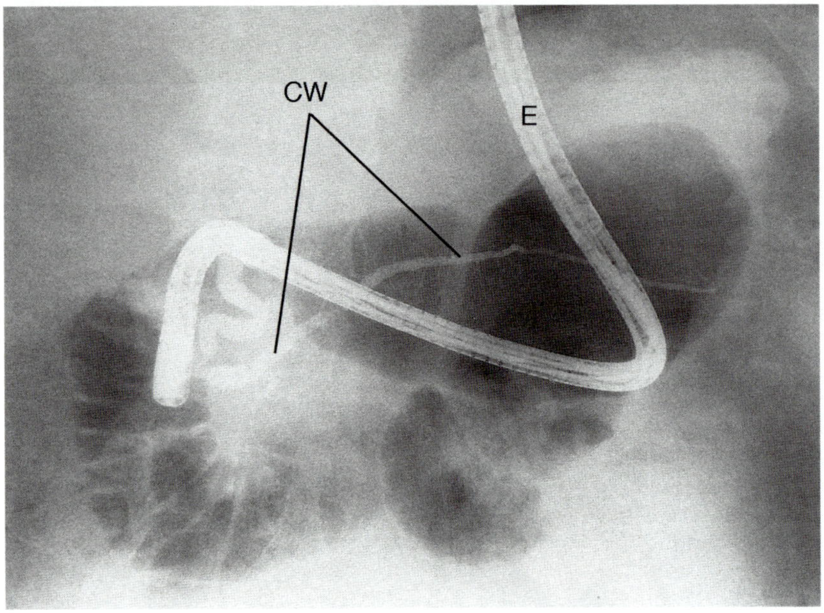

Fig. 6.2 Opacification du canal de Wirsung au cours d'une CPRE (CW, canal de Wirsung ; E, endoscope ; BC, bas cholédoque).

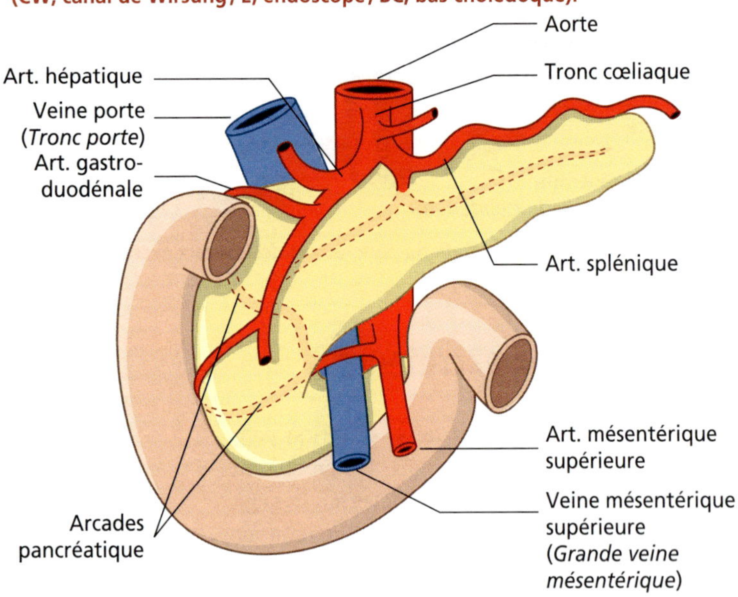

Fig. 6.3 Pancréas.

environ 2 cm au-dessus et en avant de l'embouchure du Wirsung (papille accessoire).

Vaisseaux et nerfs

Artères (figure 6.3)

Les artères nourricières du pancréas naissent de 2 gros troncs viscéraux (nés directement de l'aorte) :

– le tronc cœliaque ;

– l'artère mésentérique supérieure.

LA TÊTE est irriguée par les arcades duodéno-pancréatiques antérieure et postérieure. Ces arcades sont formées par des branches issues, d'une part du tronc cœliaque et d'autre part de l'artère mésentérique supérieure.

LE CORPS ET LA QUEUE sont irrigués par des branches de l'artère splénique, de l'artère mésentérique supérieure et de l'artère hépatique. Elles forment l'artère pancréatique dorsale et des artères pancréatiques transverses.

Veines

Elles sont satellites des artères et se jettent dans la veine splénique et dans la veine mésentérique supérieure. Elles sont donc toutes drainées par la veine portale.

La relation entre veine splénique et pancréas est très étroite. Ceci explique qu'au cours de certaines pathologies pancréatiques, il peut exister une atteinte de la veine splénique.

Canaux lymphatiques

Ils suivent les trajets des vaisseaux sanguins et gagnent la citerne prévertébrale par l'intermédiaire des ganglions cœliaques et des ganglions satellites des vaisseaux mésentériques supérieurs.

Nerfs

Il y a deux contingents nerveux :

– sympathique, ou orthosympathique, provenant des cornes latérales de la moelle ;

– parasympathique, provenant du nerf vague.

Anatomie microscopique (histologie)

LE PANCRÉAS EST UNE GLANDE MIXTE, à la fois :

- **exocrine** (sécrétion de substances produites par le pancréas et déversées en dehors, dans le tube digestif, par l'intermédiaire des canaux excréteurs) ;
- et **endocrine** (sécrétion d'hormones, insuline essentiellement, libérées directement dans le sang).

Il se constitue de lobules dispersés en grappe autour des canaux excréteurs. Le lobule contient du tissu exocrine (les acini) et du tissu endocrine (les îlots de Langerhans).

- **Les acini** constituent la masse la plus importante du pancréas. De forme sphérique, ils se composent d'une seule rangée de cellules pyramidales entourant une lumière centrale. Le pôle apical de ces cellules est plein de petits granules (zymogènes) contenant les enzymes sécrétées et déversées au cours des repas dans la lumière centrale. Des cellules d'un autre type (centro-acinaires) dispersées en dedans des cellules pyramidales sécrètent l'eau et les bicarbonates.

Dans les espaces inter-acineux se trouvent les vaisseaux, lymphatiques et nerfs, insérés dans du tissu conjonctif.

- **Les îlots de Langerhans** sont très nombreux, parsèment les lobules, mais de petite taille et ne représentent que 2 % de la masse pancréatique. Ce sont des amas de petites cellules rondes endocrines de différents types, sécrétant chacune un type hormonal : insuline, glucagon, somatostatine, polypeptide pancréatique. Ils sont richement irrigués par un système artériel.

Physiologie

Le pancréas a deux fonctions distinctes.

Une fonction endocrine : sécrétion d'hormones (surtout d'insuline) par les îlots de Langerhans. L'insuline est déversée directement dans le sang et est distribuée aux tissus permettant l'équilibre glycémique (voir Nouveau Cahier de l'Infirmière n° 9, *Soins infirmiers aux personnes atteintes du diabète et d'affections métaboliques*, de L. Perlemuter. Masson, 4e édition).

Une fonction exocrine : sécrétion du suc pancréatique par les acini et les cellules canalaires. Le suc pancréatique est excrété par les canaux pancréatiques dans le tube digestif et permet la digestion enzymatique du bol alimentaire. C'est cette fonction « digestive » que nous détaillons.

Composition du suc pancréatique

La sécrétion pancréatique exocrine (ou suc pancréatique) est un mélange de protéines, d'eau et d'électrolytes.

La fraction hydro-électrolytique est riche en bicarbonates (donc basique). Le volume moyen quotidien est d'environ 2,5 litres.

La fraction protéique est presque exclusivement enzymatique (à 90 %). On distingue :

- **les enzymes lipolytiques** qui assurent la digestion des lipides : lipase, phospholipases, cholestérol-estérase, etc. Ces enzymes sont sécrétées dans le tube digestif directement sous forme active pour certaines ou sous forme inactive (proenzymes) et ne sont activées que secondairement ;
- **les enzymes protéolytiques** qui s'attaquent aux protéines : endopeptidases (trypsinogène, chymotrypsinogène, élastase) et exopeptidases (carboxypeptidase), sécrétées sous forme inactive puis secondairement activées ;
- **les enzymes amylotiques :** amylase, sécrétée sous forme active ;
- **d'autres enzymes :** ribonucléase, etc.

Rôle de la sécrétion pancréatique exocrine

La sécrétion pancréatique est déversée dans le duodénum au moment des repas quand le contenu gastrique arrive.

Elle va se mélanger à ce chyme : la fraction bicarbonatée va permettre d'en tamponner l'acidité (et assure ainsi une meilleure action des enzymes qui seraient détruites en milieu acide) alors que les enzymes vont chacune attaquer leur substrat pour les couper en particules élémentaires (qui pourront ensuite être absorbées).

Ainsi :

- **la lipase** hydrolyse les triglycérides en acides gras et monoglycérides qui peuvent alors être absorbés. La bile favorise son action ;
- **la cholestérol-estérase** transforme le cholestérol estérifié en cholestérol libre qui devient alors absorbable ;

- **les endopeptidases** coupent les protéines en plus petits fragments (c'est-à-dire en peptides, eux-mêmes composés de quelques acides aminés qui représentent l'élément absorbable) ;
- **les exopeptidases** détachent les acides aminés aux extrémités des protéines ;
- etc.

Une insuffisance pancréatique exocrine se manifeste par une **maldigestion** principalement lipidique. Il en résulte une **stéatorrhée** : présence de graisses en quantité importante dans les selles (les graisses non digérées par les enzymes ne peuvent pas être absorbées). Il peut apparaître aussi une maldigestion protéique et donc une créatorrhée, mais les enzymes gastriques (pepsine) et intestinales suppléent en partie au déficit pancréatique. Quant à la portion glucidique, elle est aussi prise en charge par les enzymes intestinales qui suppléent au déficit pancréatique.

Régulation de la sécrétion pancréatique exocrine

La sécrétion pancréatique est régulée à la fois par des facteurs hormonaux et nerveux. C'est l'action conjointe de ces facteurs qui déclenche et régule l'excrétion du suc pancréatique nécessaire à la digestion des aliments.

Les facteurs hormonaux

La **cholécystokinine** (CCK) est une hormone fabriquée par des cellules de la paroi duodéno-jéjunale. Elle est sécrétée par ces cellules quand le bol alimentaire se déverse dans le duodénum, puis elle est véhiculée par voie sanguine (comme toute hormone) jusqu'au pancréas où elle va stimuler les cellules acineuses et leur faire sécréter les enzymes.

La **sécrétine** est une hormone fabriquée par des cellules de la paroi duodéno-jéjunale. Elle est sécrétée par ces cellules quand l'acidité du contenu gastrique se déverse dans le duodénum, puis elle est véhiculée par voie sanguine jusqu'au pancréas où elle stimule les cellules canalaires et centro-acinaires et leur fait sécréter l'eau et les électrolytes.

Les facteurs nerveux

Les principales afférences nerveuses qui commandent la sécrétion pancréatique font partie du **système parasympathique** (nerf vague ayant pour médiateur l'acétylcholine).

Cette stimulation nerveuse est mise en jeu par différents stimuli : sensoriels (vue et odeur des aliments), mécaniques (distension de l'estomac par l'arrivée des aliments).

Pathologie pancréatique

Tumeurs du pancréas

Cancer du pancréas (adénocarcinome pancréatique)

La très grande majorité des cancers du pancréas sont des adénocarcinomes.

Le cancer du pancréas reste longtemps asymptomatique et sa découverte est donc souvent faite tardivement à un stade déjà trop avancé. Son pronostic est redoutable avec une médiane de survie inférieure à un an.

Épidémiologie

Son incidence en France est d'environ 3 500 nouveaux cas par an. Il représente la 7e cause de décès par cancer.

Son pronostic est l'un des plus mauvais avec une médiane de survie < 12 mois et un taux de survie à 5 ans nul.

L'âge de survenue est habituellement supérieur à 40 ans, son incidence augmente régulièrement avec l'âge. Il est environ 2 fois plus fréquent chez l'homme que chez la femme.

Étiologie

Il n'existe pas de facteur de risque évident (comme pour le cancer recto-colique par exemple) permettant d'identifier une population à risque et entraînant un risque certain. Cependant, on note l'influence des antécédents familiaux de cancer du pancréas, de l'existence d'une pancréatite chronique, de la consommation de tabac…

Clinique

Les circonstances de découverte sont :

- **l'ictère** le plus souvent. Il est dû à la compression du bas cholédoque (dans son passage intra-pancréatique) par la tumeur (figure 6.4). Il s'aggrave progressivement, sans rémission et s'accompagne de prurit. Il est souvent le premier signe des cancers de la tête du pancréas ;
- **les douleurs abdominales de type pancréatique :** intenses, épigastriques, irradiant dans le dos (transfixiantes). Il s'agit souvent des premiers signes des cancers du corps du pancréas par envahissement des plexus nerveux (situés en arrière du corps) ;
- **l'altération de l'état général,** car le cancer évolue souvent longtemps avant qu'il ne soit découvert ;
- **le diabète et la diarrhée** peuvent aussi beaucoup plus rarement révéler un cancer du pancréas témoignant de la destruction ou de la compression du pancréas par la tumeur, voire une pancréatite aiguë.

L'examen clinique peut retrouver :

- **l'ictère ;**
- **une hépatomégalie, une grosse vésicule à la palpation abdominale** (due à la stase biliaire par obstruction du bas cholédoque) ;
- **rarement une masse épigastrique.**

Il recherche des signes d'extension métastatique : adénopathie, ascite, gros foie tumoral...

L'ictère est le signe clinique le plus fréquent, témoignant d'une forme déjà avancée avec compression de la voie biliaire.

Examens complémentaires

- **L'échographie abdominale** recherche la tumeur pancréatique et apprécie la dilatation des voies biliaires et de la vésicule. Le pancréas peut cependant, dans environ 20 % des cas, être mal vu à l'échographie.
- **Le scanner abdominal** permet une bonne visualisation de la masse pancréatique et permet d'apprécier l'extension loco-régionale et abdominale.
- **L'écho-endoscopie haute** permet une excellente visualisation du parenchyme pancréatique (et notamment détecte les tumeurs de petite taille) et apprécie l'extension locale.
- **La CPRE** ou opacification rétrograde des voies biliaires et du Wirsung par voie endoscopique montre la compression de ces structures par la tumeur et permet dans un même temps un geste thérapeutique palliatif (voir Traitement).

Enfin, n'oublions pas que seule la biopsie permet d'affirmer la nature cancéreuse de la tumeur découverte.

- **Les autres examens** permettront d'élargir le bilan d'extension (radio pulmonaire) et d'apprécier le retentissement (biologie hépatique), l'état général et l'éventuelle opérabilité du malade si nécessaire.

Le choix des examens complémentaires se fait en fonction de la présentation clinique et de l'objectif thérapeutique. Si l'échographie a mis en évidence des métastases hépatiques, le bilan de l'extension locorégionale de la tumeur pancréatique est inutile car aucune exérèse ne sera envisagée.

Formes cliniques

Il s'agit d'un **adénocarcinome** développé dans la plupart des cas à partir des cellules des canaux pancréatiques.

- **La forme la plus fréquente (75 %) est la localisation dans la tête du pancréas** responsable d'un ictère. À un stade encore plus avancé, elle peut être responsable d'une compression et/ou d'un envahissement du cadre duodénal entraînant une obstruction digestive.
- **La localisation dans le corps ou la queue du pancréas (20 %)** n'entraîne pas d'ictère *a priori* et leur découverte est souvent encore plus tardive que pour la localisation céphalique. Leur révélation est souvent due aux douleurs par envahissement des plexus nerveux cœliaques.

Traitement

Seule la chirurgie d'exérèse peut permettre un traitement curatif. Cependant, seuls 5 % environ des malades peuvent avoir une résection à visée curative. En effet, dès le diagnostic, 85 % des malades ont une extension tumorale locale ou à distance (métastases), contre-indiquant une résection. Parmi les 5 % restants, certains auront une contre-indication peropératoire par la découverte de métastases ou d'extension locale non vues en préopératoire. De plus, il s'agit d'une chirurgie lourde (duodéno-pancréatectomie céphalique, spléno-pancréatectomie caudale, voire pancréatectomie totale) (figure 6.5). Enfin, même en cas de résection chirurgicale complète, le risque de

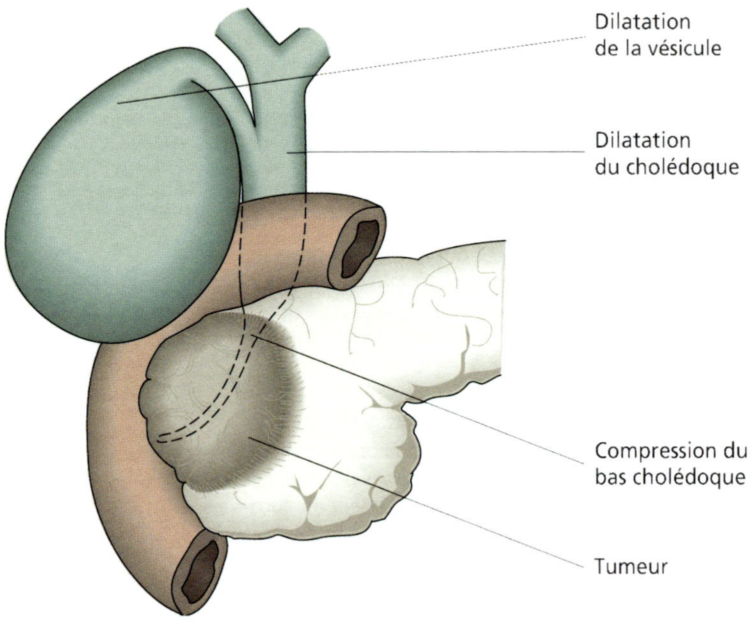

Fig. 6.4 **Cancer de la tête du pancréas. Sténose du bas cholédoque. Dilatation des voies biliaires sus-jacentes et de la vésicule.**

récidive est très élevé (plus de 80 %) et la survie à 5 ans n'est que de 5 à 10 %.

DANS LES AUTRES CAS LE TRAITEMENT PALLIATIF doit assurer :

- **le drainage des voies biliaires,** en cas d'ictère, soit par la mise en place d'une prothèse par voie endoscopique au cours d'une CPRE ou par abord transpariétal sous contrôle radiologique, soit par une dérivation chirurgicale ;
- **le contrôle de la douleur** par morphiniques, infiltration des plexus nerveux par de l'alcool ;
- **la correction d'un éventuel diabète, d'une diarrhée...**

La chimiothérapie et la radiothérapie seules ou en association n'ont pas d'effets démontrés sur la survie à l'heure actuelle.

LA CHIMIOTHÉRAPIE (gemcitabine) peut cependant être proposée en situation palliative car elle peut apporter un bénéfice clinique (moins de douleur, d'amaigrissement et d'asthénie).

Évolution et pronostic

L'évolution spontanée se fait vers un envahissement régional (cadre duodénal, plexus cœliaque, pédicule hépatique, etc.) et général (métastases hépatiques, carcinose péritonéale, etc.).

Même lorsque le geste d'exérèse chirurgicale a pu être fait, la récidive est fréquente avec apparition d'un envahissement régional ou général.

Le pronostic est très sévère avec 0 à 3 % de survie à 5 ans. Pratiquement aucun progrès n'a été réalisé dans ce domaine depuis 20 ans. Un diagnostic plus précoce est nécessaire à l'amélioration de la survie.

Le cancer du pancréas est de découverte le plus souvent tardive, de pronostic effroyable.

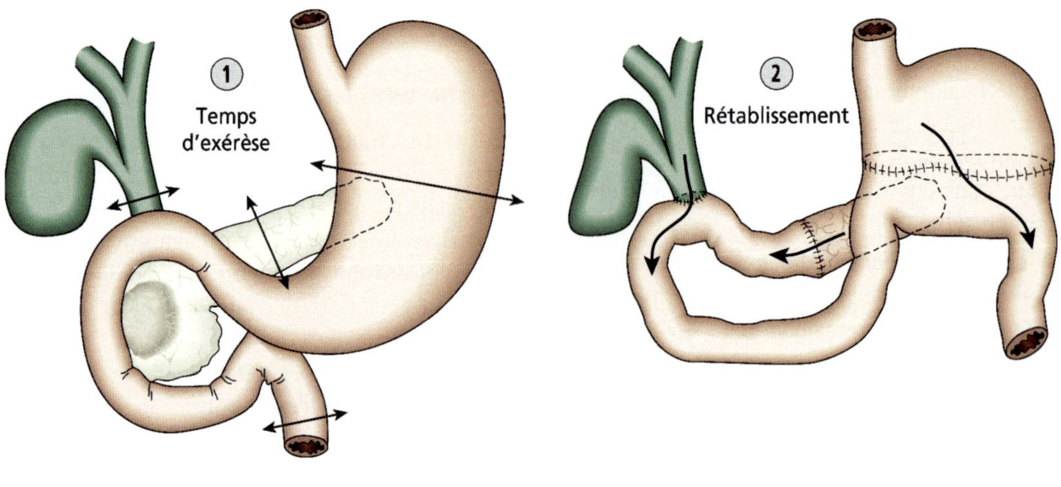

Fig. 6.5 **Cancer du pancréas.**
a. Temps d'exérèse de la duodéno-pancréatectomie.
b. Rétablissement de la continuité après duodéno-pancréatectomie.

PROTOCOLE D'EXAMEN

ÉCHO-ENDOSCOPIE PAR VOIE HAUTE

L'écho-endoscopie par voie haute se fait sous anesthésie générale, à l'aide d'un fibroscope spécial muni à son extrémité d'une sonde d'échographie et relié à une console d'échographe. Le positionnement de la sonde d'échographie dans les cavités digestives hautes (œsophage, estomac, duodénum) permet une très bonne visualisation en détail des organes adjacents (pancréas, voies biliaires, vésicule, adénopathies) et des parois digestives elles-mêmes.

Ses indications sont donc variées : bilan d'extension de cancer œsophagien, tumeurs pancréatiques, recherche de petits calculs dans les voies biliaires, etc.

Préparation du malade

– L'appareil utilisé a un diamètre supérieur aux fibroscopes conventionnels, la durée de l'examen est souvent prolongée (30 min environ), l'immobilité parfaite du patient est nécessaire pour obtenir de bonnes images échographiques, etc., ainsi l'anesthésie générale est systématique. Donc prévoir une consultation d'anesthésie.

– TP, TCA, plaquettes et autres examens en fonction des prescriptions de l'anesthésiste (ECG, radiographie thoracique, etc.).

– Patient strictement à jeun, habillé pour l'anesthésie (casaque, pas de maquillage, prothèses dentaires enlevées, etc.), perfusé au bras droit (la position au cours de l'examen étant le décubitus latéral gauche).

– Prémédication 1 h 30 avant l'examen en fonction de la prescription de l'anesthésiste.

Déroulement de l'examen

L'examen se déroule en partie comme une fibroscopie gastrique. Cependant, dans ce cas, l'exploration ne se fait pas visuellement : le champ optique est très limité et ne sert qu'à aider à se positionner (il faut faire auparavant une fibroscopie si l'on veut bien voir ces segments). L'exploration se fait par échographie, en plaçant la sonde d'échographie (extrémité de l'endoscope) à proximité des structures à étudier (un ballonnet installé autour de la sonde est rempli d'eau et se colle à la paroi de façon à assurer un bon contact et une bonne transmission et réception des ultrasons). La visualisation se fait sur un écran en continu et des clichés peuvent être imprimés sur papier.

Surveillance après l'examen

– Réveil en salle de réveil.

– Le malade peut se réalimenter environ 4 heures après l'examen en fonction des prescriptions de l'anesthésiste.

L'appareil doit être nettoyé et désinfecté selon les modalités en cours.

Les éventuelles complications sont celles de la fibroscopie.

Autres tumeurs du pancréas

Le cancer pancréatique (adénocarcinome) que nous venons de décrire est la tumeur pancréatique la plus fréquente. Cependant d'autres tumeurs peuvent se développer dans le pancréas.

Tumeurs endocrines du pancréas

Ce sont des tumeurs le plus souvent malignes mais **d'évolution lente** qui se développent à partir de cellules endocrines réparties dans le pancréas (et la paroi duodénale). Il en existe différents types sécrétant différentes hormones : gastrine, insuline, glucagon, etc.

Outre le processus tumoral, ces tumeurs se caractérisent donc par la sécrétion accrue de l'hormone correspondante :

- **le gastrinome** (tumeur à gastrine) entraîne une hypersécrétion gastrique acide et provoque des ulcères, une diarrhée, etc. ;
- **l'insulinome** (tumeur à insuline) provoque des hypoglycémies sévères ;
- **le glucagonome** (tumeur à glucagon) entraîne une hyperglycémie, des troubles cutanés ;
- etc.

Le bilan recherche la tumeur et son extension, mais aussi l'hormone en excès par dosages biologiques. Dans certains cas, il peut s'agir d'une véritable maladie héréditaire nécessitant une enquête familiale (néoplasie endocrinienne multiple).

LE TRAITEMENT doit être à la fois :

- **antitumoral** dès que possible : chirurgie d'exérèse, chimiothérapie s'il s'agit d'un processus malin métastatique évolutif ;
- **antihormonal :** antisécréteurs pour le gastrinome (antiulcéreux : *Mopral*, par exemple) ; somatostatine pour les autres tumeurs (inhibiteur de la sécrétion hormonale).

Cystadénomes pancréatiques

Il en existe 2 types : cystadénomes séreux et cystadénomes mucineux. Ces derniers peuvent avoir une dégénérescence maligne. Il s'agit de tumeurs kystiques.

Rappelons, cependant, que le plus souvent les lésions kystiques du pancréas sont les kystes et faux kystes des pancréatites.

Ampullome

C'est une tumeur développée au niveau de la papille ou ampoule de Vater (abouchement des voies biliaires dans le duodénum). Elle s'exprime donc cliniquement comme une tumeur de la tête du pancréas mais elle est néanmoins de moins mauvais pronostic car de diagnostic souvent plus précoce et d'évolution moins rapide.

Pancréatite aiguë

La pancréatite aiguë est une inflammation aiguë du pancréas au pronostic parfois grave, se caractérisant par une vive douleur. Les causes de ce processus inflammatoire peuvent être multiples. Quel que soit le mécanisme, elles aboutissent à une activation des enzymes pancréatiques et provoquent :

- **soit une inflammation œdémateuse** limitée à la glande pancréatique : c'est la **pancréatite aiguë œdémateuse**, de bon pronostic ;
- **soit une véritable « brûlure » interne** plus ou moins étendue avec nécrose et hémorragies provoquées par le déversement des enzymes pancréatiques dans la cavité abdominale et la circulation générale : c'est la **pancréatite nécrotico-hémorragique** au pronostic vital grave.

Étiologie

LES 2 PRINCIPALES CAUSES sont :

- **la lithiase biliaire.** La migration d'un calcul dans le cholédoque peut entraîner, lors de son passage ou de son blocage au niveau de l'ampoule de Vater (calcul enclavé), une inflammation pancréatique ;
- **l'alcool.** Cette cause se retrouve surtout chez l'alcoolique chronique plutôt que chez le buveur occasionnel. Les pancréatites aiguës représentent souvent les premières manifestations d'une pancréatite chronique.

LES AUTRES CAUSES sont plus rares :

- **métaboliques :** hypertriglycéridémie et hypercalcémie ;
- **certains médicaments et toxiques** (venins, insecticides…) ;
- **traumatismes directs ou iatrogènes** (chirurgie, CPRE…) ;
- **obstruction** (par une tumeur par ex.) ;
- **virus** (oreillons, coxsackie, herpès…) ;
- **maladies auto-immunes** (lupus, périartérite noueuse…).

Enfin, dans un nombre de cas non négligeable, aucune cause ne peut être retrouvée : on parle alors de **pancréatite idiopathique.**

Quelle que soit l'étiologie de la pancréatite aiguë, les conséquences sont les mêmes.

Clinique

LE SYMPTÔME ESSENTIEL EST UNE DOULEUR de type pancréatique : épigastrique, très intense, irradiant dans le dos, pliant le malade en deux (position en chien de fusil). Les autres signes d'accompagnement dépendent de la sévérité de la pancréatite.

La pancréatite aiguë peut être :

– œdémateuse, elle est alors bénigne ;

– nécrotico-hémorragique, elle est alors souvent grave exposant à un risque élevé de mortalité.

L'EXAMEN CLINIQUE est en général assez pauvre (défense épigastrique…) et contraste avec l'intensité des symptômes. Cependant, en cas de pancréatite grave, le tableau clinique peut montrer des signes de défaillance multiviscérale.

Le diagnostic différentiel se fait avec les autres causes de douleurs épigastriques aiguës : infarctus du myocarde, dissection aortique, ulcère gastroduodénal.

Complications

Au cours des pancréatites graves les complications peuvent être :

- **précoces** : collapsus cardio-vasculaire, syndrome de détresse respiratoire, hypocalcémie, hypoglycémie, insuffisance rénale ;
- **ou plus tardives** : formation de pseudo-kystes nécrotiques, abcès et surinfection des plages de nécrose, destruction tissulaire ou compression des organes de voisinage par la nécrose.

Le taux plasmatique de CRP (C Réactive Protéine) est un bon indice biologique de gravité.

Examens complémentaires

LES ENZYMES PANCRÉATIQUES dans le sang (**lipasémie** ; le dosage de l'amylasémie, peu spécifique, doit être abandonné) sont nettement augmentées. Il s'agit d'un bon indice diagnostique.

LES EXAMENS MORPHOLOGIQUES COMME L'ÉCHOGRAPHIE ABDOMINALE ET LE SCANNER ABDOMINAL montrent les remaniements du pancréas : infiltration œdémateuse en cas de pancréatite bénigne, plages de nécrose (coulées et faux kystes) en cas de pancréatite grave. Ils recherchent aussi des signes en faveur d'une lithiase biliaire.

Le scanner abdominal permet de bien visualiser les plages de nécrose et coulées inflammatoires caractérisant les pancréatites graves.

Le score de Balthazar est un score pronostique de gravité basé sur les données scannographiques (scores de A à E).

LES AUTRES EXAMENS évalueront en fonction du contexte :

- **les complications et le degré de gravité de la pancréatite :** bilan hydro-électrolytique sanguin, calcémie et glycémie, hémocultures, ECG, ASP et radiographie pulmonaire ;
- **l'étiologie :** recherche d'une cytolyse et hyperbilirubinémie en faveur d'une migration lithiasique, recherche d'une hypertriglycéridémie. Et enfin, des examens morphologiques, tels que l'écho-endoscopie et la CPRE, qui ont une bonne rentabilité dans la mise en évidence de calculs biliaires.

Traitement

Il doit être à la fois étiologique et symptomatique.

LE TRAITEMENT SYMPTOMATIQUE comporte :

- **Le maintien à jeun strict et les antalgiques.** Une réhydratation par voie parentérale est donc nécessaire. Aucun autre traitement supplémentaire n'a fait la preuve de son efficacité.
- **En cas de pancréatite grave ou de signes de mauvais pronostic** (CRP élevée) le traitement des complications en milieu de soins intensifs s'impose : correction des troubles hydro-électrolytiques et nutrition parentérale parfois prolongée, oxygénothérapie nasale voire ventilation assistée, remplissage vasculaire, etc. La chirurgie (ou parfois l'endoscopie ou la radiologie interventionnelles) peut être nécessaire pour dériver des kystes compliqués et infectés, voire des plages de nécroses surinfectées.

LE TRAITEMENT ÉTIOLOGIQUE

- **Il s'adresse surtout aux pancréatites lithiasiques.** La voie biliaire principale doit être rapidement libérée de tout calcul. Celle-ci sera préférentiellement réalisée par une sphinctérotomie au cours d'une CPRE quand elle est possible (voir page 167). Secondairement, en fonction de l'âge, la chirurgie permettra d'enlever la vésicule (où se forment les calculs).
- **Le sevrage alcoolique est impératif** au cours des pancréatites éthyliques. Dans le cas contraire, la récidive est inéluctable.

Évolution - Pronostic

Le pronostic dépend du type de pancréatite. La mortalité est faible en cas de pancréatite œdémateuse et élevée en cas de pancréatite nécrotico-hémorragique (de l'ordre de 40 %). En cas de pancréatite bénigne, la guérison est rapide avec cédation des douleurs et normalisation du taux des enzymes pancréatiques dans le sang. La récidive est toujours possible tant que la cause persiste.

Pancréatite chronique

La pancréatite chronique se définit par le développement de lésions inflammatoires chroniques du parenchyme pancréatique provoquant une sclérose progressive, souvent calcifiée, et entraînant la destruction du parenchyme. L'évolution vers l'insuffisance pancréatique est émaillée, surtout au début, de poussées de complications aiguës.

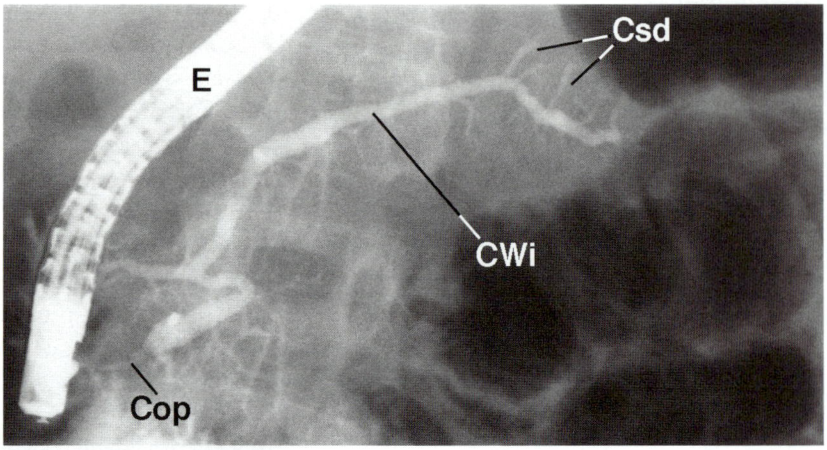

Fig. 6.6 Pancréatite chronique : Wirsung irrégulier et dilaté (CWi), canaux secondaires dilatés (Csd). Cop, cathéter d'opacification ; E, endoscope.

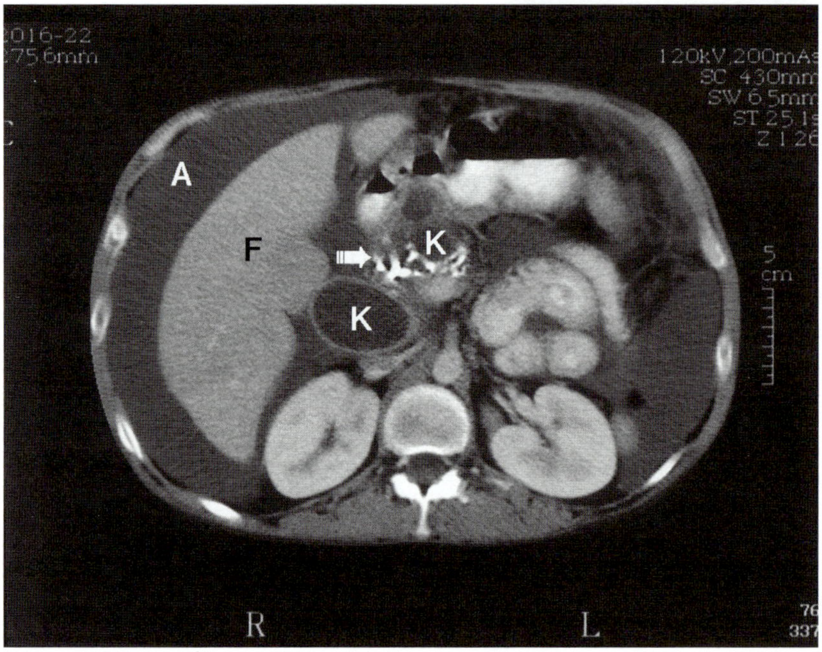

Fig. 6.7 Poussée de pancréatite aiguë sur pancréatite chronique calcifiée (flèche = calcifications pancréatiques ; K, kystes ; A, ascite, F, foie). Coupe de scanner abdominal.

Étiologie

L'ALCOOL est la cause la plus fréquente et quasi exclusive dans nos pays (90 %). La durée de l'intoxication (souvent > 15 ans) et son degré (consommation excessive) sont des facteurs importants.

LES AUTRES CAUSES sont rares :

- **obstacle du canal pancréatique principal** (pancréatite obstructive) : les lésions pancréatiques se développent en amont de l'obstacle dont la nature peut être variable (petite tumeur, séquelle cicatricielle traumatique, etc.) ;
- **hypercalcémie** (hyperparathyroïdie) ;
- **mucoviscidose ;**
- **hérédité ;**
- **malnutrition lipido-protidique de l'enfance** (pancréatite tropicale) : c'est une cause très fréquente dans les pays en voie de développement et qui touche le sujet jeune (environ 20 ans) ;
- **idiopathique**.

L'alcoolisme chronique représente la principale cause de pancréatite chronique.

Clinique

Elle est variable en fonction du stade de la pancréatite chronique (voir *infra*), les circonstances de découverte sont multiples, parfois à l'occasion d'une complication.

LES PRINCIPAUX SYMPTÔMES

- **La douleur :** principal symptôme, de type pancréatique, c'est-à-dire épigastrique, transfixiante à irradiation postérieure, calmée par l'antéflexion et l'aspirine. Elle est le plus souvent déclenchée par l'alimentation et surtout l'alcool.
- **L'ictère :** survient dans 25 % des cas. Il est soit fugace, contemporain d'une poussée aiguë ou subaiguë, soit prolongé, en rapport avec une compression du bas cholédoque par un faux kyste.
- **L'amaigrissement** est fréquent, il est dû :

– à une restriction alimentaire du fait de son rôle déclenchant dans les phénomènes douloureux;

– à une malabsorption par insuffisance pancréatique exocrine.

- **Une diarrhée graisseuse :** témoin d'une insuffisance pancréatique exocrine.

L'EXAMEN CLINIQUE. Il est pauvre, il peut retrouver une masse épigastrique en rapport avec un volumineux faux kyste, un ictère… Il recherchera des stigmates d'alcoolisme.

Évolution

L'évolution générale se fait schématiquement selon 3 périodes.

- **Les 5 premières années :** toutes les complications peuvent survenir, notamment les poussées de pancréatite aiguë.
- **Entre 5 et 10 ans :** les poussées aiguës s'espacent et il persiste surtout le risque de faux kyste.
- **Après 10 ans :** le risque de complication aiguë est minime voire exceptionnel. L'évolution aboutit à l'insuffisance pancréatique exocrine et éventuellement endocrine témoin d'une destruction de plus de 90 % du parenchyme pancréatique fonctionnel.

LES POUSSÉES DE PANCRÉATITE AIGUË peuvent être bénignes ou graves.

LES KYSTES sont dus à l'oblitération d'un canal pancréatique par la sclérose du parenchyme ou par un calcul : l'accumulation des sécrétions pancréatiques en amont provoque le développement du kyste. Ils se révèlent souvent par des douleurs et s'accompagnent d'une augmentation modérée des enzymes pancréatiques dans le sang. Ils peuvent régresser spontanément ou se compliquer.

L'INSUFFISANCE PANCRÉATIQUE EXOCRINE est la conséquence de la destruction du parenchyme exocrine : la sécrétion des enzymes est insuffisante et ne permet plus une digestion correcte des aliments dans la lumière digestive pour permettre leur absorption. Sur le plan clinique il existe :

- **une diarrhée graisseuse :** cliniquement, les selles flottent à la surface de l'eau dans la cuvette, sont légèrement décolorées, peuvent laisser des traces de graisse sur le papier à l'essuyage (la confirmation biologique se fait sur le dosage de la stéatorrhée);
- **un amaigrissement.**

LE DIABÈTE est la conséquence de la destruction du parenchyme endocrine. il est d'emblée ou rapidement insulinodépendant.

Complications

Les complications sont liées à l'évolution, ce sont celles des :

POUSSÉES DE PANCRÉATITE AIGUË qui peuvent être bénignes ou graves (voir Pancréatite aiguë, page 188).

FAUX KYSTES :

- **hémorragie intrakystique;**
- **surinfection kystique;**
- **compression des organes de voisinage :** par exemple, compression de la voie biliaire provoquant un ictère, du duodénum provoquant une obstruction digestive, de la veine splénique entraînant une hypertension portale segmentaire.
- **fistulisation :** par exemple vers la cavité péritonéale ou vers la plèvre, provoquant respectivement une ascite ou un épanchement pleural riches en enzymes pancréatiques.

PAR AILLEURS ON NOTE AUSSI PARMI LES COMPLICATIONS POSSIBLES :

- **thrombose de la veine porte et/ou splénique** (vaisseaux au contact du foyer inflammatoire chronique pancréatique) provoquant une hypertension portale (risque hémorragique);
- **ulcère duodénal.**

Examens complémentaires

LES EXAMENS BIOLOGIQUES : les enzymes pancréatiques (amylasémie, lipasémie) sont augmentées en cas de poussée ou de kyste, la glycémie est élevée en cas de diabète, des stigmates de malabsorption et d'alcoolisme sont recherchés.

LE DOSAGE DE GRAISSES DANS LES SELLES, après régime adapté, confirme ou non l'existence d'une stéatorrhée trop élevée témoin d'une insuffisance pancréatique exocrine.

L'ASP de face et de profil centré sur les 2 premières vertèbres lombaires recherche des calcifications de l'aire pancréatique, affirmant l'existence d'une pancréatite chronique.

LES EXAMENS MORPHOLOGIQUES peuvent être contributifs et utiles en fonction du contexte clinique :

- **l'écho-endoscopie** montre des remaniements pancréatiques canalaires et parenchymateux caractéristiques.
- **l'échographie ou le scanner** peuvent préciser la présence de calcifications non visibles sur l'ASP, le volume et les contours du pancréas, la présence de kystes ou autres complications, le retentissement éventuel sur les voies biliaires.
- **la wirsungo IRM** permet de visualiser le wirsung aussi bien que l'échoendoscopie.
- **l'opacification du Wirsung (wirsungographie) par CPRE** montre des anomalies du Wirsung et des canaux pancréatiques secondaires caractéristiques (dilatations irrégulières, sténoses, calculs) (figure 6.7).

Traitement

Le sevrage alcoolique est la 1re mesure indispensable, son non-respect est la cause majeure de la persistance des douleurs et des complications.

MESURES GÉNÉRALES - TRAITEMENT MÉDICAL

- **En cas d'insuffisance pancréatique exocrine :**
  – prise d'enzymes pancréatiques sous forme orale au moment des repas ;
  – apports caloriques suffisants, parfois supplémentation en lipides directement absorbables (triglycérides à chaînes moyennes).
- **Insulinothérapie en cas de diabète.**
- **Antalgiques en cas de douleurs.**
- **Traitement des poussées aiguës** (voir page 189).

TRAITEMENT CHIRURGICAL

Il s'applique au traitement de certaines complications persistantes après échec des mesures médicales. Il s'agit d'une chirurgie délicate :

PHARMACOLOGIE

EXTRAITS PANCRÉATIQUES	
LIPASE	
Alipase	
gélules à 7 500 U	6 à 9 gél. par jour en 3 prises aux repas.
Créon	
gélules à 12 000 U	6 à 9 gél. par jour en 3 prises aux repas.
Eurobiol	
gélules à 25 000 U = *Eurobiol 25 000*	6 gél. par jour en 3 prises aux repas.
flacons	1 à 3 flacons par jour en 3 prises aux repas.
sachets	3 à 6 sachets par jour en 3 prises aux repas.

ACTIONS

Extraits de pancréas apportant les enzymes pancréatiques nécessaires à la digestion (lipases, protéases, amylases).

Les spécialités en gélules, contrairement aux sachets ou flacons, permettent de protéger les enzymes de la dégradation par l'acide gastrique (enrobage des gélules : gastro-résistant).

INDICATIONS

♥♥♥ Insuffisance pancréatique externe au cours des pancréatites chroniques, mucoviscidose, pancréatectomies.

CONTRE-INDICATIONS

Aucune.

PRÉCAUTIONS D'EMPLOI

Nécessité d'un apport de 30 000 U de lipase par jour.

Efficacité complète après 2 à 3 mois de traitement.

EFFETS SECONDAIRES

Constipation en cas de surdosage ; adapter les doses progressivement.

- **drainage chirurgical** (anastomose kysto- ou wirsungo-jéjunale) **ou parfois endoscopique** (kysto-gastrique ou kysto-duodénal) des kystes compliqués ou de kystes volumineux persistants plus de 6 semaines;
- **dérivation biliaire** en cas de compression du bas cholédoque (anastomose cholédoco-jéjunale);
- **dérivation digestive** en cas de compression duodénale (gastro-entérostomie);
- **rarement, exérèse d'une portion du pancréas** pour douleurs invalidantes et persistantes malgré un sevrage complet et un traitement antalgique adapté.

POINTS CLÉS

1. ▶ Le pancréas a une fonction **endocrine** (production d'insuline) et une fonction **exocrine** (suc pancréatique). Sa situation anatomique, profonde et rétropéritonéale, rend son exploration difficile et explique, au moins en partie, le diagnostic trop tardif des tumeurs pancréatiques.
2. ▶ La pancréatite aiguë est une affection de gravité variable (de bénigne à très grave). La gravité ne dépend pas de l'étiologie. Les complications des pancréatites sont nombreuses et parfois graves: pseudo-kystes, hémorragies, infections. **Les deux principales causes sont la lithiase et l'alcool,** mais de nombreuses autres étiologies existent.
3. ▶ **La pancréatite chronique** est une infection chronique du pancréas liée à une consommation excessive de boissons alcoolisées.
4. ▶ **Le cancer du pancréas** est une tumeur extrêmement grave dont la survie à 5 ans est quasi nulle. Il se révèle le plus souvent par un ictère lié à une compression de la voie biliaire principale par la tête tumorale du pancréas. Le traitement repose sur la chirurgie, mais elle est rarement possible.

Chirurgie

7

Hernies externes

Généralités

Définition

Une hernie est définie par l'issue spontanée, temporaire ou permanente, d'un ou de plusieurs viscères hors de la cavité qui les contient normalement (l'abdomen) au travers d'une zone de faiblesse, anatomiquement prévisible ; elle est parfois favorisée par une prédisposition congénitale ou acquise.

Une hernie abdominale comprend donc :

- **un sac péritonéal** qui communique avec la grande cavité par une portion rétrécie : le collet herniaire ;
- **un orifice** qui correspond à la zone de faiblesse de la paroi abdominale ;
- **un contenu** représenté par les organes intra-abdominaux. L'organe le plus fréquemment retrouvé est l'intestin grêle ; le côlon peut être retrouvé dans les hernies du côté gauche ; la vessie nécessite une hernie à large collet.

Une hernie n'est pas grave en tant que telle. En revanche, elle peut se compliquer en s'étranglant : l'étranglement herniaire est dû à la striction du contenu herniaire au niveau du collet ; il est extrêmement grave car il détermine une occlusion intestinale aiguë par strangulation.

Types de hernie

La hernie survient au niveau d'un des points faibles de la paroi abdominale. Les points les plus fréquemment atteints sont les orifices inguinaux, cruraux et ombilicaux.

Types de hernies

Formes les plus fréquentes

- hernie inguinale ;
- hernie crurale ;
- hernie ombilicale.

Formes plus rares

- hernie obturatrice ;
- hernie de la ligne blanche.

Mécanismes

ON OPPOSE DEUX TYPES DE HERNIES :

– les hernies congénitales ;

– les hernies acquises, dites de faiblesse.

ON DISTINGUE ÉGALEMENT :

– les hernies non compliquées ;

– et à l'opposé, les étranglements herniaires qui représentent une forme évolutive redoutable.

Hernie non compliquée

Hernies congénitales

Elles sont développées dans un sac préexistant qui normalement aurait dû se refermer.

Ainsi, la hernie inguinale oblique externe est caractérisée par la persistance du canal péritonéo-

Tableau 7.1 Facteurs favorisant une faiblesse de la paroi abdominale.

Faiblesse musculo-aponévrotique	Hyperpression intra-abdominale
Âge	Insuffisance respiratoire
Sédentarité	Dysurie
Obésité	Constipation
Amaigrissement important et rapide	Ascite
	Efforts physiques importants
	Grossesse

vaginal. Physiologiquement, ce canal met en communication le péritoine et la vaginale testiculaire chez l'embryon. Il se ferme progressivement pour laisser place à un ligament : le ligament de Cloquet. La persistance du canal péritonéo-vaginal permet au péritoine (et à l'intestin grêle) d'y pénétrer pour réaliser une hernie.

Hernies acquises, de faiblesse

Elles sont dues à la faiblesse musculaire et aponévrotique de la paroi abdominale. Elle touche donc le plus souvent l'adulte et le vieillard. Deux types de facteurs favorisent ce type de hernie : ceux qui favorisent directement la faiblesse musculo-aponévrotique et ceux qui font augmenter la pression intra-abdominale.

Facteurs favorisant la faiblesse musculo-aponévrotique

Les facteurs les plus fréquents sont : l'âge, la sédentarité, l'obésité et les amaigrissements importants et rapides.

Facteurs favorisant l'hyperpression abdominale

Les facteurs les plus fréquents sont : l'insuffisance respiratoire (notamment la bronchite chronique avec la toux qui l'accompagne), la constipation, la dysurie (adénome prostatique), l'ascite, les efforts physiques importants et la grossesse (tableau 7.1).

Étranglement herniaire

Définition

L'étranglement herniaire est l'accident le plus redoutable qu'on puisse observer dans l'évolution d'une hernie. Il s'agit de la striction brusque et permanente des viscères herniés. Cette striction a lieu au niveau du collet de la hernie. Toutes les hernies sont susceptibles de s'étrangler.

Physiopathologie

À la faveur d'une augmentation de la pression intra-abdominale, un viscère s'incarcère dans la hernie; il s'agit le plus souvent de l'intestin grêle. La striction peut être modérée et asymptomatique ou bien entraîner déjà un blocage de la circulation veineuse de retour. Dans ce cas un œdème apparaît qui accentue lui-même la striction. Simultanément, la circulation artérielle diminue et provoque une ischémie intestinale. À son tour, cette ischémie va augmenter la striction au niveau du collet en provoquant une dilatation de l'intestin.

EN CONSÉQUENCE, UN ÉTRANGLEMENT HERNIAIRE ENTRAÎNE :

- **une occlusion intestinale aiguë** par strangulation;
- **une ischémie** puis une **nécrose intestinale** qui peut aboutir à une **perforation**.

Clinique

Syndrome herniaire simple

La hernie réalise une tuméfaction qui peut apparaître spontanément ou bien plus souvent à la suite d'un effort (l'effort augmente la pression intra-abdominale).

CETTE TUMÉFACTION a des caractéristiques bien précises :

- **elle est indolore;**
- **elle est impulsive et expansive à la toux :**

– impulsive car au moment de la toux elle s'extériorise plus en longueur;

– expansive car au moment de la toux elle s'extériorise plus en largeur (son diamètre augmente);

- **elle est réductible** c'est-à-dire qu'à l'aide de son doigt, le médecin (ou le patient) peut faire rentrer la hernie dans l'abdomen;
- **elle est reproductible :** après avoir été réduite, la hernie peut s'extérioriser à nouveau à la suite d'un effort.

Caractéristiques d'une hernie non compliquée.

Une hernie non compliquée réalise une tuméfaction :

- indolore;
- impulsive à la toux;
- expansive à la toux;
- réductible;
- reproductible.

Syndrome d'étranglement herniaire

Il évolue en deux stades : un stade précoce où dominent les signes locaux et un stade plus tardif où un syndrome occlusif devient l'élément principal.

Stade précoce : signes locaux

Il s'agit d'un sujet qui se sait ou non porteur d'une hernie.

Brusquement ou progressivement, à la suite d'une augmentation de la pression intra-abdominale (effort physique, toux, etc.), apparaissent des douleurs au niveau d'un orifice herniaire. À ces douleurs s'associent des nausées, des vomissements et un arrêt du transit digestif (au début limité à un arrêt des gaz).

L'examen physique permet de découvrir au niveau d'un orifice herniaire une tuméfaction dure, tendue, non impulsive et non expansive à la toux, mate, irréductible et surtout douloureuse, principalement au niveau du collet.

Le reste de l'examen physique est normal à ce stade.

La seule douleur au niveau du collet d'une hernie doit faire poser l'indication d'une intervention chirurgicale en urgence.

Caractéristiques d'une hernie étranglée.

Une hernie étranglée réalise une tuméfaction :

- douloureuse : la douleur est maximale au niveau du collet;
- mate;
- tendue;
- non impulsive à la toux;
- non expansive à la toux;
- irréductible.

Stade tardif : signes occlusifs et généraux

Les signes fonctionnels sont ceux d'une occlusion intestinale aiguë : douleurs abdominales diffuses, vomissements, météorisme et arrêt des matières et des gaz.

La palpation des orifices herniaires permet de découvrir la hernie étranglée.

À ce stade, le pronostic est moins bon car il existe une atteinte de l'état général : tachycardie, diminution de la tension artérielle, déshydratation.

Formes topographiques

Hernies inguinales

Hernie inguinale oblique externe

Anatomie

Les hernies inguinales sont développées dans le canal inguinal (figure 7.1). Le canal inguinal est un interstice ménagé entre les éléments de la paroi abdominale antéro-latérale. Il ne s'agit pas d'un canal au sens strict du terme car il n'a pas de paroi propre : il n'est constitué que par les éléments musculaires et aponévrotiques qui entourent le cordon.

Il présente 4 parois formées par les éléments suivants :

- **paroi antérieure :** aponévrose du muscle grand oblique;
- **paroi supérieure :** bord inférieur des muscles transverse et petit oblique qui passent en pont au-dessus du cordon;

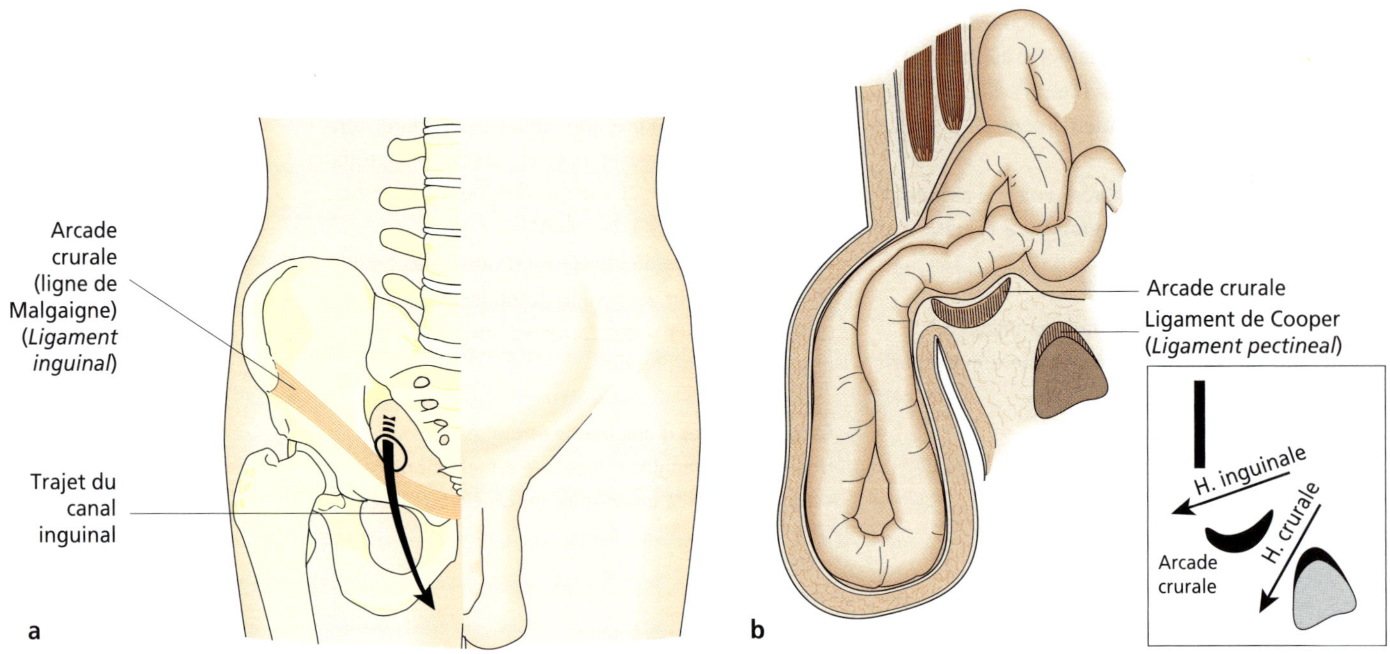

Fig. 7.1 **Hernie inguinale.**
a. Hernie inguinale oblique externe (trajet du canal inguinal : oblique en bas, en dedans et en avant, descendant dans les bourses. Noter la situation au-dessus de la ligne de Malgaigne).
b. La hernie inguinale sort de l'abdomen au-dessus de l'arcade crurale.

- **paroi inférieure :** arcade crurale (la projection cutanée de l'arcade crurale réalise une ligne fictive tendue de l'épine iliaque antéro-supérieure à l'épine du pubis appelée ligne de Malgaigne) ;
- **paroi postérieure :** principalement le *fascia transversalis*.

L'arcade crurale sépare l'étage inguinal de l'étage crural.

Le canal inguinal, oblique en bas, en dedans et en avant est traversé par le cordon spermatique. Un des éléments du cordon spermatique est le ligament de Cloquet, reliquat fibreux du canal péritonéo-vaginal.

Ainsi, lorsque le canal péritonéo-vaginal ne se ferme pas, le péritoine et l'intestin grêle peuvent pénétrer dans le canal inguinal avec le cordon spermatique pour former la hernie inguinale oblique externe (d'origine congénitale).

Clinique

La hernie inguinale oblique externe est développée dans le canal inguinal au-dessus de la ligne de Malgaigne. Elle est plus fréquente chez l'homme où elle se dirige vers les bourses. L'examen physique révèle une tuméfaction inguinale[1] dont le collet est situé au-dessus de la ligne de Malgaigne. Pour réduire la hernie, il faut que le doigt de la personne qui examine le malade pénètre dans le canal inguinal.

Chez la femme, la hernie inguinale est beaucoup plus rare et se dirige vers les grandes lèvres.

Hernie inguinale directe

Elle résulte de la déhiscence anormale de la paroi abdominale au niveau du *fascia transversalis*.

La hernie se présente sous la forme d'une tuméfaction située au-dessus et en dehors de la racine de la verge. Elle ne descend jamais dans les bourses car, à la différence des hernies obliques externes, elle ne suit pas le trajet du cordon, mais reste en dedans de lui.

1. La hernie siège typiquement à l'angle supéro-interne du triangle de Scarpa.

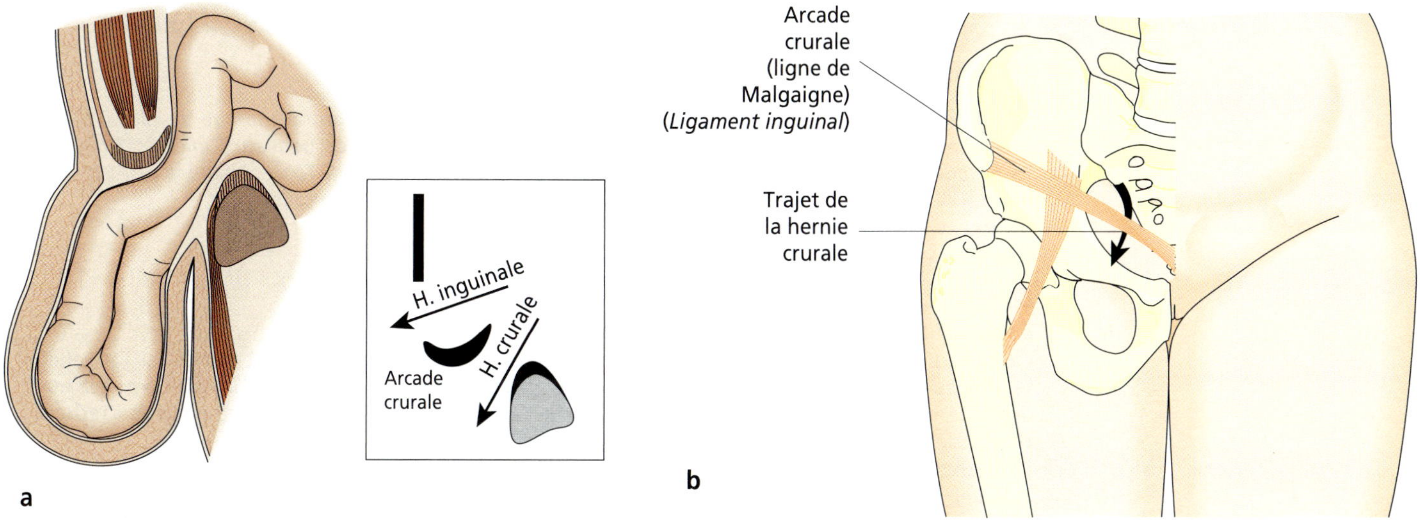

Fig. 7.2 Hernie crurale.
a. La hernie crurale sort de l'abdomen au-dessous de l'arcade crurale.
b. Trajet de la hernie crurale : trajet de haut en bas. Noter la situation au-dessous de la ligne de Malgaigne.

Hernies crurales

Anatomie

Ce sont des hernies de faiblesse qui passent par l'orifice crural (figure 7.2). Elles sont plus fréquentes chez la femme.

L'ORIFICE CRURAL est limité :

- **en avant et en haut** par l'arcade crurale (ligne de Malgaigne) ;
- **en dehors** par le *fascia iliaca* qui engaine le muscle psoas iliaque ;
- **en dedans** par le ligament de Gimbernat ;
- **en arrière et en bas** par la surface pectinéale du pubis (crête pectinéale).

Cet orifice contient de dehors en dedans l'artère et la veine fémorales.

En cas d'hyperpression abdominale, une hernie peut apparaître en dedans des vaisseaux : c'est la hernie crurale.

Comme le collet de cette hernie est situé contre le ligament de Gimbernat, le risque d'étranglement est très important.

Clinique

Il s'agit typiquement d'une femme de la quarantaine ayant une surcharge pondérale. L'examen local révèle une tuméfaction inguinale dont le collet siège en dessous de la ligne de Malgaigne, en dedans des battements de l'artère fémorale.

Hernies ombilicales

Hernie ombilicale de l'enfant

Elles sont en rapport avec un retard de fermeture de l'anneau ombilical. Elles apparaissent au cours des premiers mois, plus souvent chez le garçon et dans la race noire. L'évolution se fait vers la guérison spontanée. Une persistance après le cinquième mois rend nécessaire une intervention chirurgicale.

Hernie ombilicale de l'adulte

Ce sont des hernies de faiblesse. Elles sont dues à une distension de l'orifice ombilical initialement fermé. On les rencontre surtout chez les obèses, les personnes âgées et le cirrhotique ascitique.

Un train peut en cacher un autre : ainsi, l'examen d'un abdomen nécessite de palper tous les orifices herniaires; par exemple, ce n'est pas parce qu'on a retrouvé une hernie crurale qu'il n'y a pas de hernie ombilicale associée. De même, devant toute occlusion intestinale aiguë, il faut palper les orifices herniaires à la recherche d'une hernie étranglée.

DÉMARCHE INFIRMIÈRE

HERNIE CRURALE ÉTRANGLÉE

Mme R. est hospitalisée en urgence pour une douleur au niveau de l'aine droite apparue la veille. Depuis, elle n'a plus de selles ni de gaz et se plaint de nausées. Il n'y a pas d'antécédent particulier. Mme R. pèse 75 kg pour une taille de 1,58 m. L'examen physique retrouve une tuméfaction inguinale située au-dessous de la ligne de Malagaigne, douloureuse, notamment au niveau du collet.
À votre avis, quel diagnostic médical peut être évoqué ?
Quelle est votre attitude en urgence ?

Diagnostic

Il s'agit d'un étranglement d'une hernie crurale.
C'est une hernie car il existe une tuméfaction au niveau de l'aine; cette hernie est crurale car son collet se situe au-dessous de la ligne de Malgaigne (à l'opposé des hernies inguinales où le collet est situé au-dessus). La douleur au niveau du collet témoigne de l'étranglement herniaire; les autres signes à rechercher au cours d'un étranglement herniaire sont :
- l'irréductibilité;
- le caractère mat et tendu;
- l'absence du caractère impulsif et expansif à la toux.

Examens

Il faut faire pratiquer une radiographie de thorax (bilan préopératoire) et d'abdomen sans préparation. Il faut prélever avant l'intervention chirurgicale le bilan suivant : groupage sanguin avec Rhésus (2 déterminations) et recherche d'agglutinines irrégulières, NFS, plaquettes, ionogramme sanguin, glycémie, urémie, créatininémie, TP, TCA. Un électrocardiogramme doit être également réalisé.

Gestes

Les constantes doivent être prise et notées : température, tension artérielle et fréquence cardiaque.
Seront mis en place :
- une voie veineuse périphérique avec les perfusions prescrites;
- un pot pour recueillir les urines doit être donné afin de pouvoir surveiller et noter la diurèse;
- si des vomissements apparaissent, une sonde naso-gastrique pour aspiration digestive douce.

Les antalgiques prescrits seront injectés.
La patiente doit rester à jeun.

Explication de la maladie au patient

Il faut expliquer à la patiente que son intestin est sorti de l'abdomen par l'orifice de la hernie. L'intestin comprimé au niveau de l'orifice herniaire est responsable des troubles actuels. Une intervention chirurgicale urgente est indispensable pour :
- lever la compression intestinale;
- traiter la hernie en refermant l'orifice herniaire.

Surveillance

- On apprécie le retentissement général en notant la température, et toutes les heures : fréquence cardiaque, tension artérielle, état d'hydratation, vomissements (quantité, couleur).
- On évalue la douleur du patient.
- Il est nécessaire de noter la quantité et la couleur du liquide gastrique ramené en cas de pose d'une sonde gastrique.
- La courbe de diurèse doit être faite.

Dès que la décision opératoire est prise :
- avertir la malade et demander l'autorisation d'opérer (médecin);
- faire un champ opératoire large du pubis au thorax : toilette complète; rasage; ablation des prothèses dentaires; enlever bijoux et vernis;
- revêtir la patiente d'une chemise fendue, de bottes et d'un bonnet;
- prémédiquer la malade selon les prescriptions de l'anesthésiste;
- faire transporter la patiente au bloc opératoire à l'heure prévue avec le dossier.

Traitement

Hernie non compliquée

Bandage herniaire

C'est un traitement inadéquat, qui est désormais proscrit. Il était utilisé avant le développement des nouveaux modes d'anesthésie (anesthésie locale et loco-régionale).

En fait, le bandage herniaire entraîne des lésions cutanées et favorise l'étranglement herniaire.

Le traitement d'une hernie est donc chirurgical.

Le traitement d'une hernie est chirurgical.

Traitement chirurgical

C'est le seul traitement qui doit être proposé aujourd'hui.

Principes du traitement

LE PRINCIPE est le même pour toutes les hernies :

- **exposition du sac herniaire et de son contenu ;**
- **résection et fermeture du sac péritonéal ;**
- **réparation de la paroi abdominale :** on peut soit rapprocher les structures musculo-aponévrotiques d'un même plan anatomique, soit substituer une prothèse au *fascia transversalis* déficient.

LE CHOIX DU TYPE D'ANESTHÉSIE ET DE LA VOIE D'ABORD CHIRURGICALE dépend des habitudes des équipes et de l'état du patient.

L'intervention ne nécessite que 1 à 5 jours d'hospitalisation.

Hernie étranglée

IL S'AGIT D'UNE URGENCE CHIRURGICALE : il faut renoncer à toute réduction. Les principes chirurgicaux dépendent de la vitalité de l'intestin grêle.

APRÈS DISSECTION, le sac herniaire est ouvert avec prudence (pour ne pas blesser les viscères sous-jacents). On pratique une section de l'agent d'étranglement au niveau du collet :

- **si le grêle reprend un aspect normal après la levée de l'étranglement,** on peut assurer sa réintégration ;
- **si l'intestin est douteux ou nécrosé,** il faut pratiquer une résection intestinale.

SI LA VOIE D'ABORD INGUINALE est trop petite pour faire un bilan fiable des lésions, il ne faut pas hésiter à avoir recours à une laparotomie complémentaire.

La réparation de la paroi abdominale est la même que pour les hernies non compliquées.

La mortalité de l'étranglement herniaire est élevée : 9 % environ tous âges confondus.

POINTS CLÉS

1. La **hernie** est une issue spontanée d'un viscère en dehors de la cavité qui les contient, par zone anatomique de faiblesse. Elle est le plus souvent inguinale ou crurale. Le **risque majeur est l'étranglement herniaire**. Le traitement repose sur la chirurgie.

Plaies et contusions de l'abdomen

Définitions

Plaie

La plaie de l'abdomen est un traumatisme abdominal avec rupture de la continuité cutanée pariétale. On distingue la plaie pénétrante de la plaie non pénétrante :

- **une plaie est dite pénétrante** lorsque le péritoine a été ouvert;
- **une plaie est dite non pénétrante** si la cavité péritonéale n'a pas été atteinte.

Plaie pénétrante

Une plaie pénétrante peut atteindre :

- **un organe plein** (foie, rate, reins) et entraîner une hémorragie interne;
- **un organe creux** (tube digestif, vessie) et être responsable d'une ou de plusieurs perforations et par suite d'une péritonite;
- **plusieurs organes à la fois.**

Plaie non pénétrante

Par définition, elle n'entraîne pas de lésion viscérale et n'atteint que la paroi abdominale.

Porte d'entrée

La porte d'entrée du projectile vulnérant peut être :

– directement abdominale;

– située à distance de l'abdomen : plaie thoracique, périnéale (empalement), etc.

Toute plaie pénétrante impose une intervention chirurgicale en urgence pour faire un inventaire complet des lésions et traiter les atteintes viscérales.

Plaie de l'abdomen : traumatisme abdominal avec rupture de la continuité cutanée pariétale.

Plaie pénétrante : ouverture du péritoine; intervention chirurgicale en urgence indispensable.

Plaie non pénétrante : cavité péritonéale intacte.

Contusion

Une contusion de l'abdomen est un traumatisme fermé de l'abdomen, c'est-à-dire sans rupture de la continuité cutanée pariétale.

Mécanisme

Le traumatisme peut être :

– direct sur la paroi abdominale;

– indirect : thoracique, pelvien, fessier (chute sur les fesses), etc.

Il peut s'agir d'une chute, d'un traumatisme direct (aile de voiture, coup de pied, etc.), d'un écrasement (mur, roue de voiture, etc.) ou d'un accident de décélération (accident de voiture).

Lésions

Les lésions peuvent être uniquement pariétales ou bien porter sur des organes pleins ou creux.

La difficulté est de reconnaître une lésion viscérale nécessitant une intervention chirurgicale en urgence, alors qu'il n'y a pas d'atteinte de la paroi abdominale.

Contusion de l'abdomen : traumatisme fermé de l'abdomen (sans rupture de la continuité cutanée pariétale).

Rupture d'un viscère plein : hémorragie interne.

Rupture d'un viscère creux : péritonite.

Examen initial

Mise en condition du blessé

Elle doit avoir lieu simultanément à l'examen initial.

Le blessé doit être déshabillé et les fractures immobilisées. Une voie d'abord veineuse périphérique doit être mise en place et un bilan biologique standard rapidement prélevé et envoyé au laboratoire. Le sondage vésical est contre-indiqué.

Signes généraux

Leur recherche permet de définir l'orientation immédiate du malade en déterminant la gravité initiale de l'accident. On note la tension artérielle, la fréquence cardiaque, la coloration cutanée (recherche d'un pâleur), la présence de sueurs et d'une soif à la recherche de signes de choc.

À l'arrivée du malade, on doit rechercher des signes de choc :
- chute de la pression artérielle (collapsus);
- accélération de la fréquence cardiaque (pouls);
- pâleur;
- soif;
- agitation;
- sueurs.

Examen physique

Inspection

L'inspection recherche des traces de contusion (hématome, ecchymoses, érosions cutanées) au point d'impact du traumatisme et recherche, en cas de plaie, les orifices d'entrée et éventuellement de sortie.

Elle permet également d'étudier la mobilité abdominale lors de la respiration.

Palpation

La palpation doit être douce car l'ensemble de l'abdomen est douloureux dans les suites du traumatisme.

Elle recherche :
- **une défense** qui traduit une irritation péritonéale sous-jacente;
- **une contracture** qui témoigne d'une irritation péritonéale aiguë généralisée.

Défense abdominale : contraction provoquée et douloureuse des muscles de la paroi abdominale disparaissant lors de la palpation douce et témoignant d'une irritation péritonéale localisée.

Contracture abdominale : contraction tonique, rigide, permanente, douloureuse et invincible, même lors de la palpation douce, des muscles de la paroi abdominale et témoignant d'une irritation péritonéale aiguë généralisée.

Percussion

Elle permet de rechercher :
- **au niveau des flancs,** une matité déclive qui témoigne d'un épanchement liquidien intrapéritonéal;
- **au niveau de la région préhépatique,** un remplacement de la matité habituelle par une sonorité anormale (tympanisme), qui traduit la présence d'air dans le péritoine (pneumopéritoine), et donc la perforation d'un organe creux.

Toucher rectal

Il est indispensable et permet d'explorer le point le plus déclive de la cavité péritonéale (cul-de-sac de Douglas). Une douleur témoigne d'une irritation du péritoine et un comblement témoigne d'un épanchement.

Interrogatoire

L'interrogatoire du blessé (si possible) ou de son entourage (famille, pompiers, ambulanciers, etc.) doit faire préciser :
- **les circonstances de l'accident;**
- **l'horaire de survenue** (un estomac plein après un repas se rompt plus facilement qu'un estomac vide);
- **l'agent vulnérant** (arme blanche ou à feu);
- **les antécédents personnels du malade** (maladies, traitements en cours, etc.).

Évolution immédiate

À L'ISSUE DE L'EXAMEN INITIAL, peut se dégager d'emblée une indication opératoire :

- **écoulement de liquide digestif ou extériorisation de viscères ;**
- **état de choc résistant au traitement médical.**

EN L'ABSENCE D'INDICATION CHIRURGICALE IMMÉDIATE, le patient doit être surveillé de façon très rapprochée toutes les demi-heures en notant la fréquence cardiaque, la tension artérielle, la température, la diurèse, les signes cliniques et éventuellement la quantité de sang transfusé. En fonction de l'évolution, on pratiquera ou non une intervention chirurgicale. Les risques immédiats sont l'hémorragie interne et la perforation d'un viscère creux.

L'ÉVOLUTION peut toutefois se faire vers une amélioration. Celle-ci peut être faussement rassurante en masquant des lésions viscérales qui pourraient s'aggraver secondairement : rupture de la rate en deux temps par exemple.

Tableau d'hémorragie interne

Définition

Une hémorragie interne est un saignement non extériorisé. Elle se rencontre en cas de plaie d'un organe plein (foie, rein, rate, pancréas) ou d'une blessure vasculaire (pédicule hépatique, mésentère). Un saignement dans la cavité péritonéale (hémopéritoine) nécessite une intervention chirurgicale en urgence.

Hémopéritoine : hémorragie interne dans la cavité péritonéale.

Signes cliniques

Des signes francs apparaissent, imposant l'intervention chirurgicale en urgence.

Signes généraux

LA FRÉQUENCE CARDIAQUE est accélérée avec un pouls très rapide et parfois non perçu sur les artères périphériques (artères radiales et cubitales). La tension artérielle est effondrée avec un pincement de la différentielle : c'est le collapsus.

LA PÂLEUR est frappante car le malade a un teint livide et cireux. Ses extrémités sont froides.

LA RESPIRATION est superficielle et il existe une transpiration et une sensation de soif.

DES LIPOTHYMIES, VOIRE UNE TENDANCE SYNCOPALE avec des vertiges au moindre effort peuvent apparaître.

Signes physiques

L'abdomen peut rester souple mais il est souvent tendu avec parfois une défense localisée. On note une matité des flancs et, au toucher rectal, un comblement et une douleur au niveau du cul-de-sac de Douglas.

Signes biologiques

Le diagnostic d'hémorragie interne est clinique et l'attente des résultats biologiques ne doit en aucun cas retarder le traitement.

Au début de l'hémorragie, la numération et l'hématocrite sont normaux car le malade perd autant de plasma que de globules rouges. Par la suite apparaît une hémodilution avec chute de l'hématocrite et du nombre de globules rouges.

La réanimation est le plus souvent inefficace. Lorsqu'elle est efficace, les signes d'hémorragie réapparaissent dès que le rythme des perfusions diminue.

En cas d'hémorragie interne :

- le pronostic vital est rapidement engagé ;
- une intervention chirurgicale en urgence doit être pratiquée.

Tableau de perforation de viscère creux

La perforation d'un viscère creux (estomac, intestin), entraîne une irruption d'air dans le péritoine : c'est le pneumopéritoine.

Le tableau est plus progressif que celui de l'hémorragie interne et comprend des signes de péritonite.

Pneumopéritoine : présence d'air dans la cavité péritonéale.

L'association d'une perforation de viscère creux avec une hémorragie interne peut exister.

Signes cliniques

Signes généraux

Les signes généraux sont identiques à ceux de l'hémorragie interne mais apparaissent plus tardivement. Ils ne faut pas les attendre pour faire le diagnostic de perforation.

Signes fonctionnels

Le patient se plaint de douleurs abdominales fixes et profondes et de vomissements. L'arrêt des matières et des gaz est inconstant et tardif.

Signes physiques

IL EXISTE UNE CONTRACTURE ABDOMINALE qui témoigne de la péritonite :

- **l'inspection** retrouve une immobilité respiratoire ;
- **à la palpation,** on note une contracture tonique, rigide, permanente, douloureuse et invincible même par la palpation douce de la paroi abdominale ;
- **la percussion** révèle une disparition de la matité préhépatique ;
- **le toucher rectal** est très douloureux.

La constatation d'une contracture abdominale est une indication à une intervention chirurgicale en urgence.

Signes radiographiques

La radiographie d'abdomen sans préparation avec un cliché en position debout centré sur les coupoles diaphragmatiques peut montrer une image de croissant clair inter-hépato-diaphragmatique : c'est le pneumopéritoine.

Le pronostic vital est rapidement engagé en cas de perforation d'un organe creux.

La radiographie d'abdomen sans préparation montre un pneumopéritoine.

Tableau douteux

Il est cliniquement impossible de rattacher le tableau hémorragique à une cause abdominale si d'autres causes de saignement coexistent telles que : hémothorax, hématome rétropéritonéal, etc.

De même, un traumatisme pariétal, ou des fractures de côtes, peuvent gêner la palpation de l'abdomen et rendre impossible la recherche d'une contracture.

Enfin, il est souvent difficile d'examiner précisément un traumatisé du crâne ou un patient agité.

Dans ce cas, les examens complémentaires prennent toute leur valeur.

Examens radiologiques

Examens radiographiques standards

Des radiographies de thorax, d'abdomen sans préparation, avec les coupoles diaphragmatiques et du bassin, doivent être pratiquées. En fonction de l'accident, on peut demander en plus d'autres clichés tels que des radiographies du crâne ou du grill costal.

Échographie abdominale

L'échographie abdominale peut être réalisée au lit du malade. Elle permet d'étudier le foie, la rate et les reins. Cet examen indolore peut être au besoin répété et facilite ainsi la surveillance. Il renseigne sur l'état des viscères pleins et sur l'évolution d'épanchements sanglants intrapéritonéaux.

Tomodensitométrie abdominale

Le scanner abdominal est techniquement plus difficile à réaliser que l'échographie car il nécessite le transport du patient jusqu'à la salle de radiologie. Il peut compléter utilement l'échographie, notamment pour la visualisation d'organes profonds comme le pancréas.

Urographie intraveineuse

Cet examen est indiqué devant une hématurie pour rechercher une lésion rénale ou vésicale.

Ponction-lavage du péritoine

Cet examen a perdu de l'intérêt depuis le développement de l'échographie et de la tomodensitométrie. Il reste parfois utilisé pour des patients difficilement mobilisables.

SOUS ANESTHÉSIE LOCALE, on introduit un cathéter dans la cavité abdominale. Par ce cathéter, on injecte dans le péritoine 1 litre de sérum physiologique qu'on réaspire ensuite par siphonnage. Les résultats de cet examen sont les suivants :

- **le liquide revient sanglant :** il existe une lésion d'un viscère plein qui a entraîné un hémopéritoine ; une intervention chirurgicale en urgence est nécessaire ;
- **le liquide revient clair :** il n'y a pas de lésion intra-abdominale et une simple surveillance est suffisante ;
- **le liquide revient verdâtre, bilieux ou fécal :** il existe une lésion d'un organe creux ; une intervention chirurgicale en urgence est nécessaire ;
- **le liquide revient rosé :** on renouvelle l'examen toutes les demi-heures ; si le liquide s'éclaircit, on poursuit la surveillance ; en revanche, si le liquide tend à devenir plus sanglant, il faut pratiquer une laparotomie.

Particularités sémiologiques des lésions en fonction de l'organe atteint

Chaque tableau ci-dessous peut être rencontré isolément mais des associations de lésions sont fréquentes.

Lésions des organes pleins

Foie

Les lésions du foie s'observent après un traumatisme de l'hypocondre ou de la base de l'hémithorax droit.

Les lésions sont d'importance variable. En plus des signes d'hémorragie interne, on peut observer un subictère, une irradiation scapulaire de la douleur et une bradycardie. L'échographie facilite la reconnaissance des lésions.

Rate

Les lésions de la rate s'observent après un traumatisme de l'hypocondre gauche ou de la base thoracique gauche. Lorsque la rate est pathologique, un traumatisme même minime peut entraîner une rupture.

La douleur est maximale dans l'hypocondre gauche et irradie l'épaule gauche. Deux tableaux différents peuvent s'observer : la rupture d'emblée de la rate ou la rupture en deux temps.

Rupture de la rate d'emblée

Il y a rupture immédiate de la capsule splénique : le tableau d'hémorragie interne est précoce et grave.

Rupture de la rate en deux temps

Il se forme après le traumatisme un hématome sous-capsulaire. Celui-ci assure une hémostase de façon transitoire : c'est l'intervalle libre qui peut durer plusieurs jours voire plusieurs semaines. Puis, à l'occasion d'une augmentation de la pression intra-abdominale (effort, quinte de toux, etc.), la capsule se rompt secondairement dans la cavité péritonéale en entraînant une hémorragie interne.

Reins

Les lésions peuvent être parenchymateuses ou toucher le hile du rein. Elles surviennent après un traumatisme thoraco-abdominal.

Lésions parenchymateuses

La dilacération du parenchyme rénal se manifeste par une hématurie qui traduit la communication entre l'hématome et les voies excrétrices du rein.

L'hématome lombaire est apprécié par la palpation. La précocité de l'apparition de l'hématome et l'augmentation progressive de son volume reflètent l'importance de la lésion et de la progression de l'hémorragie.

Lésions hilaires

Elles sont plus graves et se manifestent essentiellement par un syndrome d'hémorragie interne. L'hématurie peut manquer s'il y a rupture du pédicule vasculaire (car les vaisseaux ne communiquent plus avec les cavités excrétrices).

Pancréas

Les traumatismes du pancréas sont le plus souvent des contusions. Elles apparaissent après un traumatisme épigastrique violent et appuyé qui écrase le pancréas contre les vertèbres : l'accident le plus typique est le volant de voiture qui s'enfonce dans l'abdomen.

Le tableau est souvent celui d'une contusion grave de l'abdomen avec collapsus, contracture abdominale et hyperamylasémie.

Dans d'autres cas, le tableau initial est moins sévère : l'atteinte pancréatique peut se révéler dans un deuxième temps (parfois plusieurs mois après l'accident) par la formation d'un faux kyste du pancréas post-traumatique.

Mésentère

Il s'agit de la désinsertion ou de la déchirure du mésentère suite à un accident de décélération. L'atteinte du mésentère est responsable d'une hémorragie interne par rupture vasculaire et de nécrose de l'intestin ischémié. Cliniquement, on observe un syndrome bâtard où se mêlent des signes d'hémorragie interne et de péritonite.

Lésions des organes creux

Duodénum

Il s'agit de la rupture du duodénum. Comme le duodénum est rétropéritonéal, sa rupture n'entraîne par de péritonite mais plutôt une cellulite rétropéritonéale avec un épanchement gazeux et bilieux dans le rétropéritoine.

Les traumatismes du duodénum sont fréquemment associés à des lésions de la tête du pancréas.

Intestin grêle

Les lésions du grêle sont des déchirures ou un éclatement. L'évolution progressive de la péritonite rend le diagnostic difficile d'autant plus que le pneumopéritoine est inconstant.

Voies biliaires

Les lésions des voies biliaires entraînent un tableau de péritonite biliaire et parfois une ascite.

Estomac, côlon et rectum

Les lésions de ces organes sont rares.

Vessie

Les lésions sont variables en fonction du degré de réplétion de la vessie lors du traumatisme. L'urographie intraveineuse facilite le diagnostic.

Rupture intrapéritonéale (vessie pleine)

La rupture intrapéritonéale de la vessie fait suite à un traumatisme hypogastrique violent (coup de pied par exemple). La vessie pleine « éclate » à son sommet en déchirant le péritoine. On observe alors une péritonite avec un épanchement d'urines sanglantes dans le péritoine.

Rupture sous-péritonéale (vessie vide)

La rupture sous-péritonéale de la vessie succède le plus souvent à une fracture du bassin avec embrochement de la vessie par un fragment osseux. Un épanchement sous-péritonéal[1] d'urine en est la

1. L'épanchement a lieu dans un espace appelé « espace de Retzius ».

DÉMARCHE INFIRMIÈRE

PLAIES ET CONTUSIONS DE L'ABDOMEN

M. J. est amené en urgence par les pompiers. En effet, au cours d'une rixe, il a reçu un coup de couteau dans le ventre. Lorsque vous le voyez, il est pâle, angoissé et se plaint d'une soif importante. L'abdomen est couvert de sang. Quel est votre diagnostic ? Comment mettez-vous en condition le blessé ? Quelle surveillance assurez-vous ? Comment faites-vous préciser l'anamnèse ?

Diagnostic médical

Il s'agit d'une plaie pénétrante de l'abdomen par arme blanche (couteau). Cette plaie a vraisemblablement entraîné une lésion d'un organe plein et est responsable d'un début d'hémorragie interne : sang, soif, angoisse, pâleur.

Mise en condition du patient

– Prévenir en urgence le chirurgien, l'anesthésiste et le radiologue qui feront le bilan lésionnel et poseront l'indication d'une intervention chirurgicale.
– Laisser le patient à jeun strict.
– Déshabiller le patient sans trop le mobiliser.
– Immobiliser d'éventuelles fractures.
– Mise en place :
  - d'une voie veineuse périphérique (cathlon de gros calibre) avec une sérum glucosé; avoir des macromolécules à portée de main (*Plasmion*) et les perfuser dès la prescription médicale;
  - d'un Dynamap;
  - d'un scope cardiaque;
  - d'un dispositif de recueil des urines (sonde, *Pénilet*) sous surveillance médicale.
– Prélever un bilan biologique préopératoire et l'envoyer en urgence au laboratoire : groupe sanguin avec Rhésus (2 déterminations) et RAI, NFS, plaquettes, ionogramme sanguin, urémie, créatininémie, glycémie, crase (TP, TCA).
– Commander des concentrés globulaires à la banque du sang en fonction de la prescription médicale.
– Faire un électrocardiogramme.
– Prévoir les radiographies : thorax, abdomen sans préparation avec coupoles diaphragmatiques.
– Rassurer le patient; prévenir la famille.
– Prévenir le patient de la chirurgie dès que l'indication est posée et demander l'autorisation d'opérer.
– Faire un champ opératoire large du pubis au thorax : toilette complète; rasage; ablation des prothèses dentaires; enlever bijoux et vernis (quand il s'agit d'une femme).
– Revêtir le patient d'une chemise fendue, de bottes et d'un bonnet.
– Prémédiquer le malade selon les prescriptions de l'anesthésiste.
– Faire transporter le patient au bloc opératoire à l'heure prévue avec le dossier; accompagner le malade pour le rassurer.

Surveillance

On doit surveiller :
– l'état de conscience;
– la douleur;
– la fréquence cardiaque (pouls);
– la pression artérielle (collapsus);
– la fréquence respiratoire;
– la diurèse;
– l'état cutané (pâleur);
– la soif;
– la présence de sueurs.

Anamnèse

– Interrogatoire du blessé si possible. Sinon : interrogatoire des pompiers ou de toute autre personne pouvant apporter des renseignements. On doit faire préciser :
– les circonstances de l'accident;
– l'horaire de survenue;
– l'horaire du dernier repas;
– l'agent vulnérant (arme blanche ou à feu);
– les antécédents personnels du malade (maladies, traitements en cours, allergies, etc.).

conséquence : le risque n'est donc pas la péritonite mais la cellulite et l'infection du foyer de fracture.

Formes associées

Formes topographiques

Traumatisme de l'hypocondre gauche

Un traumatisme de l'hypocondre gauche entraîne souvent l'association de lésions du grill costal gauche, du diaphragme, de la rate et du rein gauche.

Traumatisme de l'hypocondre droit

Un traumatisme de l'hypocondre droit est responsable de lésions du grill costal droit, du foie, de la coupole diphragmatique droite, du pancréas et du duodénum.

Traumatisme épigastrique

Un traumatisme épigastrique entraîne à la fois des lésions de l'estomac et du pancréas.

Traumatisme hypogastrique

Un traumatisme hypogastrique entraîne des lésions de la ceinture pelvienne et de la vessie.

Lésions bipolaires, aux deux extrémités de l'abdomen

On observe à la fois des lésions pelviennes et du diaphragme.

Formes selon le mécanisme

Contusions par écrasement

L'atteinte musculaire par broiement peut entraîner des lésions graves, notamment rénales avec un risque d'insuffisance rénale aiguë : c'est la rhabdomyolyse.
Cette insuffisance rénale peut conduire au décès du patient même en cas de traitement chirurgical bien conduit.

Rhabdomyolyse : ensemble des phénomènes provoqués par l'ischémie sévère d'un territoire musculaire.

Contusions par souffle

Les contusions par souffle sont fréquentes pendant les guerres. Elles sont provoquées par le souffle dégagé par les explosifs et créent des lésions multiples, aussi bien thoraciques qu'abdominales.

Cas particulier du polytraumatisé

Les polytraumatisés sont le plus souvent des victimes d'accidents de la route. Lorsqu'un blessé présente à la fois des fractures de membres et une contusion thoracique, il devient difficile de savoir s'il existe également des lésions abdominales. Chez un patient comateux (traumatisme crânien), l'interrogatoire est impossible et l'examen physique de l'abdomen peut être faussement rassurant. Dans ce cas, les examens complémentaires prennent toute leur importance : échographie, tomodensitométrie et ponction-lavage du péritoine. Il faut noter que l'urgence viscérale précède l'urgence orthopédique.

POINTS CLÉS

1. ▶ **Toute plaie de l'abdomen nécessite une surveillance chirurgicale intensive.** Des signes en faveur d'une plaie pénétrante (avec perforation du péritoine) imposent une exploration chirurgicale immédiate compte tenu du risque de perforation d'organe creux et/ou d'hémorragie interne engageant directement le pronostic vital.

Occlusions intestinales aiguës

Définition

L'occlusion intestinale est un syndrome défini par l'arrêt du transit intestinal normal.
Cet arrêt est dû, soit à un obstacle (occlusion mécanique), soit à une paralysie du tube digestif (occlusion fonctionnelle). Son expression clinique varie avec le siège et le mécanisme de l'occlusion mais il s'agit dans tous les cas d'une urgence abdominale.

Physiopathologie

L'intestin

Les causes et les conséquences d'une occlusion intestinale aiguë varient en fonction du siège et du mécanisme de l'occlusion. En temps normal, le contenu intestinal (air, aliments, liquides de sécrétion digestive) progresse grâce aux mouvements péristaltiques de l'intestin. La majorité du contenu intestinal est absorbé et passe dans la circulation sanguine.

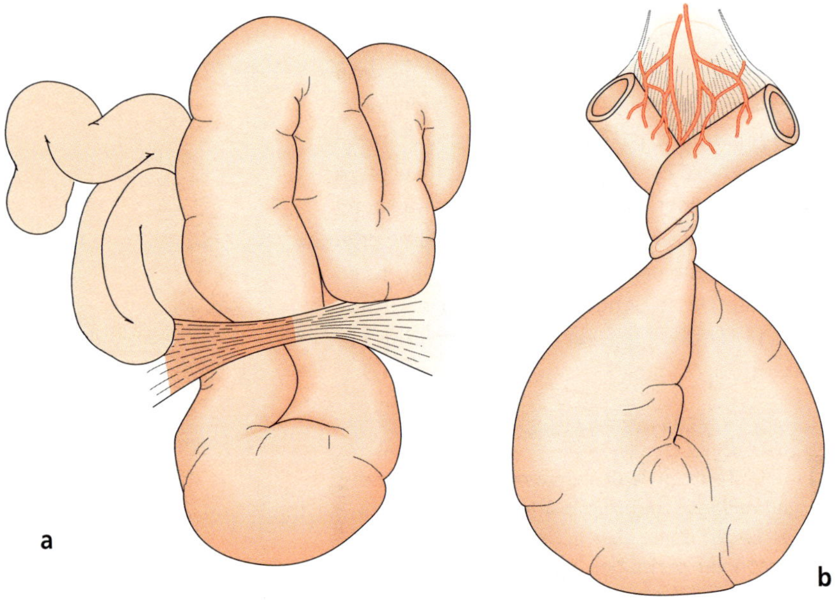

Fig. 7.3 a. Strangulation par bride. b. Strangulation par torsion (volvulus).

En cas d'occlusion intestinale, les mouvements péristaltiques deviennent inefficaces, la fonction d'absorption de la paroi digestive est altérée et la paroi intestinale est moins bien vascularisée.

Mécanisme de l'occlusion

On distingue :

- **les occlusions mécaniques organiques** par strangulation ou par obstruction;
- **les occlusions fonctionnelles.**

Occlusion mécanique par strangulation

Il peut s'agir d'une bride qui étrangle le tube digestif, d'un volvulus ou d'une invagination (figure 7.3).

L'occlusion s'accompagne d'une oblitération des vaisseaux et menace donc la vitalité du fragment intestinal intéressé : il existe un risque de nécrose (sphacèle) intestinale. C'est donc une extrême urgence chirurgicale.

Occlusion mécanique par obstruction

Ce sont des occlusions liées à une obstruction de la lumière intestinale par un obstacle qui peut être :

- **dans la lumière même de l'intestin :** tumeur (obstacle pariétal) ou corps étranger (calcul);
- **en dehors de l'intestin ;** il s'agit dans ce cas d'une compression extrinsèque de l'intestin.

Occlusion fonctionnelle

Elle est caractérisée par une paralysie intestinale réactionnelle à une affection médicale ou à un processus intrapéritonéal (voir *infra*).

Siège de l'occlusion

On distingue les occlusions hautes (grêle) des occlusions basses (côlon, rectum). En effet, la symptomatologie diffère en fonction du siège de l'occlusion.

Conséquences de l'occlusion

Locales

L'occlusion entraîne une altération de la circulation sanguine au niveau de la partie intestinale intéressée, et par suite une anoxie tissulaire. Les conséquences sont une paralysie et un trouble de l'absorption intestinale. Celles-ci provoquent une accumulation de liquide dans la lumière digestive. De plus, les anses intestinales peuvent se nécroser et se perforer.

Générales

Les conséquences générales de l'occlusion sont une déshydratation (l'eau est « perdue » dans le tube digestif) avec hypovolémie et un risque infectieux : les bactéries intraluminales peuvent diffuser dans le péritoine (risque de péritonite) et le sang (risque de septicémie), du fait de la souffrance digestive.

Diagnostic positif

Clinique : le syndrome occlusif

Signes fonctionnels

L'association d'une douleur abdominale, de vomissements et d'un arrêt du transit intestinal signe l'occlusion intestinale aiguë.

Douleur abdominale

Elle est constante et c'est le signe le plus précoce. Son siège et son intensité sont variables avec la localisation et le mécanisme de l'occlusion. Il s'agit le plus souvent de coliques violentes paroxystiques traduisant la lutte de l'intestin pour franchir l'obstacle. Le malade a souvent la sensation qu'il pourrait être soulagé par l'émission de gaz. Une accalmie de la douleur n'est pas forcément de bon augure car elle peut traduire la nécrose d'une anse.

Vomissements

Ils sont d'abord d'intensité modérée puis deviennent plus importants. Ils sont d'autant plus précoces que l'obstacle est haut situé. Leurs caractères se modifient dans le temps : d'abord alimentaires, puis bilieux et enfin fécaloïdes. Ils augmentent la déshydratation du patient.

Arrêt des matières et des gaz

C'est le symptôme essentiel. Il faut noter que l'arrêt des gaz est plus fiable que l'arrêt des matières qui peut être masqué par la vidange d'un segment intestinal situé en aval de l'obstacle.

Triade symptomatique d'une occlusion intestinale aiguë :
- douleur abdominale;
- vomissements;
- arrêt des matières et des gaz.

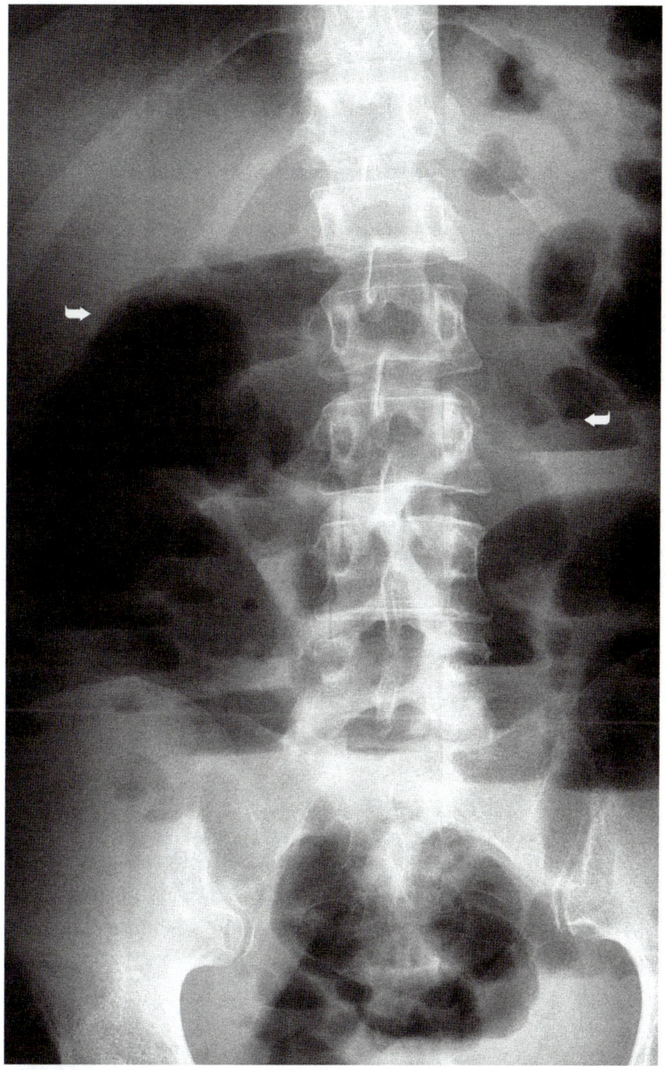

Fig. 7.4 Occlusion fonctionnelle. ➡ niveau hydroaérique périphérique, plus haut que large (côlon); ⬅ niveau hydroaérique central, plus large que haut (grêle).

Examen clinique

Météorisme

C'est le signe principal : il s'agit d'un ballonnement abdominal lié à la distension intestinale en amont de l'obstacle.

L'inspection de l'abdomen révèle une distension et la percussion un tympanisme. À la palpation, l'abdomen est tendu, élastique et sensible.

AUTRES SIGNES

- **L'auscultation** retrouve des borborygmes (bruits liquidiens) qui traduisent la lutte intestinale en amont de l'obstacle. Un silence abdominal est un signe de gravité qui peut témoigner d'une nécrose intestinale.
- **Les touchers pelviens,** systématiques, permettent parfois de retrouver la cause de l'occlusion (fécalome, cancer du rectum, etc.).

- **La tension artérielle, la fréquence cardiaque et la température** évaluent le retentissement général de l'occlusion.

Radiographies d'abdomen sans préparation

Elles permettent de confirmer le diagnostic.

Technique

On demande un cliché debout et couché de face, debout centré sur les coupoles et un décubitus latéral de face.

Clichés d'abdomen sans préparation à demander devant une suspicion d'occlusion intestinale aiguë :
- debout de face;
- couché de face;
- debout centré sur les coupoles diaphragmatiques.

Parfois, l'état du malade ne permet pas de demander des clichés debout et on doit alors se contenter d'un cliché au lit de face.

Résultats

Niveau hydro-aérique

Les radiographies montrent un niveau hydro-aérique qui traduit la présence de liquide surmonté par de l'air en position debout (voir schéma ci-dessous).

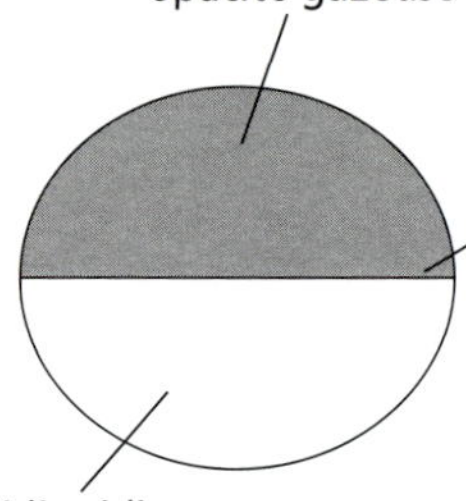

L'image est de forme variable selon la localisation de l'obstruction mais comprend dans tous les cas :
- **une opacité liquidienne** (claire à la radio);
- **surmontée d'une opacité gazeuse** (noire à la radio);
- **séparée par un niveau horizontal** (niveau liquide).

Siège et type de l'occlusion

Le nombre et la taille des niveaux hydro-aériques varient en fonction du siège de l'obstruction; classiquement :
- **sur le grêle,** les niveaux sont plus larges que hauts;
- **sur le côlon,** les niveaux sont plus hauts que larges;
- **le caractère localisé des images** oriente vers une partie précise de l'abdomen alors que des niveaux diffus sont plutôt en faveur d'une atteinte fonctionnelle.

Formes cliniques

Occlusions fonctionnelles

La distinction entre occlusions mécanique et fonctionnelle est essentielle car les premières impliquent un traitement chirurgical alors que les secondes peuvent être soignées par traitement médical.

Clinique

Quelques petits signes peuvent être évocateurs du caractère fonctionnel de l'occlusion : le début est plus progressif, l'arrêt du transit peut être incomplet et, surtout, on ne retrouve pas de borborygme à l'auscultation abdominale. En effet, il n'y a pas de lutte puisqu'il s'agit d'une paralysie intestinale.

Radiographie d'abdomen sans préparation (ASP)

Les niveaux hydro-aériques retrouvés sur l'ASP au cours d'une occlusion fonctionnelle atteignent aussi bien le grêle que le côlon et sont donc diffus.

Tableau 7.2 Différences entre occlusion intestinale aiguë par strangulation et par obstruction.

Mécanisme	*Strangulation*	*Obstruction*
Début	Brutal Douleurs vives	Progressif Douleurs moins intenses
État général	Rapidement altéré	Longtemps conservé
Météorisme	Asymétrique Localisé Immobile	Symétrique Diffus Mobile
ASP	Une seule image hydro-aérique en « U renversé »	Nombreuses images hydro-aériques

Tableau 7.3 Différences entre occlusion intestinale haute et basse.

Localisation	*Haute (grêle)*	*Basse (côlon)*
Début	Brutal Douleurs vives	Progressif Douleurs moins intenses
Vomissements	Précoces	Retardés
Arrêt des matières et des gaz	Peu net (vidange de l'intestin d'aval)	Franc
Météorisme	Discret, périombilical	Franc, en cadre
ASP	Niveaux hydro-aériques centraux, plus larges que hauts	Niveaux hydro-aériques périphériques, plus hauts que larges

Étiologies

On retrouve les occlusions fonctionnelles au cours de certains processus intrapéritonéaux (pancréatite par exemple), chez les diabétiques, les vieillards alités et/ou atteints de troubles neurologiques (Parkinson), etc.

Occlusions mécaniques

Il s'agit dans tous les cas d'une urgence chirurgicale.

Diagnostic de mécanisme

Le tableau 7.2 permet de distinguer les occlusions par strangulation des occlusions par obstruction.

En théorie, l'urgence est moins grande dans les occlusions par obstruction, mais tout retard thérapeutique aggrave le pronostic.

Diagnostic de siège

Le tableau 7.3 permet de distinguer les occlusions hautes (grêle) des occlusions basses (côlon).

Constipation grave

Certaines constipations peuvent simuler une occlusion. Elles surviennent chez le vieillard alité.

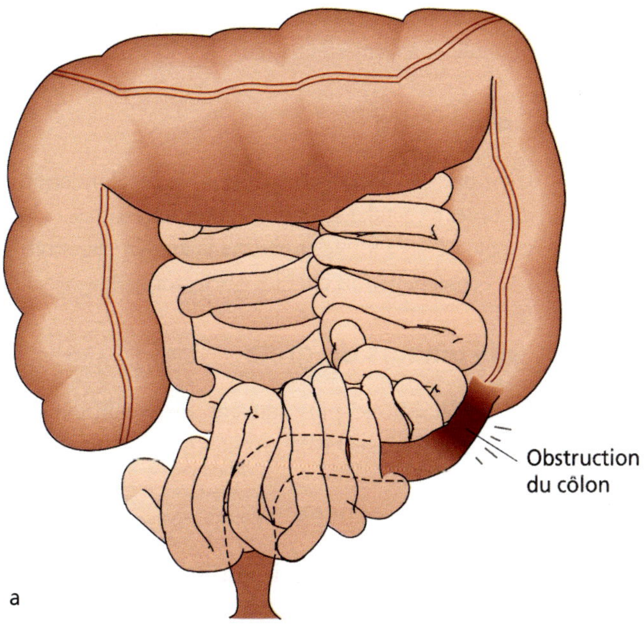

a

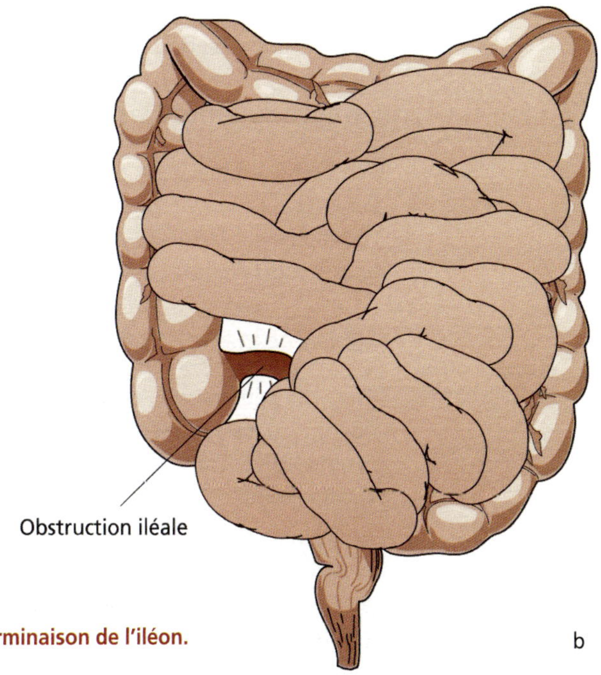

b

Fig. 7.5 a. Obstruction du côlon sigmoïde. b. Obstruction de la terminaison de l'iléon.

L'arrêt des matières remonte souvent à plusieurs jours.

L'abdomen est météorisé et le toucher rectal ramène des matières.

L'ASP montre une distension gazeuse sans niveau liquide mais avec un granité périphérique traduisant la stase de matières dans le côlon.

Ce tableau (à la limite de l'occlusion) cède par des lavements évacuateurs. Il impose la recherche d'un obstacle organique (tumeur).

Étiologies

Occlusions du grêle par strangulation

Volvulus du grêle

C'est le tableau typique des occlusions du grêle par strangulation.

La lésion responsable est dans la majorité des cas une bride secondaire à une intervention chirurgicale ancienne (qui peut dater de plusieurs années). La présence d'une cicatrice abdominale doit faire évoquer le diagnostic mais son absence ne permet pas d'éliminer le diagnostic (il existe des brides naturelles). Cette bride facilite la torsion de l'anse intestinale : c'est le volvulus.

Le traitement est chirurgical et consiste en une section de la bride avec détorsion de l'anse intestinale. Si cette dernière est vouée à la nécrose, il faut faire une résection intestinale partielle.

Étranglement herniaire

Une hernie étranglée est tardivement responsable d'une occlusion intestinale. Le meilleur signe d'étranglement herniaire est la douleur au niveau du collet de la hernie.

Invagination intestinale aiguë

C'est la pénétration d'un segment intestinal d'amont dans le segment intestinal d'aval. L'étranglement survient au niveau du collet de l'invagination.

L'invagination peut survenir spontanément chez l'enfant et le nourrisson mais elle est presque toujours secondaire à une lésion organique chez l'adulte (tumeur surtout).

Le traitement nécessite en urgence une désinvagination et si besoin, une résection du segment intestinal lésé. Dans un second temps, il faut traiter la cause de l'invagination.

Occlusions du grêle par obstruction

Iléus biliaire

C'est l'obstruction de la lumière intestinale par un calcul d'origine vésiculaire. Celui-ci est passé dans le grêle à l'occasion d'une fistule entre la vésicule biliaire et l'intestin.

Il existe sur l'ASP un signe quasi pathognomonique : la présence d'air dans les voies biliaires (aérobilie).

Le traitement consiste à enlever le calcul et la vésicule et à fermer la fistule.

Bézoard

C'est une pathologie rare. Il s'agit de l'agglutination de fibres végétales dans la lumière intestinale. Un conglomérat se forme et obstrue la lumière digestive. On l'observe parfois chez les gastrectomisés.

Tumeurs du grêle

Elles réalisent le plus souvent un syndrome de Kœnig (voir page 110).

Autres causes

Une carcinose péritonéale, un atteinte radique du grêle peuvent aussi être responsables d'une occlusion par obstruction.

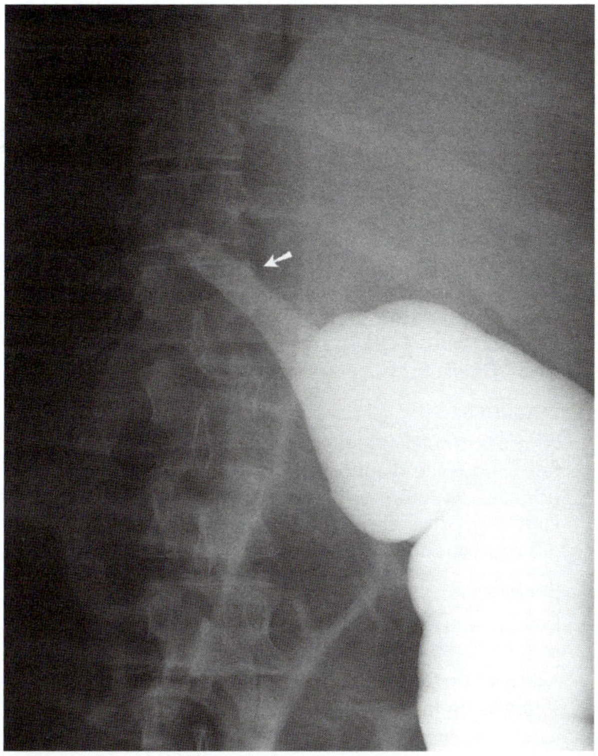

Fig. 7.6 Volvulus ou côlon pelvien. Lavement aux hydrosolubles. Image typique d'arrêt du produit de contraste en « bec de flûte » ou en « bec d'oiseau » (flèche).

Tableau 7.4 Étiologies des occlusions intestinales aiguës en fonction du siège et du mécanisme.

	Obstruction	*Strangulation*
Grêle	– iléus biliaire – bézoard – tumeur	– volvulus (bride) – étranglement herniaire – invagination intestinale aiguë
Côlon	– cancer – sigmoïdite – fécalome	– volvulus (côlon, cæcum)

Occlusions du côlon par strangulation

Volvulus du côlon pelvien

Il s'agit d'une torsion d'une anse sigmoïde longue qui survient souvent chez un sujet constipé et âgé.

Le lavement aux hydrosolubles est utile (en plus de l'ASP) en montrant une image qui s'arrête en « bec de flûte » ou en « bec d'oiseau » ; la pression du produit de contraste provoque parfois une détorsion mais les récidives sont fréquentes (figure 7.6).

Volvulus du cæcum

Il est plus rare que le volvulus du côlon pelvien.

Occlusions du côlon par obstruction

Sténoses néoplasiques

Les sténoses néoplasiques résument les causes des occlusions coliques par obstruction. Elles peuvent être révélatrices ou bien compliquer le cancer.

Le lavement aux hydrosolubles est utile (en plus de l'ASP) et il permet de suspecter le diagnostic en montrant une image fixe sur tous les clichés.

Autres causes

Un fécalome (voir glossaire page 223) et une sigmoïdite (voir page 126) peuvent être responsables d'une occlusion colique par obstruction.

Autres causes d'occlusion

Occlusions postopératoires précoces

TOUTE INTERVENTION CHIRURGICALE sur la cavité abdominale est responsable d'une occlusion transitoire : c'est l'iléus postopératoire. La reprise du transit se fait en général 48 heures après l'intervention. Cet iléus devient pathologique :

- **s'il dépasse 5 jours ;**
- **si une fièvre apparaît,** traduisant alors un processus infectieux intra-abdominal ;
- **si apparaît après une reprise normale du transit une occlusion mécanique :** il s'agit alors d'un étranglement interne dans un orifice péritonéal nécessitant une nouvelle intervention en urgence.

Occlusions inflammatoires

Tout processus infectieux intra-abdominal peut entraîner un arrêt du transit. Cliniquement, on observe alors une occlusion fébrile avec des signes péritonéaux (toucher rectal douloureux, défense abdominale).

Traitement

Le traitement d'une occlusion intestinale aiguë mécanique est presque toujours médico-chirurgical.

Il s'agit d'une urgence d'autant plus importante que la vitalité intestinale est menacée.

Traitement médical

Il comporte les éléments suivants :

- **la mise en place d'une voie veineuse périphérique** pour réhydrater le malade et corriger les troubles ioniques;
- **la mise en place d'une sonde naso-gastrique** pour une aspiration digestive douce et continue; cette aspiration permet de calmer les douleurs du malade (voir *Pose d'une sonde naso-gastrique*, page 33);
- **des antalgiques et des antispasmodiques par voie veineuse ;**
- **éventuellement une antibiothérapie ;**
- **la mise en place d'un dispositif de recueil des urines** (sonde, *Pénilex*).

Dans tous les cas, le patient doit rester à jeun.

Traitement chirurgical

Il consiste :

- **à lever l'obstacle responsable de l'occlusion ;**
- **à enlever les zones intestinales nécrosées ou dont la vitalité est douteuse.**

Lorsqu'une résection intestinale a été pratiquée, le rétablissement de la continuité peut être réalisé dans le même temps opératoire (pour éviter une stomie) ou bien secondairement si les lésions le nécessitent.

Dans certains cas, la levée de l'obstacle peut être instrumentale (lavement dans l'invagination intestinale aiguë ou recto-sigmoïdoscopie dans le volvulus du côlon pelvien).

POINTS CLÉS

1. ▶ Une **occlusion intestinale** nécessite une surveillance en milieu chirurgical. Son mécanisme peut être mécanique (par obstruction ou strangulation) et un traitement chirurgical est alors le plus souvent nécessaire; il peut être fonctionnel et nécessite alors un traitement médical.

DÉMARCHE INFIRMIÈRE

OCCLUSION INTESTINALE AIGUË

M. O., âgé de 60 ans, a été opéré dans l'enfance d'une péritonite d'origine appendiculaire. Depuis 24 heures il se plaint de douleurs abdominales et de nombreux vomissements alimentaires et bilieux; il ne s'alimente plus. Il n'est pas allé à la selle ce matin et dit ne plus avoir de gaz. Quel diagnostic suspectez-vous ? Quels examens faites-vous pratiquer ? Quels gestes réalisez-vous ? Quelle est votre surveillance ?

Diagnostic

La triade douleurs abdominales, vomissements, arrêt des matières et des gaz fait évoquer le diagnostic d'occlusion intestinale aiguë. La rapidité d'apparition des symptômes, l'importance des vomissements, leur aspect bilieux et l'antécédent de péritonite appendiculaire sont en faveur d'une occlusion du grêle par strangulation (sur une bride postopératoire).

Examens

Des radiographies d'abdomen sans préparation doivent être réalisées en urgence avec les incidences suivantes :

- debout de face ;
- couché de face ;
- debout centré sur les coupoles diaphragmatiques.

Il faut de plus réaliser une radiographie thoracique dans le cadre d'un bilan préopératoire.

Le bilan préopératoire sera rapidement complété par les examens suivants : groupage sanguin avec Rhésus (2 déterminations) et recherche d'agglutinines irrégulières; NFS, plaquettes, ionogramme sanguin, glycémie, urémie, créatininémie, TP, TCA, électrocardiogramme.

Gestes

Seront mis en place :

- une voie veineuse périphérique avec les perfusions prescrites ;
- une sonde naso-gastrique pour aspiration digestive; régler la dépression selon la prescription (– 20 à – 40 cm H_2O);
- un dispositif de recueil des urines (sonde ou *Pénilex*).

Les antibiotiques prévus seront injectés.

Le patient doit rester à jeun.

Surveillance

- Il faut d'abord rassurer le malade en lui expliquant que son tube digestif est « bouché » et qu'une intervention chirurgicale est nécessaire pour le « déboucher ».
- On apprécie le retentissement général de l'occlusion en notant la température et toutes les demi-heures : fréquence cardiaque, tension artérielle, état de conscience, état d'hydratation, vomissements (quantité, couleur).
- Il est nécessaire de noter la quantité et la couleur du liquide gastrique ramené par la sonde.
- La courbe de diurèse doit être faite.

Dès que la décision opératoire est prise :

- Avertir le malade et demander l'autorisation d'opérer.
- Faire un champ opératoire large du pubis au thorax : toilette complète; rasage; ablation des prothèses dentaires; enlever bijoux et vernis.
- Revêtir le patient d'une chemise fendue, de bottes et d'un bonnet.
- Prémédiquer le malade selon les prescriptions de l'anesthésiste.
- Faire transporter le patient au bloc opératoire à l'heure prévue avec le dossier; accompagner le malade pour le rassurer.

Appendicite aiguë

L'appendicite aiguë représente l'affection chirurgicale aiguë de l'abdomen la plus fréquente, en France environ 300 000 appendicectomies sont pratiquées chaque année.

Définition

L'appendicite aiguë est l'inflammation aiguë de l'appendice.

SUR LE PLAN ANATOMOPATHOLOGIQUE on retrouve plusieurs types d'inflammation appendiculaire :

- **l'appendicite catarrhale :** inflammation « simple » de l'appendice ;
- **l'appendicite suppurée :** ulcération de la muqueuse et présence de pus dans la lumière de l'appendice ;
- **abcès appendiculaire :** l'appendice est prêt à se rompre ;
- **appendicite perforée ;**
- **appendicite gangreneuse :** nécrose.

Cependant il existe peu de parallélisme entre les lésions anatomiques et le tableau clinique, hormis pour les 2 dernières formes.

Clinique

Classiquement, le diagnostic est facilement porté sur les signes cliniques quand la présentation clinique est typique. Cependant, en pratique, le tableau clinique peut être très variable retardant le diagnostic et menant à des complications parfois sévères. Cette affection « banale » ne doit donc pas être sous-estimée et doit rester l'objet d'une vigilance accrue du clinicien.

Forme typique

LES SYMPTÔMES associent :

- **une douleur spontanée** de la fosse iliaque droite avec parfois douleurs épigastriques ;
- **des vomissements, nausées, anorexie ;**
- **des troubles du transit** (diarrhée ou constipation) ;
- **des signes généraux discrets** avec fébricule à 38° et tachycardie modérée.

L'EXAMEN CLINIQUE retrouve :

- **une douleur provoquée** de la fosse iliaque droite (point de MacBurney) avec une défense (contraction pariétale réflexe) à la palpation profonde ; le reste de l'abdomen est normal ;
- **le toucher rectal** retrouve une douleur vive à droite.

LES EXAMENS COMPLÉMENTAIRES sont inutiles pour porter le diagnostic qui reste avant tout clinique.

On peut toutefois s'aider d'une échographie ou d'un scanner.

Formes cliniques

Les formes cliniques sont multiples en fonction de la topographie de l'appendice, de l'intensité du tableau clinique ou du terrain.

Formes topographiques

En dehors de la fosse iliaque droite, l'appendice peut siéger en diverses positions ce qui va modifier la symptomatologie et être parfois trompeur.

APPENDICE SOUS-HÉPATIQUE

La douleur siège dans l'hypocondre droit et le tableau peut évoquer une cholécystite (mais la vésicule est normale à l'échographie).

APPENDICE RÉTROCÆCAL

La douleur siège dans la fosse lombaire droite et le tableau peut évoquer une pyélonéphrite ou une colique néphrétique (mais sans anomalie de l'ECBU ou de l'UIV si nécessaire). L'examen clinique retrouve un psoïtis : la cuisse droite est légèrement fléchie et la contraction du psoas, au contact du foyer inflammatoire (en demandant au malade de résister quand on appuie sur la cuisse pour l'étendre contre le lit), entraîne une vive douleur.

Appendice méso-cœliaque

La douleur siège dans l'hypogastre et le tableau est souvent celui d'une occlusion fébrile (l'appendice est long et se trouve au milieu des anses intestinales).

Appendice pelvien

La douleur siège dans l'hypogastre et s'accompagne de signes d'irritation locale (pollakiurie, dysurie, faux besoins). Le tableau peut évoquer une affection gynécologique (salpingite, grossesse extra-utérine).

Formes symptomatiques

Forme atténuée

Les douleurs sont vagues, sans fièvre. L'examen clinique doit être attentif et rechercher une douleur de la fosse iliaque droite provoquée par une palpation profonde des autres cadrans. L'intensité des lésions et le risque de complication n'en est pas moins important.

Forme toxique

Les signes généraux sont très marqués : fièvre, altération de l'état général, collapsus. Alors que les signes locaux sont atténués : douleur modérée, absence de défense. Ces formes sont le témoin d'une atteinte évoluée gangréneuse de l'appendice avec présence de germes anaérobies.

Péritonite généralisée

Elle peut survenir d'emblée ou secondairement, soit par diffusion de l'infection, soit par perforation de l'appendice. Les signes locaux sont intenses avec une contracture abdominale généralisée maximale dans la fosse iliaque droite, une fièvre à 39-40°, un iléus réflexe. Le toucher rectal est très douloureux.

Formes selon le terrain

Le nouveau-né (< 1 mois)

L'appendicite est rare et se manifeste essentiellement par un tableau de gastro-entérite fébrile.

Le nourrisson (1 mois à 3 ans)

L'appendicite n'est pas rare mais le diagnostic est souvent difficile à faire.

L'enfant

La symptomatologie est souvent trompeuse. Les diagnostics différentiels sont nombreux : infections bactériennes ou virales, diverticule de Meckel invaginé, uropathies malformatives.

La femme enceinte

Le tableau peut évoquer une pyélonéphrite droite, l'examen clinique est gêné par l'utérus.

Le vieillard

L'appendicite se révèle souvent sous une forme occlusive ou pseudo-tumorale.

Examens complémentaires

Aucun examen complémentaire n'est nécessaire pour poser le diagnostic d'appendicite aiguë, l'hyperleucocytose est absente dans la moitié des cas. Seuls le contexte et l'examen clinique permettent de soupçonner le diagnostic et doivent mener à la chirurgie qui confirme le diagnostic et permet le traitement.

Dans certaines formes cliniques trompeuses certains examens permettent d'éliminer les diagnostics différentiels : échographie, scanner, urographie intraveineuse.

Le bilan préopératoire reste nécessaire avant le traitement.

Le diagnostic d'appendicite aiguë est clinique et ne repose sur aucun examen complémentaire de certitude. Une fois ce diagnostic évoqué, le traitement chirurgical doit être décidé rapidement.

Évolution - Complications

L'évolution peut se faire vers la régression, mais la récidive est quasi systématique. L'« appendicite chronique » n'existe pas.

Les complications surviennent en cas d'absence de traitement radical. On distingue :

Le plastron

Il est caractérisé par un foyer inflammatoire entraînant de nombreuses adhérences. Il se traduit par un empâtement de la fosse iliaque droite à la palpation avec fièvre et parfois iléus. Le plastron peut rétrocéder ou, plus souvent, évoluer vers l'abcédation.

L'abcès

Le foyer est suppuratif et se manifeste par une masse fluctuante associée à une douleur exquise et une fièvre élevée. La localisation de l'abcès est variable (voir *supra* Formes topographiques). L'évolution peut se faire vers la rupture dans le péritoine (entraînant une péritonite), ou plus rarement dans les organes de voisinage (fistule).

La péritonite généralisée

Voir *supra*, Formes cliniques.

Traitement

Le traitement est toujours chirurgical et doit être entrepris rapidement.

Il consiste en une appendicectomie. Elle peut se faire par :

Laparotomie (chirurgie à ventre ouvert) : la voie d'abord est oblique ou transversale dans la fosse iliaque droite (type MacBurney), cependant, en cas de signes de gravité, il faut avoir recours à une voie médiane (laparotomie médiane) ;

Cœlioscopie (chirurgie à ventre fermé) : seuls des trocarts sont introduits par des micro-incisions. Cette technique est de plus en plus répandue, elle permet la visualisation de l'ensemble de la cavité abdominale et la détection de diagnostics différentiels.

Des prélèvements bactériologiques sont pratiqués en cas de forme suppurée ou de péritonite et une antibiothérapie est alors débutée précocement.

L'examen anatomopathologique de l'appendice enlevé est systématique.

Péritonite aiguë

La péritonite aiguë est une urgence chirurgicale grave, d'étiologies diverses, d'évolution spontanée fatale et nécessitant donc un traitement chirurgical précoce.

Définition

La péritonite aiguë est l'inflammation ou l'infection aiguë généralisée du péritoine (donc de toute la cavité abdominale).

Étiologies

La diffusion de l'inflammation ou de l'infection à toute la cavité abdominale peut se faire : soit par la perforation d'un organe creux dont le contenu se déverse dans la cavité, soit à partir d'un foyer infectieux abdominal initialement localisé.

Péritonites par perforation d'un organe creux

Elles sont dues à l'issue brutale dans la cavité abdominale du contenu d'un viscère creux (estomac, duodénum, côlon, voire grêle), ce qui explique le caractère très brutal et soudain de la douleur inaugurale. De plus, l'air, présent dans cet organe, va aussi passer dans la cavité abdominale et réaliser un pneumopéritoine.

On distingue principalement :

- **les perforations d'ulcère** gastrique ou duodénal ;
- **les perforations de diverticule colique ;**
- **les perforations coliques** par dilatation extrême d'un côlon sous tension en amont d'un obstacle (cancer) ou par dilatation toxique d'un côlon ulcéré (« colectasie » au cours des recto-colites hémorragiques graves, des colites infectieuses pseudo-membraneuses).

La liste n'est, bien sûr, pas exhaustive. Il faut noter que les perforations coliques ont un pronostic redoutable en raison du caractère septique immédiat du contenu déversé, contrairement aux perforations gastro-duodénales à distance d'une prise alimentaire.

Péritonites par diffusion d'un abcès

Elles sont dues à la diffusion progressive d'un abcès initial intra-abdominal, ce qui explique l'apparition plus progressive de la douleur. Il n'existe pas, dans ces cas de, pneumopéritoine.

On distingue principalement :

- **les abcès appendiculaires ;**
- **les abcès vésiculaires,** secondaires à une cholécystite aiguë. Dans ce cas le mécanisme est souvent double : diffusion de la suppuration vésiculaire vers la cavité et aussi rupture de la vésicule.

En pratique, les deux causes les plus fréquentes de péritonite sont la perforation d'ulcère duodénal et la diffusion à partir d'un foyer appendiculaire.

Clinique

Le tableau clinique est le plus souvent bruyant.

Les signes fonctionnels

- **La douleur abdominale** est constante, intense, permanente. Elle est initialement localisée en regard de l'organe perforé ou du foyer infectieux initial, puis elle se généralise rapidement. Elle est extrêmement brutale en cas de perforation d'organe (en coup de poignard) et plus progressive en cas de diffusion à partir d'un foyer.
- **La fièvre** apparaît d'emblée ou très rapidement (péritonite par diffusion, perforation colique) ou bien secondairement (perforation gastro-duodénale).
- **L'iléus réflexe** (paralysie réflexe du transit intestinal) avec vomissements, parfois au contraire une diarrhée.

L'examen clinique

Il met en évidence **une contracture**. Il s'agit d'une contraction des muscles abdominaux involontaire, douloureuse, invincible et permanente. C'est le « ventre de bois », l'abdomen « ne respire plus ».

L'existence d'une contracture ou « ventre de bois » affirme l'existence d'une péritonite généralisée.

Le toucher rectal déclenche une douleur violente (« cri du Douglas »).

Le cul-de-sac de Douglas est la partie inférieure la plus déclive de la cavité péritonéale accessible au doigt par le toucher rectal. La douleur provoquée par ce geste témoigne de la présence d'une collection liquidienne dans cet espace.

Formes cliniques

Forme asthénique

Les signes abdominaux sont très atténués : pas de contracture, douleur abdominale modérée ou absente... Les signes sont liés à l'infection profonde : altération de l'état général, fièvre, défaillances viscérales inexpliquées, iléus paralytique, etc.

Ces formes surviennent essentiellement chez des sujets déjà affaiblis (âge, traitements immunosuppresseurs tels qu'une corticothérapie prolongée, tare viscérale concomitante, chirurgie récente...).

Péritonite localisée

Ces formes surviennent lorsque la cavité abdominale est cloisonnée par des poussées inflammatoires antérieures. Les signes abdominaux restent localisés. Les sites préférentiels de formation des collections abcédées sont :

- **l'espace sous-phrénique,** avec des signes locaux pleuro-pulmonaires (toux, pleurésie, hoquet) ;
- **le pelvis,** avec des signes locaux vésicaux (pollakiurie, dysurie) et rectaux (ténesme et parfois diarrhée).

Examens complémentaires

Aucun examen complémentaire ne permet d'affirmer le diagnostic de péritonite qui reste avant tout clinique.

L'ASP centré sur les coupoles diaphragmatiques, en position debout, permet de mettre en évidence un **pneumopéritoine** en cas de perforation d'organe creux. L'air libéré dans la cavité abdominale se loge sous les coupoles diaphragmatiques et dessine ainsi un croissant gazeux sous-diaphragmatique. Il peut aussi montrer des signes d'iléus paralytique ou une grisaille diffuse témoin d'un épanchement liquidien intra-abdominal.

Un bilan préopératoire standard est nécessaire. À noter l'existence d'une hyperleucocytose à la NFS.

Évolution

En l'absence de traitement, l'évolution de la péritonite est fatale.

OPÉRÉ DE L'ABDOMEN

Soins préopératoires

Rassurer le patient informé par le chirurgien du geste chirurgical programmé, sa cause et les suites envisageables.

S'il s'agit d'un sujet mineur, il faut s'assurer que les parents ont signé l'autorisation d'opérer.

Bilan préopératoire

Effectuer les prélèvements sanguins : groupe Rhésus, NFS, ionogramme sanguin, urée, créatininémie, TP, TCA, voire plus en fonction des prescriptions.

Faire pratiquer une radio pulmonaire et un ECG.

Noter les constantes : pouls, TA, température, poids, diurèse.

Appliquer les prescriptions de l'anesthésiste-réanimateur (éventuelle transfusion, antibiothérapie, rééquilibration hydroélectrolytique).

Préparation du futur opéré

Dans tous les cas, le patient doit avoir été informé des bénéfices et des risques de l'intervention.

Si l'intervention est programmée (en dehors d'une urgence) préparation de l'intestin par régime sans résidus les jours précédents l'intervention et purgatifs selon prescription du service.

Toilette complète (douche) la veille de l'intervention (en dehors de l'urgence). Vérification de l'état de l'ombilic et des ongles. Préparation locale du champ opératoire : savonnage, rasage du thorax au pubis, badigeonnage avec un antiseptique (bétadine sauf allergie ou chlorexidine alcoolique).

Le jour de l'intervention

– Rassurer le patient.

– S'assurer qu'il est à jeun depuis la veille.

– Toilette.

– Lui faire enlever prothèses dentaires, lunettes, bijoux... lui faire revêtir la chemise de bloc, le bonnet. Vérifier le champ opératoire.

– Noter les constantes.

– Donner la prémédication 3/4 à 1 heure avant l'intervention selon les prescriptions de l'anesthésiste.

– Vérifier que le dossier qui accompagne le patient au bloc est complet (bilan biologique, radiographies, ECG, carte de groupe, dossier anesthésie) et faire assurer le transport du patient jusqu'au bloc opératoire.

Pendant la durée de l'intervention

– Faire nettoyer la chambre et l'aérer, refaire le lit sans oreiller.

– Rassembler dans la chambre l'ensemble du matériel nécessaire pour les soins et la surveillance postopératoire.

Soins postopératoires

Au retour du bloc

S'informer du type et du déroulement de l'intervention. Récupérer le compte rendu opératoire et le schéma de l'intervention pratiquée.

Installer l'opéré à plat, tête sur le côté en hyperextension.

Raccorder la sonde d'aspiration digestive sur le bocal en aspiration douce (40 à 70 cm d'eau) et éventuellement la sonde vésicale à un collecteur.

Regarder l'état du pansement et contrôler l'éventuel système de drainage abdominal.

Jusqu'à la reprise de conscience, surveiller tous les 1/4 d'heure :

– pouls, TA, saturation artérielle (automatisée ou par examen de la coloration et de la chaleur des téguments), fréquence respiratoire, diurèse ;

– degré de conscience ;

– nature et volume des pertes extériorisées par les drainages, l'état du pansement.

Soins et surveillance après le réveil

• *Rassurer le patient et le laisser au calme*

• *Aspiration digestive*

– Informer le malade, l'entourage et le personnel de la nécessité du maintien du jeûne : interdiction de tout apport. La sonde sera laissée jusqu'à la reprise du transit (réapparition des gaz ou selles) et retirée selon prescription du chirurgien.

– Mobiliser et fixer la sonde sur la pommette afin d'éviter les ulcérations de l'aile du nez, faire des soins de bouche et de nez fréquents.

– Veiller à la perméabilité de la sonde et contrôler l'efficacité du système d'aspiration, changer chaque jour les bocaux et raccords (stériles).

– Noter quotidiennement sur la feuille de surveillance le volume de l'aspiration.

– Lors de l'épreuve de clampage avant l'ablation noter la survenue de nausées, vomissements, ballonnements.

• *Perfusion intraveineuse*

– Avoir le souci permanent d'épargner le capital veineux et de maintenir un abord vasculaire stable et propre (vérifier le point d'entrée et le trajet veineux, enlever la perfusion si une inflammation apparaît, même minime).

– Apports et autres médications (antibiotiques) selon prescriptions médicales.

• *Faire le bilan des entrées et des sorties quotidiennement (entrées : tous les apports parentéraux ; sortie : diurèse + aspiration digestive + drainages par redons-lames)*

• *Préventions des complications de décubitus*

– Mobilisation des jambes au lit et surveillance des mollets. Anticoagulants par voie sous-cutanée selon prescription médicale.

– Levé dès que possible au fauteuil en maintenant la plaie opératoire par pansement - bandage.

– *Nursing* avec soins préventifs d'escarres, aide à la toilette...

– Aérosols, kinésithérapie respiratoire, aspiration si besoin.

• *Soins locaux - asepsie +++*

– Faire le pansement de la médiane vers le 2-3e jour, ablation des sutures du 10 au 12e jours selon l'avis du chirurgien en commençant par un fil sur 2.

– Pansement, change, ablation du drainage chirurgical.

• *Surveillance des paramètres cliniques et paracliniques (pancarte)*

– État de conscience.

– Douleur.

– Pouls, TA, température, état respiratoire.

– État abdominal et aspect des pertes extériorisées par les drainages éventuellement mis en place (lames, redons) voire par la cicatrice. État de la plaie abdominale.

– Reprise du transit +++.

– Surveillance biologique selon prescription médicale.

• *Réalimentation*

– À la reprise du transit (gaz +++), en général vers le 3-4e jour : ablation de la sonde après épreuve de clampage.

– Reprise de l'alimentation de façon progressive avec l'aide de la diététicienne en gardant au départ les apports intraveineux. Débuter par une alimentation liquide (thé, bouillon), puis semi-liquide avec réintroduction progressive des aliments.

L'infection du péritoine détermine un tableau septique grave et entraîne une défaillance multiviscérale (collapsus cardio-vasculaire, défaillance respiratoire, insuffisance rénale, troubles métaboliques).

L'aggravation est rapide en quelques heures ou quelques jours. Cliniquement, les signes spécifiques de péritonite disparaissent : les douleurs et la contracture abdominale disparaissent par épuisement général, laissant place à une altération profonde de l'état général et un tableau toxi-infectieux, aboutissant au décès.

Traitement

Le traitement est chirurgical

Une réanimation médicale initiale est nécessaire avant l'intervention afin de corriger les troubles hydro-électrolytiques et hémodynamiques éventuels. Une sonde gastrique permet l'aspiration du contenu et limite son déversement dans la cavité abdominale en cas de perforation haute.

La chirurgie rapide permet un large abord par laparotomie médiane. Une large et minutieuse toilette de la cavité abdominale doit être pratiquée en plus du traitement étiologique.

Méthode de Taylor

Rarement, la chirurgie peut être évitée dans le traitement des perforations d'ulcères gastroduodénaux. Le traitement consiste alors en une aspiration gastrique douce continue, une rééquilibration hydro-électrolytique et une antibiothérapie, sous surveillance continue ; c'est la méthode de Taylor.

Les conditions suivantes doivent être réunies : sujet en bon état général, délai très court entre le début des symptômes et la mise en route de l'aspiration, sujet n'ayant pas pris de repas dans les heures précédentes. Dans ces conditions, il n'y a pas eu *a priori* de contamination septique de la cavité abdominale.

Les signes cliniques doivent disparaître rapidement (en 6 heures), dans le cas contraire un traitement chirurgical est décidé.

Glossaire

ACE. — Pour antigène carcino-embryonnaire. Protéine synthétisée normalement au cours de la vie fœtale et en très faible quantité par la suite chez l'enfant et l'adulte sain. Cette protéine peut être synthétisée en grande quantité par certaines tumeurs (adénocarcinomes d'une façon générale) et constitue ainsi un « marqueur tumoral », c'est-à-dire une protéine dont le dosage plasmatique permet de détecter la régression d'une tumeur sous traitement ou sa récidive après résection.

achalasie (syn. : mégaœsophage ou cardiospasme). — Maladie motrice de l'œsophage se traduisant par une dysphagie (voir ce mot) liée à un dysfonctionnement du sphincter inférieur de l'œsophage (par défaut de relaxation lors du passage alimentaire) et du corps de l'œsophage (par absence de propagation coordonnée).

adénocarcinome (syn. : épithélioma glandulaire). — Type histologique traduisant une tumeur cancéreuse maligne développée à partir d'un épithélium de type glandulaire tel que ceux du côlon, de l'estomac, de l'intestin grêle, du pancréas, du sein.

AFP. — Pour alpha fœto-protéine. Protéine normalement synthétisée au cours de la vie fœtale et en quantité minime à l'âge adulte. L'AFP est un marqueur tumoral pour l'hépatocarcinome ou les tumeurs embryonnaires, notamment testiculaires.

ALAT, ASAT. — Aspartate aminotransférase (ASAT) et alanine aminotransférase (ALAT). L'ASAT est une transaminase ubiquitaire contenue dans de nombreuses cellules de l'organisme dont le foie en grande quantité. L'ALAT est une transaminase spécifique des cellules hépatiques. L'augmentation du taux plasmatique de ces enzymes traduit une lyse des cellules (ou cytolyse, voir ce mot) qui, ainsi lésées, déversent leur contenu enzymatique dans le sang. Ainsi une augmentation des ASAT peut se voir au cours des infarctus du myocarde (le tissu myocardique infarci correspond à une zone où les cellules sont lysées). Une augmentation des ALAT est spécifique d'une lyse cellulaire d'origine hépatique (hépatite virale par exemple).

anastomose. — Abouchement entre deux conduits (vaisseaux, tube digestif, voies biliaires, voies urinaires, etc.). Cet abouchement peut être naturel ou artificiel (exemple : anastomose chirurgicale iléo-anale après colectomie).

angiocholite. — Infection des voies biliaires extrahépatiques (secondaire à une obstruction) se traduisant par un syndrome septique parfois grave et un syndrome de cholestase (voir ce mot).

ascite. — Épanchement liquidien dans la cavité péritonéale pouvant être de grande abondance (plusieurs litres) et traduisant soit une production de liquide par le péritoine lui-même (exsudat inflammatoire ou néoplasique) soit une diffusion de liquide à travers le péritoine par différence de pression osmotique (transsudat au cours des cirrhoses par exemple).

asterixis (syn. : *Flapping Tremor*). — Tremblement caractéristique (par perte intermittente du tonus musculaire) en rapport avec une encéphalopathie par insuffisance hépatique ou par hypercapnie.

bézoard. — Agrégation de déchets organiques non digérés (fibres, graines, cheveux...) stagnant dans la cavité gastrique ou duodénale de façon chronique.

cæcum. — Segment initial du côlon droit situé en dessous de l'abouchement de l'intestin grêle.

calcul. — Rien à voir avec l'algèbre. Il s'agit d'un « caillou » correspondant à une concrétion solide organique formée dans une cavité ou un canal liquidien (vésicule biliaire, voies biliaires, rein, vessie).

carcinome (syn. épithélioma). — Cancer développé à partir d'un tissu épithélial. On distingue les carcinomes épidermoïdes développés à partir d'épithélium malpighien (tel que celui de l'œsophage) et les carcinomes glandulaires ou adénocarcinomes (voir ce mot).

cholédoque. — Segment de la voie biliaire principale en aval de l'abouchement du canal cystique et du canal hépatique et en amont de l'ampoule de Vater (voir ce mot).

cholestase. — Ensemble des manifestations (cliniques et biologiques) dues à la diminution ou l'arrêt de sécrétion biliaire. On parle de cholestase extrahépatique quand elle est liée à une obstruction des voies biliaires extrahépatiques, et de cholestase intrahépatique quand elle est due à une obstruction des voies biliaires intrahépatiques ou à un défaut d'excrétion biliaire par atteinte directe des hépatocytes (voir ce mot).

cirrhose. — Maladie chronique hépatique (cirrhose du foie est un pléonasme) se traduisant par une fibrose du parenchyme et une altération des cellules du foie.

cœlioscopie. — Mode d'exploration consistant à introduire dans la cavité abdominale, à travers une très courte incision et après création d'un pneumopéritoine artificiel, un appareil d'optique permettant l'exploration des organes intra-abdominaux ou pelviens. Cette technique permet aussi d'effectuer des gestes thérapeutiques chirurgicaux grâce à l'utilisation d'instruments sur trocarts introduits de la même façon par de courtes incisions. Ce mode d'abord chirurgical s'est beaucoup développé au cours de ces dernières années (voir aussi laparoscopie).

colectasie. — Dilatation colique aiguë exposant à un risque de perforation colique par distension excessive. C'est une complication des colites telle que la recto-colite hémorragique.

colique. — Douleur spasmodique par distension d'un viscère (et pas seulement du côlon). La colique hépatique est une douleur typique d'origine vésiculaire, la colique néphrétique est d'origine rénale… Il s'agit là encore d'un terme le plus souvent mal employé dans le langage courant : une colique n'est pas une diarrhée, même si une diarrhée peut être accompagnée de colique !

colite. — Terme générique traduisant une inflammation du côlon. Ce terme est le plus souvent très mal employé car il est souvent utilisé pour décrire une colopathie fonctionnelle (colite spasmodique par exemple, alors qu'il n'y a là aucune composante inflammatoire). Les colites vraies regroupent un ensemble de pathologies d'origines diverses (bactérienne, virale, parasitaire, etc.). Les plus fréquentes sont d'étiologie inconnue (dites idiopathique ou cryptogénétique) : recto-colite hémorragique et maladie de Crohn.

contracture abdominale. — Contraction permanente, douloureuse et invincible de la paroi abdominale témoignant d'une irritation péritonéale aiguë. Elle traduit une urgence chirurgicale.

cytolyse. — Mode de dégénérescence cellulaire ou lyse cellulaire. Par abus de langage, on réserve souvent ce mot à la lyse spécifiquement hépatique se traduisant sur le plan biologique par une augmentation des transaminases (voir ce mot, voir aussi transaminases).

défense abdominale. — Contraction douloureuse provoquée par la palpation de la paroi abdominale témoignant d'une irritation péritonéale localisée (voir aussi contracture abdominale).

diarrhée. — Augmentation de la quantité de selles émises par 24 heures. La définition stricte de la diarrhée est l'existence d'un poids de selles des 24 heures supérieur à 300 g. Même si une diarrhée s'accompagne le plus souvent d'une augmentation du nombre de selles et d'une modification de leur consistance, ces critères ne sont pas obligatoires.

diverticule. — Hernie de la muqueuse à travers la musculeuse formant une sorte de sac qui communique avec un conduit naturel. Les diverticules du côlon sont les plus fréquents. Lorsqu'ils sont nombreux, ils forment une « diverticulose colique ». Les risques d'une diverticulose colique sont l'inflammation, l'hémorragie et la perforation.

dysphagie. — Sensation de gêne (accrochage voire blocage complet) à la déglutition. Traduit une lésion organique ou fonctionnelle de l'œsophage.

endoscopie. — Examen des cavités naturelles (tube digestif, voies urinaires, etc.) à l'aide d'un instrument optique (endoscope).

fécalome. — Concrétion de matières fécales traduisant une constipation majeure et pouvant au maximum entraîner un syndrome occlusif.

gastrine. — Hormone sécrétée par les cellules G de l'estomac et stimulant la sécrétion acide par les cellules principales. Le gastrinome ou syndrome de Zollinger-Ellison (voir ce mot) est une hypersécrétion de gastrine par une tumeur.

gastrinome. — Voir Zollinger-Ellison (syndrome de).

Helicobacter pylori. — Bactérie pouvant coloniser l'estomac et responsable des ulcères gastro-duodénaux. Son rôle dans d'autres pathologies gastriques telles que le cancer ou certains lymphomes gastriques est probable.

hémochromatose. — Maladie caractérisée par une surcharge en fer dans l'organisme. Se caractérise par une fibrose pluriviscérale (foie, glandes endocrines, cœur, etc.) par infiltration des différents organes par le fer en quantité excessive.

hémopéritoine. — Épanchement sanguin dans la cavité péritonéale. Il s'agit d'une urgence chirurgicale.

hépatite. — Inflammation aiguë ou chronique du foie d'étiologies variées (virale, médicamenteuse, toxique, etc.).

hépatocarcinome (syn. : carcinome hépatocellulaire ou CHC). — Cancer primitif du foie développé à partir des hépatocytes (voir ce mot). Il survient le plus souvent sur un foie déjà cirrhotique.

hépatocyte. — Cellule du parenchyme hépatique.

hernie. — Issue d'une partie de viscères, hors des limites de la cavité qui les contient normalement, au travers d'une zone de faiblesse anatomiquement prévisible. Les viscères font issue à travers la paroi abdominale musculaire et sont palpables directement sous le tissu cutané.

hippocratisme digital. — Déformation de l'extrémité distale des doigts caractérisée par un renflement (en baguette de tambour) et un bombement rond des ongles (en verre de montre).

hypertension portale (HTP). — Hypertension du système vasculaire porte (vascularisation hépatique et viscérale digestive) définie par une pression supérieure à 15 mmHg (millimètres de mercure) ou plus exactement à une différence de pression entre le système porte et le système cave supérieure à 5 mmHg. Due le plus souvent à un obstacle sur la circulation porto-hépatique au-dessous du foie (bloc infrahépatique : thrombose de la veine porte par exemple), dans le foie (bloc intrahépatique : cirrhose par exemple) ou au-dessus du foie (bloc suprahépatique : syndrome de Budd-Chiari).

hypocondre. — Zone latérosupérieure de l'abdomen.

ictère. — *Stricto sensu* définit l'augmentation du taux de pigments biliaires dans le sang. Par extension, ce terme est employé pour désigner la coloration jaune des téguments due à l'accumulation de pigments biliaires ou autres.

iléon. — Segment terminal de l'intestin grêle faisant suite au jéjunum et s'abouchant dans le côlon droit par la valvule iléo-cæcale.

iléus intestinal. — Voir occlusion intestinale.

jéjunum. — Segment de l'intestin grêle faisant suite au duodénum (au niveau de l'angle duodéno-jéjunal) et se poursuivant par l'iléon.

laparoscopie. — La laparoscopie est l'équivalent de la cœlioscopie (voir ce mot). Cependant, le terme cœlioscopie concerne l'exploration des organes pelviens alors que la laparoscopie devrait être préférentiellement utilisée pour l'exploration des organes intra-abdominaux. En pratique, on utilise souvent de façon commune le terme de cœlioscopie.

linite gastrique. — Forme infiltrante du cancer de l'estomac caractérisée par la localisation de la prolifération tumorale dans l'épaisseur de la paroi gastrique (pouvant préserver un aspect macroscopiquement normal de la muqueuse superficielle).

lipase. — Enzyme pancréatique nécessaire à la digestion des graisses (fragmente les triglycérides en particules plus petites et absorbables : les acides gras). Son taux est augmenté dans le sang au cours des pancréatites aiguës.

lithiase. — Présence de calcul(s) (voir ce mot) dans des voies excrétrices. Désigne la maladie se traduisant par l'existence de calculs et non le calcul lui-même (ne s'emploie donc qu'au singulier).

malabsorption. — Trouble de l'absorption intestinale des nutriments essentiels (l'absorption est le passage des nutriments essentiels de la lumière intestinale vers les capillaires sanguins ou lymphatiques digestifs à travers la muqueuse intestinale). Par abus de langage, on regroupe souvent sous ce terme les phénomènes de malabsorption et de maldigestion (voir ce mot).

maldigestion. — Insuffisance de dégradation enzymatique des nutriments dans la lumière intestinale (cette étape enzymatique ayant pour but de transformer les nutriments en nutriments essentiels c'est-à-dire en molécules *capables* d'être directement absorbées à travers la muqueuse intestinale).

manométrie. — Examen consistant à mesurer des pressions. On l'utilise principalement pour mesurer la pression du sphincter inférieur de l'œsophage (diminuée dans le reflux gastro-œsophagien ou augmentée en cas d'achalasie). On peut également l'utiliser en cas de constipation terminale d'origine ano-rectale pour mesurer la pression ano-rectale.

muqueuse. — Membrane formée d'un épithélium cylindrique ou pavimenteux, tapissant la paroi interne des cavités naturelles et de la plupart des organes creux. La muqueuse œsophagienne est formée d'un épithélium malpighien (plusieurs couches de cellules), non kératinisé, alors que celle de l'estomac et de l'intestin ne comporte qu'une seule couche de cellules.

occlusion intestinale. — Arrêt complet du transit intestinal lié à un obstacle mécanique (obstruction, strangulation) ou à un trouble de la fonction motrice (occlusion fonctionnelle).

œsophage. — Conduit musculo-membraneux appartenant au tube digestif et interposé entre le pharynx et l'estomac.

œsophagite. — Inflammation aiguë ou chronique de l'œsophage d'origine peptique, caustique, toxique ou infectieuse.

œsophagite peptique. — Inflammation aiguë ou chronique de l'œsophage liée à un reflux gastro-œsophagien (voir ce mot) de sécrétions gastriques acides.

pancréas. — Volumineuse glande digestive, à sécrétion mixte endocrine et exocrine, située profondément contre le rachis, derrière l'estomac et constituée d'une tête, d'un corps et d'une queue. Les sécrétions exocrines, excrétées dans le tube digestif, permettent la digestion enzymatique du bol alimentaire. Les sécrétions endocrines (principalement l'insuline), déversées directement dans la circulation sanguine, permettent de réguler l'équilibre glycémique (voir Nouveau Cahier de l'Infirmière n° 9 : *Diabète et affections métaboliques*, de L. PERLEMUTER. Masson).

pancréatite aiguë. — Inflammation aiguë du pancréas aboutissant à une activation des enzymes pancréatiques. Cette activation peut être limitée à la glande pancréatique ou bien provoquer une véritable « digestion interne » conduisant à une destruction de la cavité abdominale et menaçant le pronostic vital.

pancréatite chronique. — Développement de lésions inflammatoires chroniques du parenchyme pancréatique provoquant une sclérose progressive de la glande et entraînant sa destruction.

péritoine. — Membrane séreuse formée de deux feuillets tapissant l'intérieur de la cavité abdominale (feuillet pariétal) et tous les organes intra-abdominaux (feuillet viscéral).

péritonite. — Inflammation du péritoine presque toujours secondaire à une infection intra-abdominale. C'est une urgence chirurgicale.

pH-métrie. — Examen consistant à enregistrer le pH œsophagien pour rechercher un reflux gastro-œsophagien (voir ce mot).

pituite. — Rejet le matin d'un liquide filant, alcalin et aqueux constitué par un mélange de salive et de sécrétions gastriques. Les pituites s'observent surtout chez les alcooliques.

plastron. — Péritonite localisée. Les organes voisins du foyer infectieux s'agglomèrent autour du foyer inflammatoire pour le circonscrire. L'évolution peut être favorable sous traitement médical ou bien évoluer vers un abcès ou une péritonite généralisée.

polype. — Tumeur bénigne faisant saillie dans la paroi du côlon ou du rectum.

rectorragies. — Émission de sang rouge par l'anus. L'origine du saignement est le plus souvent basse (anus, rectum, côlon) mais toute hémorragie digestive importante peut être à l'origine de rectorragies.

reflux gastro-œsophagien. — Passage involontaire sans effort de vomissements du contenu gastrique dans l'œsophage. Ce phénomène est physiologique pendant les repas mais devient anormal lorsqu'il s'accompagne de symptômes ou de complications (œsophagite peptique).

régurgitation. — Retour d'aliments mastiqués de l'œsophage ou de l'estomac dans la bouche peu de temps après leur déglutition sans effort de vomissements.

Schatzki (anneau de). — Sténose circulaire engendrée par un diaphragme muqueux du bas œsophage entraînant une dysphagie intermittente.

sphincter. — Muscle circulaire entourant un orifice dont il assure l'occlusion ou l'ouverture.

stéatorrhée. — Excès de graisses dans les selles. La présence d'une stéatorrhée traduit une malabsorption (voir ce mot) des graisses alimentaires.

sténose. — Rétrécissement.

stomie. — Abouchement d'un viscère creux à la peau en dehors de son abouchement normal. Il s'agit souvent d'un abouchement de l'intestin à la peau après le traitement chirurgical d'un cancer recto-colique.

ténesme. — Sensation permanente ou paroxystique de striction douloureuse du sphincter anal.

transaminase. — Enzyme ayant pour fonction de transférer un fragment NH_2 d'un acide aminé sur une autre molécule. On dose en pratique les ASAT (anciennement désignées SGOT ou TGO) et les ALAT (SGPT ou TGP) (voir ces mots).

ulcère gastrique ou duodénal. — Perte de substance circonscrite au niveau de la paroi de l'estomac ou du duodénum allant au moins jusqu'à la couche tissulaire musculeuse.

valvule connivente. — Replis permanents de la muqueuse de l'intestin grêle, allongés perpendiculairement à l'axe intestinal et composés de plusieurs villosités intestinales.

varices œsophagiennes (et gastriques). — Turgescence des veines des parois œsophagiennes (et gastriques). Ces veines apparaissent lors d'une hypertension portale (voir ce mot), le plus souvent secondaire à une cirrhose (voir ce mot). Elles constituent des voies de dérivation veineuse qui permettent de contourner le « bloc hépatique » qui fait obstacle pour le retour veineux de la région mésentérique par la veine porte. Leur risque est la rupture qui peut être responsable d'hémorragies digestives graves.

Vater (ampoule de). — Dilatation de la partie terminale commune du canal de Wirsung et du cholédoque.

villosité intestinale. — Expansion en forme de doigt de la muqueuse de l'intestin grêle de 0,5 à 1,5 mm de long. Elles sont très nombreuses, recouvertes par l'épithélium intestinal et permettent d'augmenter la surface d'absorption.

viscère. — Organe.

Wirsung (canal de). — Canal excréteur du pancréas parcourant toute la glande de gauche à droite pour s'aboucher dans le deuxième duodénum. Il se réunit au canal cholédoque au niveau de l'ampoule de Vater.

Zenker (diverticule de). — Diverticule de la jonction pharyngo-œsophagienne responsable d'une dysphagie et de régurgitations alimentaires.

Zollinger-Ellison (syndrome de). — Syndrome lié à une hypersécrétion de gastrine par une tumeur (gastrinome), le plus souvent pancréatique, entraînant des ulcères gastriques et duodénaux ainsi qu'une diarrhée.

Cahier d'entraînement

SUJETS CORRIGÉS

- Tests de connaissances
- Mini-cas concrets
- Cas concrets types

Table des matières du cahier d'entraînement

TESTS DE CONNAISSANCES

MINI-CAS CONCRETS

CAS CONCRETS TYPES

Anatomie-physiologie

1. Annoter le schéma du tube digestif.

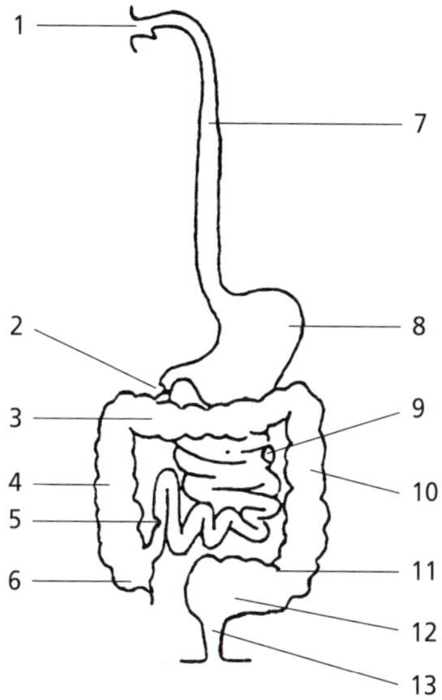

Schéma du tube digestif

2. Annoter le schéma des voies biliaires.

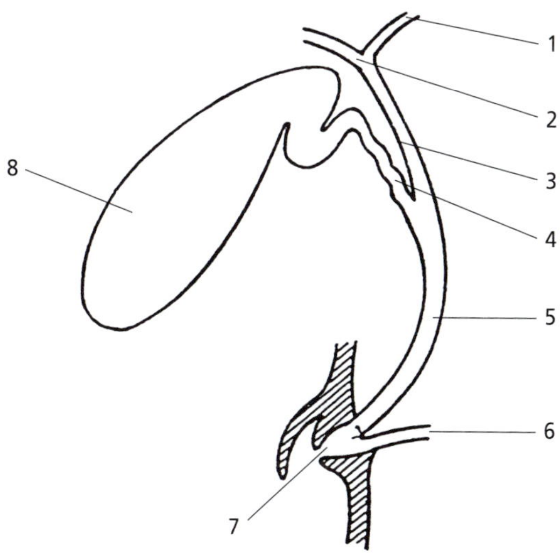

Schéma des voies biliaires

3. Définir les termes suivants : *méléna, rectorragie, stéatorrhée, diarrhée, dysphagie.*

4. Nommer les neuf zones qui schématisent classiquement l'abdomen.

5. Annoter le schéma de l'estomac.

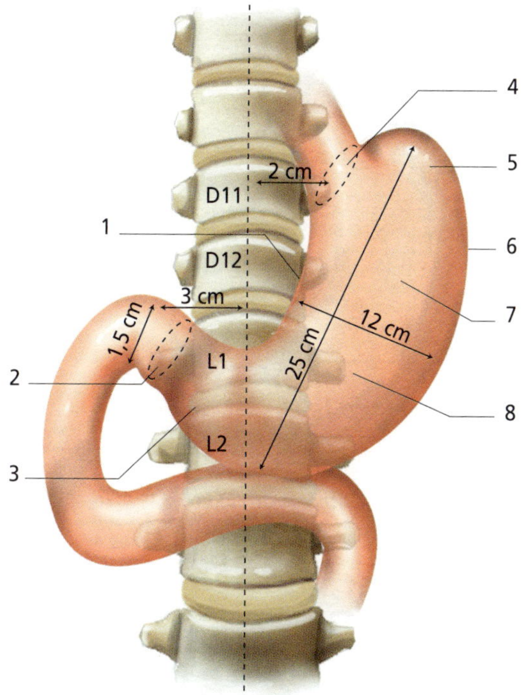

Schéma de l'estomac

6. Quels sont les deux orifices abouchant l'estomac au reste du tube digestif ? (cocher la bonne réponse)

a. L'ampoule de Vater et le pylore. ❏

b. Le sphincter d'Oddi et le pylore. ❏

c. Le cardia et le pylore. ❏

d. Le sphincter d'Oddi et le cardia. ❏

7. Les principaux constituants du suc gastrique sont (cocher la ou les bonnes réponses) :

a. Des enzymes protéolytiques. ❏

b. Des vitamines. ❏

c. De l'acide chlorhydrique (HCl). ❏

d. Du mucus. ❏

e. Le facteur intrinsèque. ❏

8. On distingue dans la sécrétion physiologique de l'estomac trois types d'influences (phases). Quelles sont-elles ?

9. Annoter le schéma du côlon (au verso).

10. Décrire brièvement le réseau artériel spécifique irriguant l'intestin grêle et le côlon.

Sujets

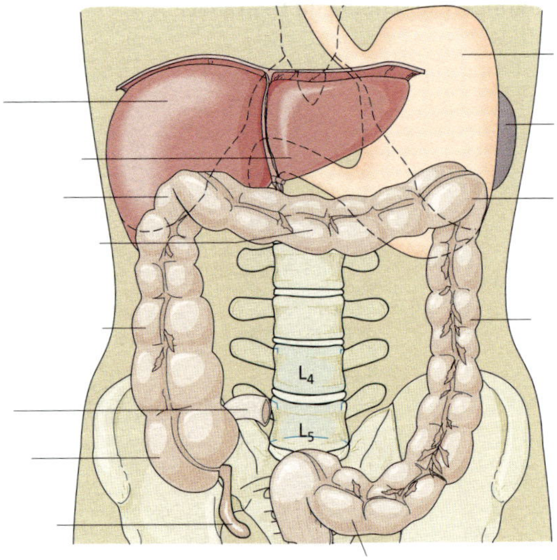

Schéma du côlon

11. Le foie.

Le foie pèse environ ...... kg, il est situé dans la cage thoracique sous la ......, du côté ...... On lui distingue ...... lobes qui se nomment respectivement ... . La vascularisation du foie est assurée par l'artère ...... et la veine ......

12. L'unité fonctionnelle du foie se nomme (cocher la bonne réponse) :

a. L'hépatocyte. ❏

b. Le lobule hépatique. ❏

c. L'acinus. ❏

d. L'espace porte. ❏

e. Le segment hépatique. ❏

13. Quelles sont les principales substances sécrétées par le pancréas ? (citer quelques exemples pour chaque catégorie)

14. Au cours de la digestion, quel est le rôle de la lipase pancréatique ?

CORRIGÉS p. 234-235

Physiopathologie clinique

1. Citer quatre types de douleurs classiquement décrites par les patients.

2. Quels sont les critères qui permettent de décrire une douleur ?

3. Quelle sont les principales causes d'une hémorragie digestive haute ?

4. Quels sont les deux grands types de complications à redouter en cas de vomissements répétés ?

5. Parmi les symptômes suivants, quels sont ceux qui évoquent un reflux gastro-œsophagien ? (cocher la ou les bonnes réponses)

a. Douleur épigastrique. ❏

b. Douleur à irradiation rétrosternale ascendante. ❏

c. Diarrhée. ❏

d. Régurgitations acides. ❏

6. Parmi les symptômes suivants, quels sont ceux qui évoquent une colique hépatique ? (cocher la ou les bonnes réponses)

a. Douleur lombaire droite. ❏

b. Douleur irradiant vers l'épaule et l'omoplate droites. ❏

c. Constipation. ❏

d. Douleur calmée par antéflexion. ❏

7. Citer les deux grands types physiopathologiques d'ictère.

8. Quels sont les signes cliniques d'un ictère par cholestase ?

9. La douleur ulcéreuse typique est (cocher la ou les bonnes réponses) :

a. À type de crampe ou de torsion. ❏

b. Augmentée par l'alimentation. ❏

c. Calmée uniquement par les antiacides. ❏

d. Spécifique de l'ulcère. ❏

10. À quelle maladie doit-on immédiatement penser devant une dysphagie chez un homme de la cinquantaine, alcoolo-tabagique ?

11. Le liquide d'ascite peut être un transsudat ou un exsudat. Comment en faire le diagnostic ?

12. Quels paramètres cliniques utilise-t-on pour suivre l'évolution d'une ascite ?

13. Citer quatre symptômes évocateurs d'un cancer de l'œsophage.

14. Quels sont les actes contre-indiqués chez un patient venant d'ingérer un produit caustique ?

15. Quels sont les quatre grands mécanismes d'une diarrhée chronique ?

16. Citer les quatre céréales interdites et les céréales autorisées dans le cadre d'un régime sans gluten.

17. La maladie de Crohn et la recto-colite hémorragique sont des affections d'origine (cocher la bonne réponse) :

a. Endocrinienne. ❑
b. Métabolique. ❑
c. Inflammatoire. ❑
d. Cancéreuse. ❑
e. Infectieuse. ❑

18. La maladie de Crohn peut se traduire par les signes suivants (cocher la ou les bonnes réponses) :

a. Diarrhée séro-sanglante. ❑
b. Anorexie. ❑
c. Asthénie. ❑
d. Fistule anale. ❑
e. Douleurs abdominales. ❑

19. Quel(s) virus peu(ven)t être la cause d'hépatite chronique ? (cocher la ou les bonnes réponses)

a. Virus A. ❑
b. Virus B. ❑
c. Virus C. ❑
d. Herpès Simplex Virus (HSV). ❑
e. Cytomégalovirus (CMV). ❑

20. Quels résultats sérologiques caractérisent la persistance de l'hépatite B ?

21. La vaccination contre l'hépatite B nécessite ... injections et un rappel tous les ... ans. Elle est obligatoire pour ...... et recommandée chez les ....

22. Quels sont les signes cliniques de l'hypertension portale ?

23. Quels sont les principaux risques liés à une insuffisance hépato-cellulaire sévère ?

24. Quels signes cliniques sont en faveur d'une angiocholite ?

25. Quels sont les signes évocateurs d'un syndrome occlusif ?

CORRIGÉS p. 235-237.

Examens complémentaires

1. Quels examens doivent être faits avant de pratiquer une fibroscopie œso-gastro-duodénale et pourquoi ?

2. Donner trois indications à pratiquer une coloscopie.

3. Un patient venu pour coloscopie est mis au régime sans résidus. Il vous demande s'il peut consommer les aliments suivants (répondre par oui ou par non) :

Aliments	*Oui*	*Non*
Beurre		
Pâtes		
Riz		
Petits pois		
Bananes		
Haricots verts		
Pain		
Poisson		

4. En quoi consiste la préparation du côlon au PEG ?

5. Une patiente entrée pour coloscopie sous anesthésie générale vous demande comment se déroulera l'examen et s'il lui sera permis de sortir l'après-midi même de l'examen. Que lui répondre ?

6. Citer les paramètres biologiques classiquement élevés au cours de la cholestase hépatique.

CORRIGÉS p. 237-238.

Pharmacologie

1. Parmi les principaux antiémétiques, on trouve (cocher la ou les bonnes réponses) :

a. Ranitidine *(Azantac, Raniplex).* ❑
b. Métoclopramide *(Primpéran).* ❑
c. Oméprazole *(Mopral).* ❑
d. Ondansétron *(Zophren).* ❑

2. Citer deux antiémétiques faisant partie de la famille des neuroleptiques.

3. Citer la classe médicamenteuse la plus efficace dans la prise en charge d'une œsophagite.

4. Traitement de l'ulcère gastro-duodénal. Compléter le tableau.

Famille	*Spécialité(s)*
Inhibiteurs de la pompe à protons	?
?	*Maalox*

Sujets

5. Citer les principaux effets secondaires d'un traitement par interféron α.

CORRIGÉS p. 238.

Soins infirmiers

1. Quel matériel préparer en vue d'une ponction d'ascite évacuatrice ?

2. M. R. est actuellement sous ponction d'ascite évacuatrice, sur quels points faire porter la surveillance ?

3. M. H. est porteur d'une colostomie iliaque gauche depuis six jours. Quelle sera votre démarche éducative afin que M. H. puisse prendre en charge ses soins de stomie, en vue de sa sortie ?

4. M. L. est adressé par son médecin traitant pour suspicion d'occlusion intestinale aiguë. Comment allez-vous le prendre en charge lors de son entrée dans le service ?

5. Que doit comporter le dossier de Murielle, 10 ans, entrée pour une appendicectomie prévue pour le lendemain ?

CORRIGÉS p. 238-239.

Corrigés

Anatomie-physiologie

1. Annoter le schéma du tube digestif.

1. Bouche. **2.** Duodénum. **3.** Côlon transverse. **4.** Côlon ascendant ou côlon droit. **5.** Iléon. **6.** Cæcum. **7.** Œsophage. **8.** Estomac. **9.** Jéjunum. **10.** Côlon descendant ou côlon gauche. **11.** Sigmoïde. **12.** Rectum. **13.** Canal anal.

2. Annoter le schéma des voies biliaires.

1. Canal hépatique gauche. **2.** Canal hépatique droit. **3.** Canal hépatique commun. **4.** Canal cystique. **5.** Canal cholédoque. **6.** Canal de Wirsung. **7.** Ampoule de Vater. **8.** Vésicule biliaire.

3. Définir les termes suivants : *méléna, rectorragie, stéatorrhée, diarrhée, dysphagie.*

– **Méléna** : émission par l'anus de sang digéré. Les selles sont noires, poisseuses, fétides et ressemblent à du goudron.

NB : le méléna traduit une hémorragie digestive haute (située au-dessus du *genu inferius*).

– **Rectorragies** : émission par l'anus de sang rouge.

NB : l'origine du saignement est le plus souvent basse (anus, côlon, rectum) mais toute hémorragie digestive importante peut provoquer des rectorragies.

– **Stéatorrhée** : excès de graisses dans les selles.

NB : la présence d'une stéatorrhée traduit une malabsorption des graisses alimentaires.

– **Diarrhée** : quantité de selles par 24 heures supérieure à 300 g.

NB : une diarrhée s'accompagne le plus souvent d'une augmentation du nombre de selles et d'une modification de leur consistance, mais ces critères ne font pas partie de la définition.

– **Dysphagie** : sensation de gêne (accrochage voire blocage complet) à la déglutition.

4. Nommer les neuf zones qui schématisent classiquement l'abdomen.

- Hypocondre droit.
- Épigastre.
- Hypocondre gauche.
- Flanc droit.
- Région ombilicale.
- Flanc gauche.
- Fosse iliaque droite.
- Hypogastre.
- Fosse iliaque gauche

5. Annoter le schéma de l'estomac.

1. Petite courbure. **2.** Pylore. **3.** Antre. **4.** Cardia. **5.** Grosse tubérosité. **6.** Grande courbure. **7.** Fundus. **8.** Corps

6. Quels sont les deux orifices abouchant l'estomac au reste du tube digestif ?

Réponse : c.

NB : le cardia est l'abouchement de l'œsophage à l'estomac; le pylore est l'abouchement de l'estomac au duodénum.

7. Les principaux constituants du suc gastrique sont :

Réponses : a, c, d, e.

NB : le suc gastrique permet de digérer les protéines grâce aux enzymes protéolytiques. L'acide chlorhydrique a une action bactéricide; il active le pepsinogène inactif en

Corrigés

pepsine active et il dénature les protéines. Le mucus protège la paroi de l'estomac de l'acide chlorhydrique. Le facteur intrinsèque permet d'absorber la vitamine B_{12}.

Les vitamines sont toujours apportées par l'alimentation.

8. On distingue dans la sécrétion physiologique de l'estomac trois types d'influences (phases). Quelles sont-elles ?

- Phase céphalique.
- Phase gastrique.
- Phase intestinale.

Pour plus de précisions, voir p. 74.

9. Annoter le schéma du côlon.

1. Foie. **2.** Duodénum. **3.** Angle droit. **4.** Côlon transverse. **5.** Côlon ascendant. **6.** Iléon. **7.** Cæcum. **8.** Appendice. **9.** Estomac. **10.** Rate. **11.** Angle gauche. **12.** Côlon ascendant. **13.** Côlon pelvien (ou sigmoïde).

10. Décrire brièvement le réseau artériel spécifique irriguant l'intestin grêle et le côlon.

L'artère mésentérique supérieure (branche de l'aorte) irrigue l'intestin grêle et une grande partie du côlon (côlon ascendant et transverse).

L'artère mésentérique inférieure (branche de l'aorte) irrigue l'autre partie du côlon (côlon descendant) et le rectum.

Pour plus de précisions, voir p. 115.

11. Le foie.

Le foie pèse environ 1,5 kg, il est situé dans la cage thoracique sous la coupole diaphragmatique, du côté droit. On lui distingue 4 lobes qui se nomment respectivement lobe droit, lobe gauche, lobe carré, lobe de Spiegel. La vascularisation du foie est assurée par l'artère hépatique et la veine porte.

Pour plus de précisions, voir p. 141.

12. L'unité fonctionnelle du foie se nomme :

Réponse : b. Pour plus de précisions, voir p. 144.

13. Quelles sont les principales substances sécrétées par le pancréas ?

- Pancréas endocrine : hormones (ex. : insuline et glucagon).
- Pancréas exocrine : suc pancréatique composé schématiquement d'une fraction hydro-électrolytique (eau et bicarbonates) et d'une fraction protéique enzymatique (ex. : lipase, amylase, trypsine).

Pour plus de précisions, voir p. 182.

14. Au cours de la digestion, quel est le rôle de la lipase pancréatique ?

Elle hydrolyse les triglycérides en acides gras et glycérol qui pourront être absorbés par le tube digestif.

Pour plus de précisions, voir p. 183.

Physiopathologie clinique

1. Citer quatre types de douleurs classiquement décrites par les patients.

Réponses possibles : crampes, torsions, broiements, brûlures, spasmes, ballonnements.

2. Quels sont les critères qui permettent de décrire une douleur ?

Son siège, son type, son intensité, sa périodicité, son heure de survenue, sa durée, s'il y a irradiations ou signes accompagnateurs, les facteurs déclenchants ou calmants.

3. Quelle sont les principales causes d'une hémorragie digestive haute ?

Ulcère gastro-duodénal, rupture de varices œsophagiennes, lésions aiguës de la muqueuse gastro-duodénale (AINS, aspirine...).

4. Quels sont les deux grands types de complications à redouter en cas de vomissements répétés ?

Complications locales ou mécaniques :

- Œsophagite par reflux de liquide gastrique acide.
- Syndrome de Mallory-Weiss (déchirure de la muqueuse œsophagienne).
- Rupture de l'œsophage.
- Complications broncho-pulmonaires.

Complications générales ou métaboliques :

- Déshydratation.
- Hémoconcentration
- Insuffisance rénale fonctionnelle.
- Alcalose métabolique (perte de l'acide chlorhydrique gastrique).

5. Parmi les symptômes suivants, quels sont ceux qui évoquent un reflux gastro-œsophagien ?

Réponses : a, b, d.

NB : le reflux gastro-œsophagien se traduit par un pyrosis qui est une douleur épigastrique à type de brûlure, irradiant vers le haut, suivie de régurgitations acides, caractéristiques du reflux gastro-œsophagien.

Corrigés

6. Parmi les symptômes suivants, quels sont ceux qui évoquent une colique hépatique ?

Réponses : b.

NB : la douleur de colique hépatique siège dans l'hypocondre droit et irradie vers l'épaule et l'omoplate droites. Elle est à type de torsion ou de crampe, d'intensité importante sans horaire particulier ni facteur déclenchant ou calmant. Elle est accompagnée d'une inhibition inspiratoire et parfois de vomissements.

7. Citer les deux grands types d'ictère.

Ictère à bilirubine libre (ou non conjuguée) et ictère à bilirubine conjuguée.

– **Ictère à bilirubine libre (ou non conjuguée)** : 2 grands mécanismes : production excessive de bilirubine libre par destruction des globules rouges (hémolyse) et défaut de conjugaison de la bilirubine (rarement);

– **Ictère à bilirubine conjuguée** : ce sont les ictères par cholestase.

8. Quels sont les signes cliniques d'un ictère par cholestase ?

Coloration jaune des téguments et des conjonctives, urines foncées, selles décolorées, prurit.

9. La douleur ulcéreuse typique est :

Réponse : a.

NB : la douleur ulcéreuse est calmée par l'alimentation qui tamponne l'acidité gastrique. Le mécanisme d'action des antiacides est le même que l'alimentation : tamponnement de l'acidité. La douleur ulcéreuse n'est pas spécifique et c'est pourquoi le diagnostic d'ulcère doit être prouvé par une endoscopie.

10. À quelle maladie doit-on immédiatement penser devant une dysphagie chez un homme de la cinquantaine, alcoolo-tabagique ?

On doit penser au cancer de l'œsophage.

NB : devant toute dysphagie, une endoscopie doit être pratiquée.

11. Le liquide d'ascite peut être un transsudat ou un exsudat. Comment en faire le diagnostic ?

Par une ponction du liquide d'ascite suivie d'un examen biochimique du liquide recueilli. On retrouve moins de 30 g/L de protéines dans un transsudat et plus de 30 g/L dans un exsudat.

NB : le plus souvent, un transsudat témoigne d'un épanchement de type mécanique (rétention hydrosodée) et un exsudat d'un épanchement inflammatoire (cancer, pathologie du péritoine, infection, etc.).

12. Quels paramètres cliniques utilise-t-on pour suivre l'évolution d'une ascite ?

– Poids.

– Mesure du périmètre abdominal au niveau de l'ombilic.

– Percussion de l'abdomen (recherche de matité des parties déclives).

– Diurèse.

13. Citer quatre symptômes évocateurs d'un cancer de l'œsophage.

Réponses possibles : dysphagie, amaigrissement, altération de l'état général, dysphonie, toux à la déglutition, hypersialorrhée. Pour plus de précisions, voir p. 63.

14. Quels sont les actes contre-indiqués chez un patient venant d'ingérer un produit caustique ?

– Faire vomir.

– Faire boire.

– Donner un antidote.

– Poser une sonde gastrique sans avoir pratiqué un bilan des lésions par endoscopie.

15. Quels sont les quatre grands mécanismes physiopathologiques d'une diarrhée ?

– Osmotique.

– Sécrétoire.

– Motrice.

– Exsudative.

Pour plus de précisions, voir p. 91-92.

16. Citer les quatre céréales interdites et les céréales autorisées dans le cadre d'un régime sans gluten.

– Les quatre céréales interdites : Seigle, Avoine, Blé et Orge (moyen mnémotechnique : SABO).

– Céréales autorisées : riz, maïs, tapioca, sarrasin, etc.

Pour plus de précisions, voir p. 104.

17. La maladie de Crohn et la recto-colite hémorragique sont des affections d'origine :

Réponse : c. Pour plus de précisions, voir p. 129.

18. La maladie de Crohn peut se traduire par les signes suivants :

Réponses : a, c, d, e.

Corrigés

19. Quels virus peuvent être la cause d'hépatite chronique ?

Réponses : b, c.

20. Quels résultats sérologiques caractérisent la persistance de l'hépatite B ?

Persistance de l'antigène HBs et absence d'anticorps anti-HBs. Pour plus de précisions, voir p. 150.

21. La vaccination contre l'hépatite B nécessite 3 injections et un rappel tous les 5 ans. Elle est obligatoire pour les professions de santé et recommandée chez les groupes à risques.

22. Quels sont les signes cliniques de l'hypertension portale ?

- Circulation veineuse collatérale.
- Splénomégalie.
- Ascite.
- Œdèmes.

23. Quels sont les principaux risques liés à une insuffisance hépato-cellulaire sévère ?

- Encéphalopathie hépatique entraînant confusion voire coma +++.
- Syndrome hémorragique ++.
- Hypoglycémie +.

24. Quels signes cliniques sont en faveur d'une angiocholite ?

- Douleur de l'hypochondre droit.
- Fièvre supérieure à 39,5 °C.
- Ictère rétentionnel, plus tardivement urines foncées et selles décolorées.

Pour plus de précisions, voir p. 176-177.

25. Quels sont les signes évocateurs d'un syndrome occlusif ?

- Arrêt des matières et des gaz.
- Vomissements (alimentaires, bilieux ou fécaloïdes).
- Douleur abdominale.

Examens complémentaires

1. Quels examens doivent-ils être faits avant de pratiquer une fibroscopie œso-gastro-duodénale et pourquoi ?

Le bilan d'hémostase : TP (taux de prothrombine), TCA (temps de céphaline activée), numération plaquettaire. La normalité de ce bilan permet de pratiquer des biopsies en cours d'endoscopie.

2. Donner trois indications à pratiquer une coloscopie.

Réponses possibles : rectorragies, recherche d'un cancer colorectal, recherche de polypes, recherche d'une colite inflammatoire (recto-colite hémorragique, maladie de Crohn), antécédents familiaux de cancers digestifs.

3. Un patient venu pour coloscopie est mis au régime sans résidus. Il vous demande s'il peut consommer les aliments suivants :

Réponses :

Aliments	*Oui*	*Non*
beurre	×	
pâtes	×	
riz	×	
petits pois		×
bananes		×
haricots verts		×
pain	×	
poisson	×	

NB : le régime sans résidus a pour but d'assurer la vacuité du côlon avant l'examen. Il doit être suivi pendant les 3 à 5 jours qui précèdent la coloscopie. Il faut orienter l'alimentation vers les poissons, les viandes grillées, le riz, les pâtes, les pommes de terre, les œufs. Il faut supprimer les aliments riches en fibre (fruits, légumes verts, crudités, céréales, viandes en sauce).

4. En quoi consiste la préparation du côlon au PEG ?

La préparation du côlon au PEG (Poly-EthylèneGlycol) consiste à boire une grande quantité d'une solution de PEG qui va permettre un véritable lavage du côlon (puisque cette solution ne sera pas absorbée par le tube digestif et sera éliminée en entraînant le contenu colique).

En pratique, cela consiste à boire 2 litres de solution PEG en 1 à 1 heure 30 la veille au soir et 2 litres le matin de l'examen, selon les mêmes modalités, minimum 2 heures avant l'examen ou 6 heures avant si une anesthésie est prévue.

Pour plus de précisions, voir p. 119.

Corrigés

5. Une patiente entrée pour coloscopie sous anesthésie générale vous demande comment se déroulera l'examen et s'il lui sera permis de sortir l'après-midi même de l'examen. Que lui répondre ?

L'examen est pratiqué par le médecin endoscopiste accompagné de l'anesthésiste. Une fois la patiente endormie, l'endoscope (tube flexible équipée d'un système vidéo) est introduit dans le côlon par l'anus jusqu'à l'extrémité du côlon (cæcum). L'ensemble du côlon est alors visualisé et examiné « en direct » grâce au système vidéo. Si nécessaire, des prélèvements ou un geste thérapeutique (exérèse de polype par ex.) sont pratiqués.

La sortie peut se faire l'après-midi même avec l'accord du médecin endoscopiste et de l'anesthésiste. Cependant, la sortie le jour même ne peut pas être affirmée avant que la coloscopie soit faite. Certaines conditions nécessitent en effet une surveillance prolongée jusqu'au lendemain matin (polypectomie par ex.).

Pour plus de précisions, voir p. 119.

6. Citer les paramètres biologiques classiquement élevés au cours de la cholestase hépatique.

- Bilirubine.
- Phosphatases alcalines.
- Gamma GT.

Pour plus de précisions, voir p. 43.

Pharmacologie

1. Parmi les principaux antiémétiques, on trouve :

Réponses : b, d.

NB : la ranitidine est un antihistaminique H_2 utilisé dans le traitement de l'ulcère gastro-duodénal. L'oméprazole est un inhibiteur de la pompe à protons qu'on utilise pour traiter les ulcères gastro-duodénaux et les œsophagites peptiques. Le métoclopramide est un antiémétique largement utilisé. L'ondanstétron est un antiémétique très puissant réservé aux vomissements engendrés par la chimiothérapie.

2. Citer deux antiémétiques faisant partie de la famille des neuroleptiques.

Réponses possibles :

- Dompéridone (*Motilium*, *Peridys*).
- Métoclopramide (*Primpéran*).
- Métopimazine (*Vogalène*).
- Alizapride (*Plitican*).

3. Citer la classe médicamenteuse la plus efficace dans la prise en charge d'une œsophagite.

Inhibiteurs de la pompe à protons.

Pour plus de précisions, voir p. 62.

4. Traitement de l'ulcère gastro-duodénal. Compléter le tableau suivant :

Réponse :

Famille	*Spécialité(s)*
Inhibiteurs de la pompe à protons	oméprazole *(Mopral, Zoltum)* lansoprazole *(Lanzor, Ogast)*
Antiacide	hydroxydes d'aluminium et de magnésium *(Maalox)*

5. Citer les principaux effets secondaires d'un traitement par interféron α.

- Syndrome pseudo-grippal +++ avec fièvre, courbatures (ou myalgies) et asthénie.
- À moindre degré : troubles de la vigilance (difficulté de concentration) et difficultés psychiques.

Soins infirmiers

1. Quel matériel préparer en vue d'une ponction d'ascite évacuatrice ?

- Compresses stériles, antiseptique cutané, gants, pansement adhésif.
- Trocarts stériles à usage unique.
- Boîte à aiguilles.
- Pots ou flacons pour prélèvements prévus.
- En cas de ponction évacuatrice : tubulure stérile de perfusion, bocaux de raccords sur aspiration ou bocaux simples (évacuation par déclivité).

Pour plus de précisions, voir p. 48.

2. M. R. est actuellement sous ponction d'ascite évacuatrice, sur quels points faire porter la surveillance ?

- Rythme d'évacuation (2 à 3 litres par heure max.).
- Pouls, TA toutes les heures pendant l'évacuation.

Pour plus de précisions, voir p. 48.

3. M. H. est porteur d'une colostomie iliaque gauche depuis six jours. Quelle sera votre démarche éducative

Corrigés

afin que M. H. puisse prendre en charge ses soins de stomie, en vue de sa sortie ?

– Expliquer comment s'installer et comment procéder pour les soins de stomie en l'assistant et le guidant dans ses gestes si besoin.

– Aider à choisir son matériel d'appareillage en fonction du type de stomie.

– Prévenir des complications locales qui peuvent survenir et apprendre à y remédier.

Pour plus de précisions, voir p. 123.

4. M. L. est adressé par son médecin traitant pour suspicion d'occlusion intestinale aiguë. Comment allez-vous le prendre en charge lors de son entrée dans le service ?

– Expliquer au malade ce que l'on va lui faire et le rassurer.

– S'assurer que le malade reste à jeun.

– Mettre en place une voie veineuse périphérique, une sonde naso-gastrique et éventuellement un système de recueil urinaire selon les prescriptions.

– Prévoir un bilan radiologique et biologique préopératoire.

– Mettre en place une surveillance clinique : vomissements, gaz et selles, état de conscience, douleur, température, pouls, TA.

Pour plus de précisions, voir p. 209.

5. Que doit comporter le dossier de Murielle, 10 ans, entrée pour une appendicectomie prévue pour le lendemain ?

– Bilan préopératoire complet (ECG, groupe, Rhésus, radio pulmonaire, prise de sang, bilan d'anesthésie).

– Autorisation écrite des deux parents pour intervention car Murielle est mineure.

Mini-cas concrets

Sujets

Mini-cas concret 1

M. D., 60 ans, est hospitalisé en gastro-entérologie à la demande de son médecin traitant pour faire un bilan sur une gêne à la déglutition apparue récemment, il y a 2 à 3 semaines.

M. D. est retraité depuis 5 ans; son épouse est décédée il y a 7 ans et il vit seul. Il a déjà été hospitalisé 5 ans auparavant pour un essai de désintoxication alcoolique sans succès et fume 2 paquets de cigarettes par jour depuis l'âge de 20 ans.

L'examen physique montre un mauvais état général avec un amaigrissement récent de 5 kg (il pèse 62 kg pour 1,72 m) et un mauvais état dentaire; le foie, dur, mesure 16 cm sur la ligne mamelonnaire. L'auscultation pulmonaire met en évidence de nombreux râles bilatéraux et il existe une toux matinale. Les réflexes ostéo-tendineux sont vifs; le sommeil est agité avec des cauchemars fréquents.

On ne retrouve pas d'adénopathie en particulier sus-claviculaire.

Le médecin prescrit :

- un bilan biologique et notamment une électrophorèse des protides, un dosage de la glycémie, des transaminases, de la gamma GT, des phosphatases alcalines, de la bilirubine, une NFS et un bilan d'hémostase (TP, TCA);
- une radiographie pulmonaire;
- une fibroscopie œso-gastro-duodénale;
- une échographie hépatique;
- une fibroscopie bronchique;
- un scanner thoraco-abdominal;
- un examen ORL.

Ce bilan a permis de retrouver, grâce à la fibroscopie, une sténose œsophagienne située à 25 cm des arcades dentaires, irrégulière, bourgeonnante et saignant au contact. Des biopsies sont pratiquées mettant en évidence un cancer épidermoïde.

Questions

1. En vous fondant sur les éléments contenus dans ce texte et sur vos connaissances, quels sont les problèmes actuels posés par M. D. ?

2. Définir le terme *dysphagie*.

3. Parmi les caractères suivants, quels sont ceux qui sont en faveur d'une dysphagie cancéreuse :

a. Amaigrissement. ❑

b. Régurgitations post-prandiales. ❑

c. Douleurs permanentes à irradiation interscapulaire. ❑

d. Dysphonie. ❑

4. Quel est le rôle de l'intoxication alcoolo-tabagique dans la pathologie que présente M. D. ?

5. Quelles explications allez-vous donner à M. D. concernant la fibroscopie œso-gastro-duodénale ?

6. Quels renseignements peuvent apporter chez ce patient :

- la radiographie pulmonaire,
- le scanner thoraco-abdominal.

7. Expliquer dans ce cas l'intérêt :

- de l'électrophorèse des protides,
- des dosages des transaminases et gamma GT.

CORRIGÉ p. 243-244.

Mini-cas concret 2

M. Z., 35 ans, agent de maîtrise, consulte pour une douleur épigastrique à type de crampes. Ces douleurs semblent diminuer au moment des repas.

Récemment, à l'occasion d'une affection saisonnière, M. Z. a pris 2 grammes d'aspirine par jour.

M. Z. fume de 20 à 30 cigarettes par jour.

L'examen clinique est normal.

Une fibroscopie œso-gastro-duodénale met en évidence un ulcère du bulbe duodénal avec un aspect inflammatoire de l'antre et du duodénum. Les biopsies montrent la présence d'*Helicobacter pylori* dans la muqueuse gastrique.

Le traitement proposé au malade comprend :

- des conseils hygiéno-diététiques;
- la prescription d'oméprazole *(Mopral)* (antisécrétoire de type inhibiteur de la pompe à protons) 1 gélule à 20 mg, le matin à jeun pendant 4 semaines;
- des antibiotiques de type amoxicilline (*Clamoxyl*) et clarythromycine (*Zéclar*).

Questions

1. Quels sont les problèmes actuels posés par M. Z. ?

2. Parmi les caractères suivants, quels sont ceux évocateurs d'un ulcère gastrique ou duodénal ?

a. Siège sous le rebord costal gauche avec irradiation dorsale. ❑

b. À type de crampes. ❑

c. Survenant immédiatement après un repas. ❑

d. Aggravé par l'aspirine et les anti-inflammatoires. ❑

3. Quelles sont les règles hygiéno-diététiques à conseiller au patient ?

4. Pourquoi avoir prescrit des antibiotiques ?

5. Quelles sont les complications aiguës d'un ulcère gastrique ou duodénal ?

CORRIGÉ p. 244.

Mini-cas concret 3

M. M., 28 ans, toxicomane à l'héroïne, est hospitalisé pour la survenue d'un ictère cutanéo-muqueux. L'apparition de l'ictère a été précédée pendant une semaine d'un état d'asthénie marquée avec anorexie et par des douleurs musculaires diffuses. Les urines sont rares et foncées. L'asthénie est intense. Des examens biologiques sont demandés :

– transaminases ASAT et ALAT sont à 50 fois la normale ;

– la gamma GT et les phosphatases alcalines sont à 5 fois la normale ; le taux de prothrombine est à 70 % ;

– les IgG anti-VHA sont positives mais les IgM anti-VHA sont négatives ;

– l'antigène HBs est positif ;

– l'anticorps HBc de type IgM est positif.

Questions

1. Après analyse de la situation à l'entrée de M. M. dans le service, faire le lien avec vos connaissances théoriques concernant la pathologie décrite.

2. Quelles sont les autres pathologies à rechercher chez ce patient ?

3. Commenter les résultats des examens biologiques de ce patient.

4. Quels sont les éléments de surveillance infirmière ?

5. Quels sont les risques encourus par M. M. ?

6. Quels conseils donnez-vous à M. M. à sa sortie du service ?

CORRIGÉ p. 244-245.

Mini-cas concret 4

M. B., 31 ans, entre dans le service pour suspicion de pancréatite aiguë alcoolique.

Antécédents

– Éthylisme chronique depuis l'âge de 18 ans (5 verres de whisky/jour et quelques bières).

– Appendicectomie.

– Hospitalisation en juin 1995 pour hématome de la langue obstructif postcrise tonico-clonique de sevrage alcoolique, trachéotomie et ventilation assistée pendant 6 jours et pancréatite aiguë œdémateuse sans nécrose ni coulée.

En février 1997, hospitalisation pour nouvelle crise tonico-clonique généralisée sur probable sevrage alcoolique avec morsure de langue et hématome de langue sans obstruction des voies aériennes.

– Traitement habituel : aucun.

– Mode de vie : tabagisme : 15 paquets année. Ancien mécanicien, chauffeur routier au chômage depuis 4 ans.

Histoire de la maladie

Deux jours avant l'hospitalisation : douleurs abdominales diffuses importantes avec arrêt des matières et des gaz et vomissements bilieux.

Arrêt de l'intoxication alcoolique, 48 heures après, le patient présente une crise convulsive tonico-clonique avec morsure de langue.

Amené par les pompiers aux urgences (lipase 3 267 UI/L). Hospitalisation en réanimation médicale.

Examen clinique

– Tension artérielle : 167/1 ; pouls 75/min ; température 37,7 °C ; SaO_2 (air ambiant) : 97 %.

– Patient très anxieux, conscient et orienté.

– Défense et douleur abdominale diffuse prédominant en hypogastre. Arrêt des matières et des gaz depuis 48 heures. Bruits hydro-aériques rares. Toucher rectal normal.

– Circulation veineuse collatérale.

– Hématome diffus de langue sans obstruction des voies aériennes.

– Tremblement des extrémités sans astérixis.

– Distension abdominale.

Le reste de l'examen clinique est sans particularité.

Sujets

Examens complémentaires

– Ionogramme sanguin : Na^+ 133 mmol/L, K^+ 4,2 mmol/L; calcium 2,11 mmol/L; glycémie 7,4 mmol/L; phosphore 0,11 mmol/L; urée 1,1 mmol/L; créatinine 90 µmol/L.

– NFS : GB 10 000/mm^3, VGM 110, Hb 13 g/dL, plaquettes 340 000/mm^3.

– Hémostase : TP : 78 %; facteur II : 100 %; facteurs VII et X : 108 %; facteur V > 120 %.

– Enzymologie hépatique : ASAT 117 UI/L; ALAT 33 UI/L; gamma GT 446 UI/L; phosphatases alcalines 59 UI/L; bilirubine totale 22,6 mmol/L; CPK 388 UI/L; LDH 665 UI/L; amylase 444; lipase 3 267.

– EPP (électrophorèse des protéines) sériques : hypogamma-globulinémie à 5,3 g/L; hyper-β2-globulinémie à 9 g/L; albuminémie 30 g/L; protidémie 52 g/L; folate sérique > 20 mg/mL; volume moyen globulaire 115.

– Radiographie du thorax normale.

– Abdomen sans préparation debout : iléus colique, aérocolie sans niveau hydro-aérique.

– Échographie abdominale : pancréas augmenté de volume sans lésion kystique; hépatomégalie homogène modérée; pas de splénomégalie ni d'ascite.

– Électrocardiogramme : rythme sinusal à 100/min.

– Gaz du sang : pH 7,45; PaO_2 111 mmHg, $PaCO_2$ 32,7 mmHg, HCO_3^- 22,7 mEq/L.

– CRP : 151 mg/L.

– Fibrinogène : 1,2 g/L.

– Scanner abdominal : pancréatite nécrosante corporéo-caudale, avec coulées de nécrose dans les fascias prérénaux, stéatose hépatique diffuse.

Le traitement suivant est prescrit :

- arrêt de toute alimentation,
- pose d'une sonde gastrique,
- mise en route d'une nutrition parentérale,
- traitement antalgique.

Questions

1. Rappeler brièvement le rôle du pancréas en tant que glande exocrine.

2. Quelles actions infirmières propres et sur prescription allez-vous mettre en œuvre dès l'arrivée de ce patient dans votre service ?

3. Technique de la pose d'une sonde naso-gastrique.

4. Quelle est la cause de la pancréatite présentée par ce patient ?

Quelles sont les autres causes possibles de pancréatite aiguë ?

5. Commenter les résultats :

- du scanner abdominal,
- de l'abdomen sans préparation.

6. Ultérieurement, quels sont les risques encourus par M. B. ?

7. Annoter le schéma ci-dessous :

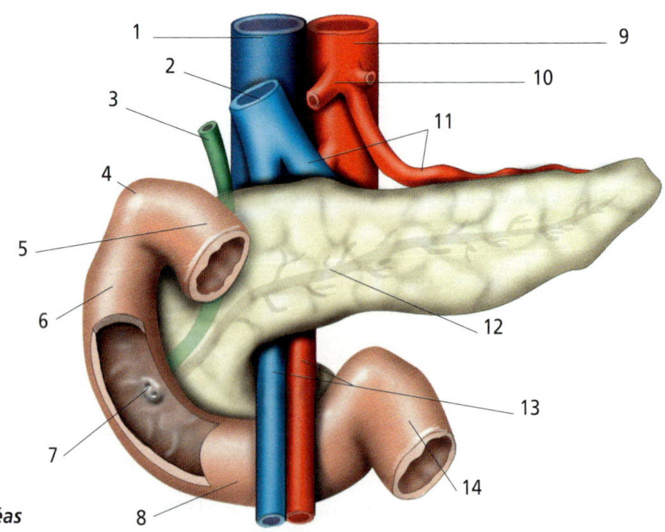

Schéma du pancréas

CORRIGÉ p. 245-246.

Corrigés

Mini-cas concret 1

1. En vous fondant sur les éléments contenus dans ce texte et sur vos connaissances, quels sont les problèmes actuels posés par M. D. ?

M. D. est atteint d'un cancer de l'œsophage. Il faut en faire le bilan d'extension.

• **1er problème : bilan d'extension locorégional**; écho-endoscopie œsophagienne pour visualiser l'extension en profondeur de la tumeur et la présence d'adénopathies médiastinales; radiographie pulmonaire; fibroscopie bronchique à la recherche d'une fistule trachéo-œsophagienne; scanner thoracique recherchant en particulier des adénopathies médiastinales.

• **2e problème : bilan d'extension à distance :**

– extension au niveau du foie recherchée par l'échographie et le bilan biologique hépatique (Gamma GT et phosphatases alcalines);

– extension ganglionnaire recherchée par l'examen clinique (ganglion sus-claviculaire gauche appelé ganglion de Troisier).

• **3e problème : recherche d'un autre cancer :**

– voies aériennes supérieures (fibroscopie bronchique),

– ORL ou stomatologique.

• **4e problème : mauvais état nutritionnel.**

De ce bilan vont découler les indications thérapeutiques : traitement curatif ou palliatif :

– chirurgie,

– chimiothérapie,

– radiothérapie,

– traitement palliatif endoscopique,

– dans tous les cas : traitement des douleurs, soutien psychologique, renutrition.

2. Définir le terme *dysphagie.*

Sensation de gêne (accrochage voire blocage complet) à la déglutition.

3. Parmi les caractères suivants, quels sont ceux qui sont en faveur d'une dysphagie cancéreuse :

Réponses : c, d.

NB : toute dysphagie peut entraîner un amaigrissement. Les régurgitations post-prandiales peuvent s'observer au cours d'un reflux gastro-œsophagien; des douleurs permanentes postérieures sont en faveur d'un cancer; une dysphonie au cours d'une dysphagie témoigne vraisemblablement d'une extension d'un cancer de l'œsophage au nerf récurrent gauche (qui commande la corde vocale gauche).

4. Quel est le rôle de l'intoxication alcoolo-tabagique dans la pathologie que présente M. D. ?

90 % des cancers de l'œsophage sont imputables à l'intoxication alcoolo-tabagique.

NB : cette association est également observée pour la plupart des cancers broncho-pulmonaires, ORL et stomatologiques.

5. Quelles explications allez-vous donner à M. D. concernant la fibroscopie œso-gastro-duodénale ?

Expliquer le principe de l'examen : il s'agit de voir le tube digestif par l'intérieur; si besoin des prélèvements peuvent être pratiqués; ils sont indolores. Avant l'examen, il faut être à jeun depuis 12 heures et ne pas avoir fumé.

Expliquer la prémédication : on anesthésie la gorge pour que l'endoscope passe facilement.

Expliquer le déroulement de l'examen : vous êtes couché sur le côté gauche; au moment du franchissement de la gorge, le cou doit être fléchi et il faut déglutir. Après ce passage, il ne faut plus avaler mais laisser couler la salive en dehors de la bouche. Il ne faut pas tousser ni faire d'efforts de vomissements. L'examen est désagréable mais indolore et n'empêche pas de respirer. Il dure 10 à 20 minutes.

Après l'examen, il faut attendre 30 minutes avant de manger à cause de l'anesthésie locale.

6. Quels renseignements peuvent apporter chez ce patient :

– la radiographie pulmonaire,

– le scanner thoraco-abdominal.

Radiographie pulmonaire : recherche d'adénopathies médiastinales et d'un cancer broncho-pulmonaire associé.

Scanner thoraco-abdominal : recherche d'une extension aux organes de voisinage (aorte, trachée, bronches), aux ganglions médiastinaux et au foie.

7. Expliquer dans ce cas l'intérêt de :

– l'électrophorèse des protides,

– des dosages des transaminases et gamma GT.

L'électrophorèse des protides contribue à apprécier l'état de dénutrition de M. D. et met en évidence une éventuelle composante inflammatoire.

Transaminases : elles permettent d'évaluer l'atteinte alcoolique du foie.

Corrigés

La gamma GT est augmentée en cas de consommation de boissons alcoolisées et en cas de métastases hépatiques.

Les phosphatases alcalines sont augmentées en cas de métastases hépatiques.

Mini-cas concret 2

1. Quels sont les problèmes actuels posés par M. Z. ?

– Problème diagnostique résolu par la fibroscopie.

– Effets aggravants du tabac et de la prise d'aspirine.

– Risques de rechutes dus à la présence d'*Helicobacter pylori* nécessitant un traitement particulier.

2. Parmi les caractères suivants, quels sont ceux évocateurs d'un ulcère gastrique ou duodénal ?

Réponses : b, c.

NB : la douleur ulcéreuse est épigastrique, à type de crampes. Elle est calmée par l'alimentation et les antiacides qui tamponnent l'acidité gastrique. Les régurgitations acides doivent faire évoquer un reflux gastro-œsophagien et pas un ulcère.

3. Quelles sont les règles hygiéno-diététiques à conseiller au patient ?

– Arrêter le tabac qui favorise la survenu d'un ulcère et les récidives.

– Éviter l'automédication. Arrêter l'aspirine et la remplacer, si besoin, par du paracétamol (*Doliprane*).

– Il n'y a pas de régime particulier à suivre. Les épices, l'alcool, les boissons gazeuses, la caféine étaient classiquement déconseillés sans que l'efficacité de leur suppression ait été démontrée. Les repas doivent être pris au calme, à heures fixes, en mâchant bien.

4. Pourquoi avoir prescrit des antibiotiques ?

Helicobacter pylori est une bactérie qui favorise la survenue et la récidive des ulcères gastriques et duodénaux. Son éradication permet de faire chuter considérablement le risque de récidives (chiffres). Pour éradiquer cette bactérie, on associe une double antibiothérapie (*Clamoxyl* et *Zéclar*) à un traitement antisécrétoire (*Mopral*).

5. Quelles sont les complications aiguës d'un ulcère gastrique ou duodénal ?

Ce sont :

– Les hémorragies digestives ; on peut observer :

• une hématémèse massive pouvant nécessiter des transfusions et une intervention chirurgicale en urgence ;

• un méléna et/ou une anémie par carence martiale (en fer) traduisant de petites hémorragies distillantes.

Les hémorragies sont favorisées par les médicaments gastrotoxiques (aspirine, anti-inflammatoires non stéroïdiens) ou modifiant l'hémostase.

– Les perforations. Elles peuvent provoquer une péritonite généralisée. Lorsque l'ulcère se perfore dans un organe voisin (foie, pancréas), on parle d'« ulcère perforé bouché ».

Mini-cas concret 3

1. Après analyse de la situation à l'entrée de M. M. dans le service, faire le lien avec vos connaissances théoriques concernant la pathologie décrite.

M. M. présente une hépatite aiguë (augmentation des transaminases). Il s'agit d'une hépatite virale B (antigène HBs+ et anticorps HBc de type IgM+). Cette hépatite est vraisemblablement secondaire à une contamination sanguine (seringue souillée chez un toxicomane) mais une contamination sexuelle ne peut être écartée.

2. Quelles sont les autres pathologies à rechercher chez ce patient ?

Il faut rechercher chez ce toxicomane d'autres maladies infectieuses transmissibles par voie sanguine :

– infection par le virus VIH (sérologie à demander avec accord du patient) ;

– hépatite C : sérologie VHC ;

– infection à germes banals, en particulier staphylocoque (infection cutanée, endocardite sur cœur droit).

Il faut également rechercher ces maladies chez les partenaires sexuels du patient et ceux avec qui il se drogue.

3. Commenter les résultats des examens biologiques de ce patient.

L'augmentation très importante des transaminases est en faveur d'une hépatite aiguë récente. L'augmentation des phosphatases alcalines et de la gamma GT témoigne d'un certain degré de rétention biliaire. L'abaissement du taux de prothrombine peut être dû à la fois à l'insuffisance hépatique et à la cholestase (rétention biliaire).

NB : en cas de cholestase, le facteur V sera normal alors qu'il sera abaissé en cas d'insuffisance hépatique ; il témoigne du degré de l'atteinte hépatique.

Corrigés

La sérologie du virus B témoigne d'une infection récente : l'Ag HBs témoigne d'une infection par le virus HBV et la présence d'IgM anti-HBc montre que cette infection est récente.

La sérologie de l'hépatite A montre que le patient a été atteint par cette maladie mais qu'il est guéri : les IgM témoignent d'une infection récente mais sont négatives; les IgG témoignent d'une infection ancienne et sont positives.

4. Quels sont les éléments de surveillance infirmière ?

Les éléments de surveillance infirmière sont multiples.

– Il s'agit d'un toxicomane : dépistage de l'apparition de signes de manque : agitation, douleurs musculaires, tachycardie, angoisse. Il faut éviter la prise de médicaments sédatifs, même pour le sevrage, car le foie est malade et risque de ne pas les éliminer.

– Il s'agit d'une hépatite : le risque dans l'immédiat est l'hépatite fulminante (risque faible : 0,1 % des hépatites B) annoncée par des signes d'encéphalopathie hépatique (rechercher des troubles de conscience, un astérixis) et des troubles de l'hémostase (hémorragie aux points de piqûres (purpura, épistaxis, gingivorragies). Le pronostic est extrêmement grave.

5. Quels sont les risques encourus par M. M. ?

– Risque immédiat : hépatite fulminante.

– Risque retardé : absence de guérison de l'hépatite B et passage à une hépatite chronique virale B. Le risque de l'hépatite chronique B est la cirrhose et le cancer du foie (carcinome hépato-cellulaire).

6. Quels conseils donnez-vous à M. M. à sa sortie du service ?

Les conseils vont porter sur le terrain : toxicomanie prise en charge par un centre spécialisé (fournir les adresses).

Concernant l'hépatite :

– Règles hygiéno-diététiques : pas d'alcool et pas de prise médicamenteuse jusqu'à normalisation du bilan hépatique.

– Surveillance clinique et biologique du bilan hépatique et de la sérologie du virus HBV.

– Pour éviter une transmission de l'hépatite : pas de don du sang; rapports sexuels protégés; objets de toilette personnels (brosse à dents, rasoirs, etc).

– Dépister les partenaires et les vacciner contre l'hépatite B.

Mini-cas concret 4

1. Rappeler brièvement le rôle du pancréas en tant que glande exocrine.

Le pancréas sécrète un suc qui est déversé dans le tube digestif au niveau du duodénum. Ce suc contient des enzymes qui vont permettre la digestion des aliments en participant à leur transformation en nutriments (directement absorbables).

Pour plus de précisions, voir p. 181.

2. Quelles actions infirmières propres et sur prescription allez-vous mettre en œuvre dès l'arrivée de ce patient dans votre service ?

Il s'agit d'une pancréatite aiguë alcoolique avec risque dans l'immédiat de collapsus cardio-vasculaire, de détresse respiratoire, d'hypocalcémie et d'insuffisance rénale.

– Surveillance clinique rigoureuse :
  - établissement de courbes de pression artérielle, pulsations, diurèse, volume de l'aspiration gastrique;
  - mise en place de la perfusion prescrite par le réanimateur et surveillance du débit;
  - noter l'existence éventuelle de gaz, de selles, oxygénothérapie si nécessaire.

– Prélèvements sanguins réguliers en particulier :
  - ionogramme, calcémie, glycémie;
  - urée, créatinine;
  - lipase;
  - gaz du sang.

– Signaler immédiatement au médecin de garde toute anomalie.

3. Technique de la pose d'une sonde naso-gastrique.

– Prévenir le patient du déroulement des soins (non douloureux).

– Installer le patient en position demi-assise, cou fléchi.

– Vaseliner ou siliconer la sonde.

– Introduire la sonde par une narine et la pousser doucement jusqu'à la glotte.

– Marquer un temps de pause pour permettre au patient de reprendre son souffle.

– Pousser de nouveau la sonde en demandant au patient de déglutir (on peut s'aider éventuellement d'une gorgée d'eau).

– Faire descendre la sonde jusqu'au troisième repère (environ 30 cm).

Corrigés

– Vérifier que la sonde est en place en injectant avec force 50 mL d'air : au stéthoscope, on doit entendre un bruit aérique caractéristique ; en cas de doute, recommencer la manœuvre et/ou demander une radiographie de contrôle.

– Fixer la sonde avec du sparadrap ou du cordonnet.

– En fonction du but recherché, mettre en place le sac de recueil ou une aspiration douce (– 20 cm H_2O environ).

– Vérifier quotidiennement que la sonde ne s'est pas déplacée et changer régulièrement le système de fixation à la peau.

Pour plus de précisions, voir p. 33.

4. Quelle est la cause de la pancréatite présentée par ce patient ?

La cause chez ce patient est l'alcoolisme chronique.

Quelles sont les autres causes possibles de pancréatite aiguë ?

Les autres causes sont :

- la lithiase biliaire : la migration d'un calcul dans le cholédoque peut entraîner lors de son passage un blocage au niveau de l'ampoule de Vater avec inflammation pancréatique ;
- les hypertriglycéridémies ;
- certains médicaments ;
- virus : oreillons ;
- parfois, aucune cause n'est trouvée.

5. Commenter les résultats :

- du scanner abdominal,
- de l'abdomen sans préparation.

Le scanner met en évidence la nécrose du pancréas et des coulées de substance nécrotique péripancréatique, et les faux kystes traduisant la destruction par autodigestion du pancréas.

L'ASP (abdomen sans préparation) met en évidence une occlusion fonctionnelle : aérocolie et aérocolie diffuse. Il peut aussi montrer des calcifications pancréatiques en rapport avec une pancréatite chronique alcoolique sous-jacente.

6. Ultérieurement, quels sont les risques encourus par M. B. ?

Ultérieurement, le risque essentiel est l'apparition d'une pancréatite chronique avec ses complications propres :

- insuffisance pancréatique exocrine (maldigestion),
- diabète,
- faux kystes,
- poussées de pancréatites aiguës.

Pour plus de précisions, voir p. 188.

7. Schéma du pancréas.

1. Veine cave inférieure. **2.** Veine porte. **3.** Canal cholédoque. **4.** Premier duodénum. **5.** Bulbe duodénal. **6.** Deuxième duodénum. **7.** Papille. **8.** Troisième duodénum. **9.** Aorte. **10.** Tronc coeliaque. **11.** Artère et veine spléniques. **12.** Canal pancréatique. **13.** Artère et veine mésentériques supérieures. **14.** Quatrième duodénum.

Cas concret 1

Vous devez prendre en charge M. J., 53 ans, hospitalisé pour un bilan de rectorragies.

Histoire de la maladie

M. J. est un homme de 53 ans, journaliste dans un grand quotidien.

Depuis environ 15 jours, M. J. est fatigué et essoufflé. En fait, ses troubles ont commencé quelques jours après une prise d'aspirine pour des douleurs d'arthrose ancienne au niveau des genoux. Les douleurs ont bien régressé sous aspirine, que M. J. a donc continué à prendre. Après cet épisode, un peu de sang rouge est sorti par le rectum.

M. J. a alors consulté son médecin traitant. Celui-ci l'a examiné et a demandé une NFS. Celle-ci a révélé une anémie et le médecin traitant a alors fait hospitaliser M. J. en urgence.

On note dans les antécédents personnels un tabagisme qu'on peut estimer actuellement à 1/2 paquet/jour, en cours de diminution. La consommation de boissons alcoolisées est modérée (1 verre de vin par repas et quelques apéritifs le week-end). On retrouve dans les antécédents familiaux que le père du patient est décédé d'un cancer du côlon à l'âge de 55 ans, ce qui inquiète beaucoup le patient.

Examen à l'entrée

L'état général est bon, mais M. J. est pâle et s'essouffle rapidement. Il est très angoissé par ce qui lui arrive et son sommeil en est perturbé. L'abdomen est souple et indolore.

Le toucher rectal a permis au médecin de retrouver une masse irrégulière, circonférentielle, s'étendant en hauteur sur plusieurs centimètres. Le doigtier a ramené un peu de sang rouge. Le foie est normal. La palpation des creux sus-claviculaires ne retrouve pas de ganglion. Le reste de l'examen clinique est normal.

Examens complémentaires

Le bilan biologique à l'entrée montre :

– NFS : GB : 5 300/mm^3 (Nl : 4 000 à 10 000/mm^3), GR : 3,3.10^6/mm^3 (Nl : 4,5.10^6 à 5,5.10^6/mm^3), Hb : 8,2 g/100 mL (Nl : 13 à 18 g/100 mL), Ht : 26 % (Nl : 40 à 54 %), VGM = 78 µ^3 (Nl : 85 à 95 µ^3), plaquettes : 350 000/mm^3 (Nl : 150 000 à 400 000/mm^3).

– TP : 95 %, TCA : normal.

– Bilan hépatique normal.

– Ionogramme sanguin urémie et créatininémie normaux.

Le bilan morphologique montre :

– Échographie hépatique normale.

– Radiographie pulmonaire normale.

– Coloscopie : présence d'une lésion rectale, située à 2 cm de la marge anale et remontant sur 5 cm, ulcérée, circonférentielle et saignant au contact de l'endoscope. 10 biopsies ont été pratiquées et ont montré un adénocarcinome.

– L'écho-endoscopie a montré une tumeur s'étendant sur toute la paroi colique ainsi que quelques ganglions péritumoraux.

Le diagnostic de cancer du rectum situé à 2 cm de la marge anale est donc porté. Le chirurgien a prévu de pratiquer une amputation abdomino-périnéale avec mise en place d'une colostomie iliaque gauche définitive.

Trois jours après son entrée dans le service, M. J. se plaint de gonalgies bilatérales : « c'est mon arthrose qui remet ça », dit-il le visage crispé, en se tenant les genoux.

Sur le dossier de M. J., les informations suivantes sont notées :

M. J. est journaliste dans un grand quotidien. C'est un homme très actif qui travaille beaucoup. Il est marié et père de 2 enfants âgés de 17 et 13 ans. M. J. pose beaucoup de questions sur sa maladie et redoute la possibilité d'un cancer. Ses douleurs aux genoux sont source d'insomnie : l'infirmière de nuit a noté : « réclame des calmants : voir prescription médicale du lendemain ».

Ce jour, le médecin a informé M. J. du diagnostic et de la chirurgie envisagée.

D'abord frappé de mutisme, M. J. a réagi très violemment. Il a refusé de déjeuner, exige un rendez-vous avec le chef de service et menace de sortir contre avis médical si sa demande n'est pas satisfaite. Il vous dit : « ils se fichent de moi, un anus artificiel, ça signifie que je suis foutu professionnellement ! Ils ne se rendent pas compte. »

Il fait les cent pas dans sa chambre.

Questions

1. En vous appuyant sur vos connaissances et les éléments cités dans le texte, dégager les problèmes réels et/ou potentiels de M. J. à ce jour.

Consignes : l'argumentation des problèmes est attendue sous la forme : signes, causes, conséquences éventuelles. Deux hypothèses de diagnostic infirmer sont attendues.

2. Après l'intervention chirurgicale, comment allez-vous éduquer M. J. et sa femme pour la prise en charge de la stomie ?

3. M. J. s'interroge sur sa vie sexuelle et semble inquiet quant à la possibilité d'avoir des rapports

Sujets

sexuels après son intervention. Quels sont les éléments de réponses que vous pouvez être conduit à donner ?

CORRIGÉ p. 250-252.

Cas concret 2

M. Dupont, 43 ans, est admis à l'hôpital pour décompensation œdémato-ascitique d'une cirrhose d'origine post-hépatitique C probable.

Il s'agit d'un homme vivant en concubinage sans enfants et exerçant le métier de photographe dans une agence de presse. Il a comme principal antécédent une toxicomanie à l'héroïne débutée à l'âge de 19 ans et définitivement interrompue à l'âge de 32 ans.

Antécédents

Sa cirrhose a été diagnostiquée il y a 5 ans, au cours d'une prise de sang qui avait révélé une élévation des transaminases hépatiques (ALAT et ASAT). Un bilan complémentaire avait alors été réalisé montrant une sérologie hépatite C positive et hépatite B + VIH négatives. On lui avait alors parlé de probable cirrhose mais à l'époque « il allait parfaitement bien et était soulagé de ne pas avoir été contaminé par le virus du sida » et n'avait pas estimé nécessaire d'avoir une prise en charge spécialisée.

M. D. est passionné par son travail et mène une vie active. Il fume un paquet de cigarettes par jour, boit habituellement 2 verres d'alcool par repas et mange souvent au restaurant.

Histoire de la maladie

Depuis un peu plus d'une quinzaine de jours, M. D. est de plus en plus fatigué au point d'avoir annulé des rendez-vous de travail prévus de longue date. Depuis une semaine, il ressent une gêne abdominale puis très récemment son ventre a augmenté de volume « comme une femme enceinte » et ses jambes ont gonflé de façon inquiétante (surtout en fin de journée). Il a aussi remarqué qu'il urinait moins et que ses urines étaient plus foncées.

Examen et traitement à l'entrée

À l'entrée, le médecin a constaté une ascite tendue et des œdèmes des membres inférieurs remontant jusqu'au 1/3 inférieur du tibia et prenant le godet. Par ailleurs il retrouve un subictère, une circulation veineuse collatérale abdominale et palpe le bord inférieur du foie qui paraît dur et indolore. TA 120/70, t° : 38,5 °C.

Il pose le diagnostic de décompensation œdémato-ascitique d'une cirrhose.

Le bilan biologique prélevé à l'entrée indique les résultats suivants :

Examen	*M. Dupont*	*Normales*
NFS :		
Hb	14 g/dL	13-15 g/dL
Leucocytes	12 200/mm^3	5 000-8 000/mm^3
Plaquettes	100 000/mm^3	150 000-300 000/mm^3
TP	55 %	70-100 %
ASAT	80 UI/mL	5-40 UI/L
ALAT	65 UI/mL	3-40 UI/L
Bilirubinémie	38 μmol/L	2-20 mmol/L

Une hospitalisation de quelques jours pour bilan et traitement de sa maladie hépatique est décidée.

Le premier geste thérapeutique consiste en une ponction d'ascite évacuatrice. Trois litres et demi d'ascite sont évacués en environ 2 heures. Un traitement intraveineux dont une compensation hydro-électrolytique est prescrit ; il comprend :

- *Elohès* (soluté de macromolécules) 300 mL par litre d'ascite évacué.
- Glucosé à 5 % 500 cc/24 heures en entretien.
- *Rocéphine* 2 g/24 h en intraveineuse à passer en Y dans 50 mL de glucosé à 5 % en 15 minutes (présentation : flacon poudre de 1 g + solvant de 10 mL).

Le médecin prescrit en outre le traitement *per os* suivant :

- *Aldactone* : 2 comprimés par jour.
- Régime sans sel.

L'analyse cytologique du liquide d'ascite montre un taux de polynucléaires neutrophiles à 450 éléments/mm^3.

Les transmissions infirmières de l'équipe du matin à celle d'après-midi indiquent :

M. D. a été soulagé par la ponction d'ascite. Il est très fatigué, mais manifeste sa nervosité. Il n'arrête pas de questionner le personnel pour savoir s'il a « un cancer qu'on lui cache ».

Il veut savoir si cet épisode de ventre distendu risque de se renouveler. Le médecin lui a effectivement donné des explications mais il n'a pas compris l'origine de ce phénomène et ajoute : « de toute façon, je ne suis pas malade et je compte bien sortir après-demain, examens ou pas examens. »

Questions

1. Comparer (en argumentant votre réponse) les résultats du bilan de M. D. aux normes données dans le tableau.

2. En vous appuyant sur vos connaissances en physiopathologie, psychologie, sociologie, exposer les problèmes réels et/ou potentiels que présente M. D.

Consigne 1 : l'énoncé des problèmes est attendu sous la forme : signes, causes, conséquences éventuelles. Consigne 2 : deux hypothèses de diagnostic infirmier sont attendues sous la forme : problème, étiologie, signes, facteurs favorisants.

3. Expliquer l'intérêt des prescriptions médicales soulignées dans le texte, détailler la mise en œuvre et la surveillance qui en découlent.

Consigne 3 : concernant les calculs de dose et de débit, faire apparaître votre raisonnement. Les réponses devront apparaître sous forme de tableau.

4. Quelle surveillance infirmière mettre en œuvre au cours de la ponction d'ascite évacuatrice ?

5. M. Dupont désire sortir contre avis médical. Cela lui est-il possible ; quelles sont les formalités nécessaires ?

CORRIGÉ p. 252-254.

Cas concrets

Corrigés

Cas concret 1

1. En vous appuyant sur vos connaissances et les éléments cités dans le texte, dégager les problèmes réels et/ou potentiels de M. J. à ce jour.

Problèmes réels et potentiels

Problèmes somatiques

CANCER DU RECTUM SITUÉ À 2 CM DE LA MARGE ANALE

Signes

– Rectorragies (probablement anciennes du fait de l'importance de l'anémie) révélées à l'occasion d'un traitement par aspirine (qui favorise les saignements), ce qui a incité M. J. à consulter.

– Tumeur rectale suspectée par le toucher rectal, visualisée par écho-endoscopie et par la coloscopie qui a montré son extension en hauteur et en circonférence et a permis de pratiquer des biopsies.

– Ganglions péri-tumoraux visualisés par l'écho-endoscopie.

– Biopsies tumorales pratiquées au cours de la coloscopie affirmant le diagnostic de cancer de type adénocarcinome.

Facteurs favorisants

– Antécédent familial au premier degré (père) de cancer colique.

– Âge : M. J. a plus de 45 ans.

Conséquences éventuelles en l'absence de traitement

– Douleurs.

– Risques d'occlusion colique.

– Risques de perforation localement par extension locale de la tumeur ou à distance par distension après occlusion.

– Risque hémorragique (ulcération de la tumeur) avec aggravation de l'anémie.

– Risque d'extension tumorale localement et à distance (métastases).

– Comme le patient *a priori* ne présente pas de métastase (échographie hépatique et radiographie thoracique normales) : possibilité d'une chirurgie radicale à visée curative.

ANÉMIE (MICROCYTAIRE)

Signes cliniques

– Rectorragies.

– Fatigue.

– Essoufflement.

– Pâleur.

Signes biologiques

– Numération formule sanguine :

- Baisse de l'hémoglobine à 8,2 g/100 mL qui signe l'anémie (cette baisse est associée à une chute des globules rouges et de l'hématocrite)
- Diminution du VGM (Volume globulaire moyen) qui signe la microcytose.

La microcytose témoigne d'une carence en fer ancienne qui est due à la perte sanguine.

Causes

– Rectorragies anciennes.

– Prise d'aspirine qui, en augmentant le temps de saignement, favorise les phénomènes hémorragiques.

Conséquences éventuelles si non traitées

– Troubles respiratoires : dyspnée.

– Retard à l'intervention chirurgicale.

Correction de l'anémie avant l'intervention chirurgicale par transfusion. Traitement par fer (oral ou en injections IM) en postopératoire.

GONALGIES BILATÉRALES

Signes cliniques

– Plaintes de M. J.

– Visage crispé.

– Position antalgique (se tient les genoux).

– Troubles du sommeil.

– Réclame des calmants.

Causes

– Gonarthrose bilatérale ancienne. Traitement par aspirine interrompu sur prescription médicale du fait du retentissement sur l'hémorragie (NB : l'aspirine peut être remplacée par le paracétamol).

Conséquences éventuelles si douleurs non calmées

– Douleurs persistantes.

– Autonomie physique perturbée.

– Aggravation des troubles du sommeil.

– Agressivité; repli sur soi.

Autres problèmes

PEUR DE LA MALADIE ET DE SES CONSÉQUENCES THÉRAPEUTIQUES ET SOCIO-ÉCONOMIQUES

Signes

– M. J. pose beaucoup de questions et redoute un cancer.

Corrigés

– Perturbations du sommeil plusieurs jours avant l'annonce du diagnostic médical.

– Mutisme suivi d'une réaction violente à l'annonce du diagnostic et de la chirurgie envisagée : « ils se fichent de moi. »

– Refuse son déjeuner.

– Exige de voir le chef de service.

– Menace de sortir contre avis médical.

– Fait les cent pas dans sa chambre.

– Expression verbale de crainte par rapport à son devenir professionnel : « ils se fichent de moi, un anus artificiel, ça signifie que je suis foutu professionnellement ! Ils ne se rendent pas compte ».

Causes

– Annonce du diagnostic médical.

– Annonce de la chirurgie prévue : colostomie définitive.

Conséquences éventuelles

– Refus du traitement chirurgical et du suivi médical.

– Agressivité.

– Repli sur soi.

– Perte d'espoir.

– Perte d'estime de soi.

MÉCONNAISSANCE DE LA COLOSTOMIE

Signes

M. J. affirme que le journalisme et la colostomie sont incompatibles.

Causes

Méconnaissance de la possibilité de mener une vie professionnelle quasi normale.

Conséquences éventuelles

– N'osera pas affronter sa vie professionnelle.

– Perturbation de l'image corporelle.

– Nécessité de reconsidérer son hygiène de vie et alimentaire.

PROBLÈME POTENTIEL : PERTURBATION DE LA SEXUALITÉ PAR TROUBLES DE L'ÉRECTION (IMPUISSANCE)

Cause

Type d'intervention chirurgicale : colostomie (anus artificiel ; risque de section des nerfs responsables de l'érection).

Conséquences éventuelles

– Perte d'estime de soi.

– Problème de cohésion du couple.

– Modification de l'image corporelle entraînant des troubles psychologiques influençant la libido.

Hypothèses de diagnostic infirmier

Douleur

Liée à la gonarthrose.

Se manifestant par :

– Plaintes de M. J. : « c'est mon arthrose qui remet ça. »

– Visage crispé.

– Position antalgique « se tient les genoux ».

– Troubles du sommeil.

– Demande d'antalgiques.

Anxiété

Liée à l'annonce du diagnostic de cancer et ses conséquences familiales et professionnelles.

Se manifestant par :

– Troubles du sommeil.

– Expressions verbales : « ils se fichent de moi », « ils ne se rendent pas compte », « un anus artificiel, ça signifie que je suis foutu professionnellement ».

– Refuse son déjeuner.

– Fait les cent pas dans sa chambre.

– Menace de sortir contre avis médical s'il n'obtient pas un rendez-vous avec le chef de service.

2. Après l'intervention chirurgicale, comment allez-vous éduquer M. J. et sa femme pour la prise en charge de la stomie ?

M. et Mme J. devront connaître la définition d'une stomie.

– Expliquer à M. et Mme J. ce qu'est une stomie.

– Vérifier les connaissances acquises.

M. J. sera capable de prendre en charge ses soins de stomie.

– Préciser et vérifier l'installation pour le soin.

– Apprendre à M. J. comment préparer son matériel sans oubli.

– Enseigner et contrôler la réalisation correcte du soin.

– Informer M. J. des complications tardives possibles et préciser comment prévenir ces complications.

– Spécifier les produits déconseillés pour les soins de stomie.

– Informer des différents appareillages possibles et de leur prise en charge par l'assurance maladie.

Corrigés

M. et Mme J. connaîtront les règles d'hygiène de vie et d'hygiène alimentaire nécessaires à un bon état de santé chez le stomisé.

– Préciser les aliments déconseillés.

– Préciser les règles alimentaires permettant une bonne digestion et une bonne évacuation fécale.

– Préciser le type de vêtement à porter pour éviter les fuites.

– Préciser les activités autorisées et celles à éviter.

M. et Mme J. seront informés des possibilités d'aide au stomisé.

– Proposer des adresses d'association d'aide aux stomisés et préciser l'intérêt.

– Proposer la mise en relation avec une stomathérapeute, si non fait en préopératoire.

3. M. J. s'interroge sur sa vie sexuelle et semble inquiet quant à la possibilité d'avoir des rapports sexuels après son intervention. Quels sont les éléments de réponses que vous pouvez être conduit à donner ?

– L'amputation abdomino-périnéale entraîne un risque d'impuissance dans 50 à 80 % des cas, donc ne rend pas complètement impossible la sexualité.

– Insister sur le fait qu'il est important de travailler sur l'image du corps et l'estime de soi.

– Souligner également l'importance de la cohésion du couple autour de ce thème : c'est tout d'abord une histoire commune.

– Informer que des consultations existent en stomathérapie ou auprès de sexologues.

Cas concret 2

1. Comparer (en argumentant votre réponse) les résultats du bilan de M. D. aux normes données dans le tableau.

– La NFS montre une hyperleucocytose et une thrombopénie modérées. La thrombopénie entre dans le cadre de l'hypertension portale que présente M. D. et qui se manifeste cliniquement par une ascite, des œdèmes et une circulation veineuse collatérale. L'hypertension portale entraîne un « hypersplénisme » : la rate mise sous tension piège les plaquettes.

L'hyperleucocytose est la conséquence d'un état infectieux : fièvre à 38,5 °C et cytologie de l'ascite révélatrice d'une infection du liquide d'ascite (PN neutro : 450 éléments /mm^3). L'hémoglobine est normale témoignant de l'absence d'hémorragie récente (autre complication possible de l'hypertension portale).

– Le TP (taux de prothrombine) est abaissé à 55 %. Il témoigne soit d'une insuffisance hépato-cellulaire soit d'une cholestase prolongée. En effet compte tenu de l'existence d'une cirrhose (décompensée de surcroît), il peut exister une insuffisance hépato-cellulaire; celle-ci s'exprime par une baisse de tous les facteurs de coagulation (facteur V compris) et donc une diminution du TP. Par ailleurs, l'existence d'un ictère prolongé peut entraîner une malabsorption de la vitamine K et donc une baisse de production des facteurs de coagulation vitamino-K dépendants (dans ce cas, le facteur V est à un taux normal car sa fabrication ne dépend pas de la vitamine K).

– Les transaminases (ASAT et ALAT) sont modérément augmentées. Elles témoignent d'une souffrance hépatique par cytolyse. Cette cytolyse peut être attribuée soit à la décompensation elle-même, soit directement au virus de l'hépatite C.

– La bilirubinémie est augmentée à deux fois la normale. Elle est la cause du subictère et de la coloration foncée des urines constatée par M. D. Elle témoigne d'une cholestase et peut être un témoin supplémentaire de l'insuffisance hépato-cellulaire.

2. En vous appuyant sur vos connaissances en physiopathologie, psychologie, sociologie, etc., exposer les problèmes réels et/ou potentiels que présente M. D.

Problèmes réels et potentiels

Problèmes somatiques

CIRRHOSE HÉPATIQUE

– **Signes** : ASAT, ALAT, bilirubine augmentés et TP allongé.

– **Cause** : hépatite C probablement liée à sa toxicomanie à l'héroïne qui a duré 13 ans.

– **Conséquences éventuelles** : encéphalopathie hépatique, décompensation œdémato-ascitique, hémorragie digestive, hépatocarcinome.

HYPERTENSION PORTALE

– **Signes** : ascite tendue et volumineuse.

– **Cause** : cirrhose post-hépatique.

– **Conséquences éventuelles** : hémorragie digestive par rupture de varices œsophagiennes ou gastriques, ascite-œdèmes, hypersplénisme (thrombopénie).

Corrigés

DÉCOMPENSATION ŒDÉMATO-ASCITIQUE

– **Signes** : ascite tendue et volumineuse/gêne abdominale, œdèmes des membres inférieurs, prise de poids, asthénie.

– **Cause** : hypertension portale.

– **Conséquences éventuelles** : surinfection du liquide d'ascite, hernie ombilicale, troubles hydro-électrolytiques (hyponatrémie, insuffisance rénale), dénutrition.

INFECTION DU LIQUIDE D'ASCITE

– **Signes** : formule leucocytaire altérée, température à 38,5 °C, présence de polynucléaires à 450/mm^3 d'ascite.

– **Cause** : stase du liquide d'ascite dans la cavité abdominale, passage bactérien digestif.

– **Conséquences éventuelles** : septicémie, choc septique, aggravation de la décompensation de la cirrhose, mise en jeu du pronostic vital.

Autres problèmes

ANXIÉTÉ

– **Signes** : nervosité, M. D. questionne le personnel.

– **Cause** : pense qu'on lui cache un cancer.

– **Conséquences éventuelles** : M. D. risque de devenir agressif avec le personnel, de se réfugier dans le déni, de refuser son traitement et son hospitalisation.

M. D. A UNE HYGIÈNE DE VIE INAPPROPRIÉE À SON ÉTAT DE SANTÉ

– **Signes** : il y 5 ans, le diagnostic de cirrhose a été posé, pourtant M. D. a jugé inutile toute prise en charge spécialisée. Il continue à boire deux verres d'alcool par repas. Il mange souvent au restaurant (sel non contrôlé).

– **Conséquences éventuelles** : aggravation de sa cirrhose avec apparition de nouveaux épisodes de décompensation œdémato-ascitique, voire survenue d'autres types de décompensation (hémorragie digestive, encéphalopathie), hospitalisations itératives, perturbation de son exercice professionnel.

Hypothèses de diagnostic infirmier

Déni non constructif

Lié à : la peur des conséquences de la cirrhose sur son mode de vie.

Se manifestant par : un refus de la réalité qui s'exprime par :

– Il y a 5 ans, M. D. disait aller « parfaitement bien » malgré le diagnostic de cirrhose.

– Dit ne pas comprendre l'origine de l'ascite.

– Dit « je ne suis pas malade, je compte bien sortir après-demain ».

– Nervosité.

Anxiété

Liée à : « un cancer qu'on lui cache ».

Se manifestant par : nervosité, M. D. questionne le personnel, dit ne pas comprendre les explications du médecin, veut sortir, dit ne pas être malade

Incapacité de s'adapter à un changement dans l'état de santé

Liée à : l'apparition de sa maladie, travail prenant (photographe).

Se manifestant par : le désir d'abréger l'hospitalisation, le déni.

Manque de connaissances

Liée à : sa cirrhose post-hépatitique et sa récente décompensation. Se manifestant par :

– des règles hygiéno-diététiques inappropriées : boit deux verres d'alcool par repas, mange souvent au restaurant, fume ;

– la verbalisation de son manque d'information concernant la maladie et l'origine de celle-ci.

Risques d'accidents infectieux, hémorragiques ou d'encéphalopathie

Facteurs favorisants

– Infection : présence de l'ascite, d'une insuffisance hépato-cellulaire, baisse des défenses immunitaires liée à la cirrhose décompensée.

– Hémorragie : hypertension portale pouvant entraîner l'apparition de varices œsophagiennes et/ou gastriques et leur rupture, baisse du TP.

– Encéphalopathie : insuffisance hépato-cellulaire, prise de médicaments hépatotoxiques, infection, hémorragie.

L'infirmière sera particulièrement attentive à dépister les signes suivants :

– Infection : fièvre, altération de l'état général, voire choc septique.

– Hémorragie : méléna ou rectorragie, anémie, voire choc hypovolémique.

– Encéphalopathie : flapping, confusion, agitation, voire coma.

Corrigés

3. Expliquer l'intérêt des prescriptions médicales soulignées dans le texte, détailler la mise en œuvre et la surveillance qui en découlent (voir tableau).

Prescription	*Intérêt*	*Mise en œuvre*	*Surveillance*
Rocéphine	Lutter efficacement et rapidement contre l'infection probable (fièvre + ascite).	– Préparer la posologie de *Rocéphine* dans une miniperfusion de 50 mL : 2 g de *Rocéphine* sont dilués dans 20 mL de solvant, puis rajoutés dans le glucosé à 5 % 50 mL. *Total* : 70 mL de soluté en 15 minutes, soit un débit de 280 mL/heure. En gouttes/minute : $\frac{70 \times 20}{15} = 80$. – Avant le branchement, s'assurer que le patient n'a pas présenté d'allergie à cet antibiotique (le questionner). – Vérifier la perméabilité de la veine. – Brancher cette miniperfusion en Y.	Efficacité du traitement : – température; – pouls, TA. Effets secondaires : – allergie; – néphrotoxicité; – troubles digestifs à type de diarrhée.
Aldactone	Favoriser l'excrétion urinaire de l'ascite.	Prendre la TA, donner le comprimé le matin et vérifier la prise.	Efficacité du traitement : – diurèse (qui est augmentée); – poids (qui doit diminuer). Effets secondaires : – trouble hydroélectrolytique; – chute de TA. Surveillance du pouls, de la TA, de l'ionogramme sanguin.
Régime sans sel	Éviter la rétention hydrosodée et la reconstitution de l'ascite.	Prévenir le (la) diététicien (ne) ainsi que les personnes distribuant les repas.	Vérifier les plateaux-repas et que le patient n'ajoute pas de sel apporté par les proches.

4. Quelle surveillance infirmière mettre en œuvre au cours de la ponction d'ascite évacuatrice?

– Surveillance de l'installation du patient : installation stable afin qu'il ne bouge pas pendant le temps de la ponction (risque de retrait du dispositif de ponction), sonnette à portée de main, information de la nécessité de rester couché sur le dos et de ne pas se relever ou se retourner.

– Surveillance régulière du dispositif d'évacuation, de la quantité d'ascite évacuée.

– Surveillance de la tolérance clinique de la ponction :

- point de ponction : absence de douleur, absence de fuite autour du point de ponction;
- constantes hémodynamiques : pouls, TA.

5. M. Dupont désire sortir contre avis médical. Cela lui est-il possible; quelles sont les formalités nécessaires?

Bien que formellement déconseillé, cela est possible. Il importe de bien informer le patient des risques qu'il encourt et de la nécessité de soins. Il faut essayer de le convaincre de rester sans entrer en conflit. Le médecin devra lui donner toutes les informations sur les risques qu'il prend afin que sa décision soit prise en toute connaissance de cause.

S'il persiste dans sa décision, le patient devra alors signer un contre-avis médical stipulant qu'il a été mis au courant des risques encourus et qu'il a conscience de sortir contre l'avis médical.

Index

401957-(IV)-(9,5)-CSB-G90°

Photocomposition
Nord Compo
59650 Villeneuve-d'Ascq

ELSEVIER MASSON SAS
62 rue Camille-Desmoulins
92442 Issy-les-Moulineaux
Cedex
Dépôt légal : septembre 2007

Imprimé en France
par Pollina - 85400 Luçon -
n° L44335

19,90